HYGIÈNE

DE

L'ALIMENTATION

HYGIÈNE

DE

L'ALIMENTATION

DANS

L'ÉTAT DE SANTÉ ET DE MALADIE

PAR

Le Dr J. LAUMONIER

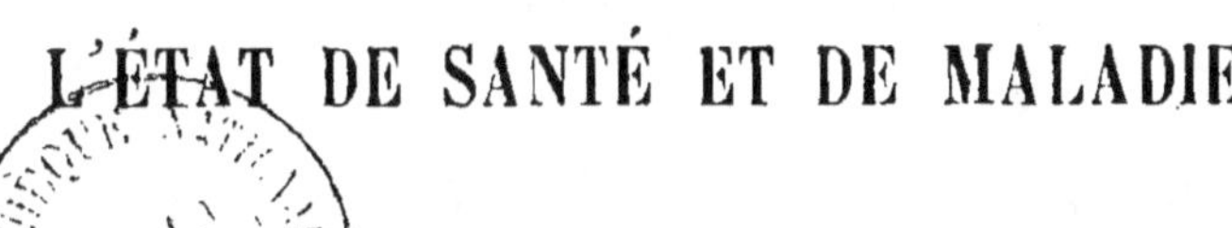

AVEC GRAVURES DANS LE TEXTE

PARIS

ANCIENNE LIBRAIRIE GERMER BAILLIÈRE ET Cie

FÉLIX ALCAN, ÉDITEUR

108, BOULEVARD SAINT-GERMAIN, 108

1894

AVANT-PROPOS

Les tendances présentes de la thérapeutique semblent la porter vers l'hygiène, et les plus éminents praticiens mettent une certaine coquetterie à prescrire, non des remèdes compliqués et coûteux, d'un effet curatif parfois illusoire, — mais de simples moyens hygiéniques : régime alimentaire, exercices physiques, bains, douches, massage, etc. Et il faut bien reconnaître que les malades, s'ils ont l'énergie d'observer scrupuleusement les ordonnances , se montrent satisfaits de ce changement.

Il est dû aux incontestables progrès de la physiologie. La physiologie admet en effet que les fonctions de la vie se réduisent à des échanges moléculaires, à des combinaisons et à des décompositions chimiques. Par suite, les troubles qui surgissent dans l'organisme dérivent simplement de la suractivité ou du ralentissement de ces échanges. Régler le fonctionnement de la machine humaine, éviter la consommation trop rapide des combustibles et l'usure prématurée de ses organes, activer le tirage s'il devient insuffisant, débarrasser les rouages des déchets qui les encrassent et nuisent à leur jeu, tels sont les buts que vise aujourd'hui l'hygiène thérapeutique.

Or, la partie la plus importante de l'hygiène est assurément l'*Hygiène de l'alimentation,* qui indique la nature et la quantité des matériaux qu'il faut fournir à la machine humaine pour entretenir son fonction_ nement normal. Ses prescriptions sont donc d'une application continue et universelle, et loin de n'être utiles qu'au cours des maladies, elles trouvent au contraire quotidiennement leur emploi à maintenir l'économie à la hauteur des dépenses nécessaires et à prévenir l'apparition des malaises et des accidents qui résultent d'un mauvais équilibre du budget physiologique. Leur usage ne réclame d'ailleurs ni changement dans les occupations, ni appareils spé-ciaux, ni frais exorbitants.

C'est dans l'intention de rendre ces prescriptions accessibles à tous que nous avons écrit cette *Hygiène de l'alimentation.* Mais il ne suffit point de les énu-mérer, il importe aussi d'en donner les raisons, car on n'obéit pas volontiers aux conseils dont on ne sait ni la source ni la valeur. Nous nous sommes donc efforcés de mettre entre les mains du public toutes les pièces du procès, pour ainsi dire, afin qu'il puisse apprécier, en connaissance de cause, le pourquoi des prescriptions. Il n'y a pas, à notre avis, de meilleure manière d'en obtenir l'observance. Cette considéra-tion nous a amené à introduire dans ce livre cer-tains chapitres — comme ceux relatifs aux ténias, aux trichines et aux microbes, — qui paraissent d'abord déplacés, mais dont la présence est cependant justifiée par le rôle important que les parasites des aliments jouent dans la propagation des maladies.

L'*Hygiène de l'alimentation* est divisée en quatre parties :

La première, *Physiologie de l'alimentation,* n'est qu'une revue rapide des données de la physiologie moderne. Nous y avons ajouté une description sommaire de l'appareil digestif et de ses annexes afin de remettre, sous les yeux du lecteur, le plan des organes où s'accomplissent les phénomènes de la digestion.

La seconde partie, *Importance physiologique de la préparation des aliments*, est consacrée à l'examen des procédés de l'apprêt culinaire, de la coction, de la stérilisation et de la conservation des aliments et à la démonstration de leur nécessité, tant au point du goût et de la digestibilité, qu'à celui de la prophylaxie des maladies contagieuses et parasitaires.

Dans la troisième partie, *Les Rations alimentaires dans l'état de santé*, nous étudions les rations des individus bien portants et sains, suivant l'âge, le sexe, les occupations, les climats. — rations basées sur le travail plus ou moins intense de la machine humaine, sur la chaleur qu'elle dégage et sur la nature conséquente de ses déchets.

Enfin la quatrième partie, *Les Régimes alimentaires des malades*, est divisée en deux chapitres, l'un consacré aux *régimes généraux*, — tels que le *régime lacté*, le *régime surabondant*, etc., qui s'appliquent au traitement de plusieurs affections ; l'autre aux *régimes spéciaux*, curatifs d'une maladie particulière, telles que l'obésité, la goutte ou le diabète. Pour les raisons données plus haut, afin de bien faire comprendre aux malades l'importance et le pourquoi des prescriptions hygiéniques, nous avons, brièvement mais aussi complètement que possible, exposé la pathogénie de ces maladies, et résumé leurs caractères et leurs symptômes généraux. Mais le régime alimentaire va rarement seul. Il est aujourd'hui fréquemment accompagné d'exercices physiques, d'hydro et de climatothérapie et même de remèdes spécifiques, dont nous avons cru difficile de ne pas dire quelques mots.

Si, tel qu'il est, cet ouvrage semble utile et bon, le mérite ne nous en revient qu'à moitié. Nous devons en effet des remerciements tout particuliers au docteur Dujardin-Beaumetz, membre de l'Académie de médecine, dont les conférences de l'hôpital Cochin nous ont puissamment aidé à la rédaction de la deuxième partie. Nous devons aussi chaleureusement remercier nos amis, le professeur Léon Gérardin, qui a bien voulu mettre debout, « organiser » ce petit livre, et le docteur Henri Luys qui a été assez aimable pour nous communiquer les bonnes feuilles de sa thèse inaugurale.

Enfin nous remercions sincèrement notre éditeur, M. F. Alcan, du bienveillant accueil qu'il nous a fait, du soin qu'il a mis à l'exécution matérielle de ce volume et des gravures qu'il a bien voulu mettre à notre disposition.

J. L.

HYGIÈNE DE L'ALIMENTATION

PREMIÈRE PARTIE

PHYSIOLOGIE DE L'ALIMENTATION

CHAPITRE PREMIER

NÉCESSITÉ DE L'ALIMENTATION

I. — Phénomènes généraux de la vie.

« La vie est une assimilation et une désassimilation spontanées[1] », c'est-à-dire que l'organisme vivant, à quelque degré de l'échelle des êtres qu'il se trouve placé, fait avec le milieu ambiant, dans lequel il plonge, un échange incessant de molécules matérielles. Mais cet échange n'est pas constant pour toutes les périodes de la durée de l'existence de l'organisme. Pendant le cours de sa jeunesse, l'être vivant reçoit plus qu'il ne donne, l'assimilation l'emporte et son corps se développe et s'accroît ; au temps de sa vieillesse, au contraire, quand, les réserves d'énergie

---

(1) J. Laumonier : *De l'Aptitude des femmes à la fécondité*, p. 23. — Cf. aussi : Hering : *Zür Theorie der Vorgänge in der libendigen Substanz.* (Prague, 1888.)

accumulées dans ses molécules constituantes s'étant à peu près épuisées, les principes chimiques dont il est formé tendent à entrer dans des combinaisons fixes (par exemple ossification des artères et des cartilages), la désassimilation devient la plus forte et le corps dépérit. Le rapport entre la nature et la quantité des *ingesta* (principes assimilés) et des *excreta* (principes désassimilés) peut donc constamment servir à définir avec précision et à mesurer l'intensité des fonctions vitales [1].

Chez les animaux supérieurs, chez l'homme que nous étudions spécialement ici, l'instrument de ces perpétuels échanges est le sang, *le milieu intérieur*, comme l'a appelé Cl. Bernard. Mais ces échanges sont multiples et complexes, puisque ce sang, à la fois, reçoit de l'extérieur et des tissus, rend à l'extérieur et aux tissus des matériaux d'assimilation et de désassimilation. M. Beaunis [2] en a cependant fourni un tableau très clair et très complet, indispensable à qui veut bien comprendre la physiologie de l'alimentation, et que nous allons reproduire.

Le sang reçoit :

1° De l'extérieur :

    a. De l'oxygène atmosphérique :

    b. Les parties des aliments devenues assimilables par la digestion ;

    c. Des produits de sécrétion, salives, sucs gastrique, intestinal, pancréatique, provenant de cavités du corps en communication avec l'extérieur, produits qui seront repris par le sang et réemployés.

---

(1) J. Laumonier : *Nationalité française: Théorie de l'énergie ethnique*, t. II, p. 36 et 39.

(2) *Physiologie humaine*, t. I, p. 690.

2° Des tissus :
    a. De l'acide carbonique ;
    b. Des matériaux solubles d'usure et de déchet.

Le sang renvoie :

1° A l'extérieur :
    a. L'acide carbonique qu'il a reçu des tissus ;
    b. Des excrétions, eau et matériaux solubles défi-
    nitivement éliminés.
    c. Des sécrétions, eau et matériaux solubles, reçus
    des cavités du corps et qui y retournent.

2° Aux tissus :
    a. L'oxygène de l'air.
    b. L'eau et les matériaux solubles réparateurs.

Ce tableau fait comprendre à merveille toute la complexité des échanges organiques. Il y a cependant, en temps normal, une telle corrélation entre les entrées et les sorties que la composition du sang, qui en est l'instrument principal, se maintient sensiblement constante.

Mais pourquoi ces échanges ?

C'est que les molécules des corps organisés sont composées d'un nombre si considérable d'atomes, que ces derniers, en partie soustraits aux lois de l'équilibre et de la cohésion moléculaires, se trouvent dans un état de perpétuelle instabilité, s'agrègent et se désagrègent constamment pour parvenir à des combinaisons chimiques plus stables. Les cellules vivantes n'ont pas une moindre instabilité ; ce qui produit une déperdition continue d'énergie, une *usure*. Cette usure des éléments et des tissus, c'est là ce qui constitue la désassimilation. Naturellement cette usure nécessite, sous peine de voir se rompre l'instable équilibre chimique qui est la vie, une incessante réparation des éléments et des tissus, c'est-à-dire l'apport de matériaux chimiques dont l'énergie n'étant pas encore épuisée sera capable de remplacer celle des matériaux qui se sont fixés et sont devenus par conséquent inutiles et souvent nuisibles. A la destruction organique correspond donc nécessairement la création organique, autrement dit l'assimilation avec tous ses phénomènes d'accroissement et de régénération.

Ces phénomènes ont pour but, soit de réparer simplement les pertes, l'usure des tissus, soit d'augmenter, de développer ces tissus, soit d'en créer de nouveaux, de proliférer, quand ils viennent à être, pour une cause quelconque, partiellement détruits. Mais la condition essentielle de ces phénomènes d'assimilation est l'apport de matériaux de nutrition venus de l'extérieur, qui, après avoir passé dans le sang, arrivent, par ce qu'on appelle la *transsudation interstitielle* aux tissus qui les emploient et les mettent en œuvre [1].

Pour l'adulte, ayant terminé sa croissance et se portant bien, l'assimilation et la désassimilation sont égales, car au fur et à mesure qu'un tissu s'use et perd en conséquence une partie de ses principes constituants l'organisme absorbe, en quantité et en nature, les matériaux nécessaires à la réparation de ces pertes. Il doit donc y avoir ainsi une égalité parfaite entre les principes perdus et éliminés et les principes assimilés, entre les sorties et les entrées. L'organisme, dans ce cas, reste stationnaire. Mais cet équilibre est rare et on peut dire purement théorique, attendu que dans l'enfance l'organisme gagne plus qu'il ne perd (croissance), que dans la vieillesse il perd plus qu'il ne

(1) Beaunis. *Op. cit.*, t. I. p. 700.

gagne (caducité) et que même à l'âge adulte, les habitudes, les occupations, le tempérament, les conditions physiologiques (grossesse) font toujours qu'il y a excès des entrées sur les sorties ou vice versa.

Ces continuelles variations amènent des changements concomitants dans la désassimilation et, par conséquent, dans le besoin de réparation qui suit cette désassimilation. La respiration seule fournit d'une façon continue aux tissus, par le moyen du sang, l'oxygène dont ils ont besoin. Mais il n'en est pas de même des matériaux solubles et assimilables que doit fournir la digestion. D'autre part il y a toujours, même dans les régimes alimentaires les plus soigneusement étudiés, une portion des matériaux assimilables qui n'est pas immédiatement utilisée par l'organisme et qui n'est pas toujours, à cause de cela, éliminée. Ces matériaux s'accumulent en des régions spéciales et constituent ainsi des *réserves organiques* destinées à pourvoir aux besoins les plus immédiats de la désassimilation continue. C'est là ce qui explique comment les animaux hibernants, par exemple, peuvent vivre de longs mois aux dépens de leurs propres tissus, sans rien emprunter à l'extérieur. Mais ces réserves organiques ou *nutritives* ne s'accumulent pas au hasard. Chaque espèce a son lieu d'élection. Ainsi la graisse s'accumule dans les tissus cellulaires sous-cutanés et interstitiels et dans les épiploons. L'amidon et le sucre s'emmagasinent dans le foie, chez l'adulte; les matières albumoïdes, dans la rate, les ganglions lymphatiques et certains muscles; le fer et l'oxygène peuvent aussi s'accumuler, le premier, d'après Picard, dans la rate, le second, d'après Pettenkofer, dans le muscle.

II. — La faim et la soif.

Chez l'homme, l'action de ces réserves organiques de nutrition ne se fait pas très longtemps sentir. Quand les pertes de l'organisme atteignent un certain degré sans qu'une réparation suffisante intervienne, autrement dit quand l'écart entre l'assimilation et la désassimilation s'accentue au profit de cette dernière, nous éprouvons une sensation particulière, celle de la *faim*. Cette sensation apparaît en général quand la perte de poids du corps atteint environ 600 grammes, défalcation faite des urines et des excréments. Naturellement la perte de poids qui amène la sensation de *faim* est variable avec les individus. Du reste, il ne faut pas entièrement confondre la sensation de faim et de soif, qui est rapidement douloureuse, avec celle de l'*appétit*, ou appétence, qui est plutôt agréable. La faim est exclusivement physiologique, l'appétit est principalement sensuel et peut se provoquer par la vue ou l'odorat de mets succulents.

La faim se manifeste à des intervalles qui varient suivant les idiosyncrasies, suivant la nature et la quantité des aliments qui constituaient le dernier repas, suivant les dépenses auxquelles l'organisme a dû faire face, suivant les habitudes individuelles de l'estomac (Fonssagrives). Chez l'adulte en bonne santé, la faim apparaît deux ou trois fois toutes les vingt-quatre heures ; elle se manifeste plus souvent chez les enfants, les adolescents et les convalescents, moins souvent au contraire chez les vieillards. Les végétariens mangent en général plus que les omnivores et surtout que les hommes qui se nourrissent à peu près exclusivement de viande. Cela tient à ce que les aliments végétaux contiennent, sous un même volume, moins de principes nutritifs que les aliments animaux. Si l'enfant a un appétit (la sensation de la faim n'existe sans doute pas chez le nouveau-né, suivant Fonssagrives) à réapparitions fréquentes, c'est que son élaboration stomacale est extrêmement rapide, en raison non seulement de la nature légère et très digeste de son alimentation, mais encore des matériaux qu'elle est obligée de fournir à la croissance de son corps. Aussi la diminution de l'appétit chez les enfants est-elle un symptôme qu'il ne faut pas négliger. Chez les adolescents, l'appétit est également très grand, car aux phénomènes de croissance viennent s'ajouter ceux qui dérivent de la puberté. Pour les mêmes causes de création ou de réparation organiques, l'appétit des convalescents est supérieur à la normale, quoiqu'il soit quelquefois nécessaire de combattre aux débuts, par suite de la perte de l'habitude de manger contractée au cours de la maladie, l'inappétence et l'anorexie. Les vieillards éprouvent assez rarement de l'appétit, mais mangent néanmoins et comparativement beaucoup à cause du goût qu'ils éprouvent alors, presque invinciblement, pour les plaisirs de la table. Les cas de suralimentation (alimentation par excès) ne sont pas rares chez eux. Il en est, d'autre part, qui ont contracté des habitudes de sobriété extraordinaire, sobriété dont ils se trouvent bien, quoiqu'elle les prive d'assez abondantes réserves nutritives. Ces vieillards sont alors, abstraction faite des tares héréditaires, moins exposés que les autres aux accidents de la pléthore. Le défaut d'exercice physique nuit, en général, à l'appétit. Avec une alimentation de même nature, le paysan, l'ouvrier, qui dépensent physiquement beaucoup, mangent plus que le rentier ou le bureaucrate. Les préoccupations morales, l'excès de plaisir ou de travail intellectuel, les affections nerveuses, la neurasthénie diminuent l'appétit ; certains états physiologiques, comme la grossesse, le perturbent. L'habitude n'a pas moins d'actions sur lui. Elle détermine les heures auxquelles il se fait sentir, puisque c'est à ces heures-là qu'on a coutume de le satisfaire ; de même l'usage continu des repas copieux lui crée des habitudes de voracité et des exigences curieuses. Il en est de même pour la soif, que l'on satisfait du reste plus aisément et plus volontiers. Des gens arrivent, par l'entraînement, à boire des quantités énormes de liquide. Mais la soif est parfois excitée surtout par une alimentation spéciale, trop salée, trop riche en féculents. Le diabète, la diarrhée déterminent aussi des soifs ardentes. Enfin l'état de l'atmosphère agit également sur l'appétit. On a coutume de dire qu'il augmente par les temps froids, qu'il diminue par les temps chauds, en raison des résistances extérieures variables que l'organisme a à vaincre. L'état hygrométrique exerce peut-être une action semblable sur la soif. En réalité c'est, croyons-nous, le régime alimentaire qu'il faut surtout accommoder aux variations de la température, et aux diverses habitudes individuelles qui font qu'on s'expose plus ou moins à ces variations.

Avant de terminer ce qui concerne l'appétit, disons un mot de ses perversions. Ces perversions, le goût exclusif de certains aliments et l'horreur de certains autres, avec des alternatives bizarres, sont le signe presque certain d'une dyspepsie névrotique. Le dégoût pour les acides, pour le vin, pour certains condiments s'observe surtout dans cette forme de la dyspepsie dont l'un des caractères est l'acidité accusée de la salive. Les fébricitants préfèrent les boissons acidulées aux boissons douces. Les enfants lymphatiques et anémiques refusent souvent la viande et lui préfèrent les légumes herbacés, les fruits, le pain... etc. Mais dans ce cas et malgré l'aphorisme qui dit : laissez manger aux malades ce qui leur plaît, il faut essayer de vaincre ces répugnances : ce qui du reste est assez facile avec un peu d'habileté [1]. La *malacie* et la *pica* sont aussi des perversions de l'appétit, mais elles sont pourtant différentes en ce sens que la malacie comporte l'ingestion de substances non usitées mais contenant cependant quelques principes alimentaires (la colle de pâte, par exemple), tandis que, dans la pica, le malade absorbe des matériaux absolument impropres à l'alimentation (craie, terre, mortier, matières fécales, etc.). Ces deux perversions se rencontrent chez les femmes grosses, les hystériques, les enfants nerveux, chez les jeunes filles à l'époque de la puberté. Du reste ces appétits bizarres sont toujours accompagnés de douleurs gastralgiques assez vives (Blachez). Tous ces troubles de l'appétit et du goût, de même que la *boulimie* (fringale), sont en effet des formes particulières de la dyspepsie. La boulimie est un appétit exagéré qui ne s'explique pas par les besoins normaux de la nutrition (Blachez). Les typhoïques convalescents, les jeunes gens en croissance ne sont donc pas des boulimiques, car leur faim insatiable s'explique par le besoin de régénération et d'assimilation qu'éprouve leur organisme. Il n'en est pas de même chez les véritables boulimiques, malades atteints de paralysie générale, du *tænia solium*, de diabète. Chez ces derniers, la boulimie est presque aussi fréquente que la soif inextinguible. Les femmes en état de grossesse sont parfois atteintes d'une sorte de boulimie qui semble être causée par les phénomènes embryogéniques dont elles sont le siège. Mais

(1) *Dict. encyclop. Sc. méd.*, t. V, p. 743-744.

1.

chez elles, l'anorexie, l'inappétence complète est beaucoup plus fréquente. Elles se signalent aussi par des perversions du goût, par des *envies* anormales, à la satisfaction desquelles les gens donnent, aujourd'hui encore, une importance exagérée [1]. Trousseau soignait la boulimie et la malacie par les narcotiques (laudanum et belladone), pris à petite dose avant le repas.

III. — Bases de l'alimentation.

Quoi qu'il en soit de ces troubles, la faim, à l'état normal, finit toujours par se faire sentir, lorsque la désassimilation l'emporte d'une manière notable sur l'assimilation. Nous avons vu précédemment qu'au moment de la faim la perte éprouvée par le corps oscille autour de 600 grammes. C'est donc aussi le moment d'assouvir ce besoin. Mais, pour l'assouvir raisonnablement, pour fournir au corps ce qu'il a perdu, remplacer convenablement les éléments usés et éliminés, il faut comnaître la nature et la quantité des pertes, ce que nous avons appelé des *excreta*.

Ces *excreta* sont : l'urine, les excréments, les produits de la respiration, la sueur et la perspiration cutanée, les produits de la desquamation épidermique, le lait, les larmes, le mucus nasal et bronchique, les crachats, etc. Ces dernières sécrétions et les produits épidermiques sont en général négligés sauf dans certaines conditions spéciales (nourrices, etc.) [2].

Quels sont maintenant la composition et le poids de ces *excreta* ?

Avant de répondre à cette question qui est capitale,

---

(1) *Dict. des Sc. méd.*, 1ʳᵉ série, t. X, 2ᵉ série, t. IV.
(2) Beaunis. *Op. cit.*, t. II, p. 230.

puisque de la composition et de la quantité des excreta dépendent la quantité et la composition des aliments réparateurs ou *ingesta*, il faut brièvement rappeler la constitution chimique des êtres vivants.

Les êtres vivants, l'homme comme les autres, sont constitués par les éléments suivants : l'oxygène, l'hydrogène, le carbone et l'azote, qui sont de beaucoup les plus importants ; viennent ensuite le soufre, le phosphore, le chlore, le fluor, le silicium, le sodium, le potassium, le calcium, le magnésium et le fer. Mais ces éléments n'existent dans l'organisme qu'à l'état de combinaisons le plus souvent très complexes. Ces combinaisons forment normalement deux groupes principaux : les substances minérales (des dents, os, cartilages, etc.), l'eau et les gaz libres ; et les principes constituants de l'organisme, corps gras, hydrocarbonés et sucres, substances albuminoïdes (albumines, globulines, fibrines, protéines et dérivés, et peptones), matières colorantes du sang, de la bile, de l'urine et pigments, enfin certaines substances organiques phosphorées (nucléine, lécithine). C'est par les réactions de ces diverses agrégations chimiques que prennent naissance les produits de désassimilation (acides organiques non azotés, alcools, acétones, acide urique et dérivés, acides amidés et amides, créatines, amines, substances aromatiques., etc. et ptomaïnes). Toutefois pour l'étude sommaire que nous faisons ici de la composition des corps vivants, il suffit de savoir que ces corps sont essentiellement constitués par de l'oxygène, de l'hydrogène, du carbone, de l'azote et quelques autres éléments moins importants et que ces éléments combinés donnent naissance aux principes constitutifs généraux du corps : eau, sels, graisses, hydrocarbonés et albuminoïdes.

Revenons maintenant à notre précédente question :

quels sont la composition et le poids des excreta ? Le tableau suivant, emprunté à Vierordt[1], y répond. C'est le tableau des excreta d'un adulte pour 24 heures.

	EAU	C	H	Az	O	SELS	TOTAL
Respiration. .	330	248,8	»	?	615,15	»	1229,9
Peau.	660	2,6	»	»	7,2	»	669,8
Urine	1700	9,8	3,3	15,8	11,1	26	1766
Excréments (fèces) . . .	128	20	3	3	12	6	172
Eau formée dans l'organisme . . .	»	»	32,89	»	263,44	»	296,3
Total. . .	2818	281,2	39,19	18,8	944,86	32	4134

En s'en tenant au tableau de Vierodt, on voit que les pertes totales d'un adulte, pour 24 heures, sont d'un peu plus de 4 kilogrammes, et qu'elles se départagent en 2 818 grammes d'eau, 281 grammes de carbone, 39 grammes d'hydrogène, 18 grammes d'azote, 944 grammes d'oxygène et 32 grammes de sels minéraux divers. Par conséquent, pour réparer les pertes subies, il faut rendre au corps la même quantité de chacun des éléments ci-dessus mentionnés. Mais, comme nous le savons, ces éléments ne se trouvent pas isolés dans la nature ; ils sont réunis en groupes précédemment énumérés (graisses, hydrocarbonés, albuminoïdes, eau, sels, etc). Voici également, suivant Vierodt, quelle quantité de ces groupes il faut absorber pour compenser les pertes subies.

[1] *Zeit. für Biol.*, t. XIV, 1878.

	C	H	Az	O	TOTAL
Oxygène inspiré. . .	»	»	»	744,11	744,1
Albuminoïdes. . . .	64,18	8,60	18,88	28,34	120
Graisse.	70,20	10,26	»	9,54	90
Amidon et sucre (hydrocarbonés) .	146,82	20,33	»	162,85	330
Eau	»	»	»	»	2818
Sels	»	»	»	»	32
Total	281,20	39,19	18,88	944,84	4134,1

L'ensemble de ces diverses substances constitue ce qu'on appelle *l'alimentation*, c'est-à-dire ce qui est nécessaire pour réparer les pertes organiques du corps vivant. Mais il faut noter que l'*oxygène inspiré*, bien qu'il soit un véritable aliment, est subordonné à une fonction spéciale, la *repsiration*, dont nous n'avons pas à nous occuper ici. Nous n'insisterons donc pas sur cette forme particulière de l'assimilation générale.

Avant d'entrer dans le détail des divers aliments qui réparent ces pertes, il importe de faire immédiatement remarquer qu'il peut exister et existe en réalité plusieurs sortes d'alimentation, suivant que l'on augmentera ou diminuera la quantité des éléments réparateurs (inanition, alimentation exagérée) ou bien qu'on donnera la préférence à tel ou tel d'entre eux (alimentation exclusive, alimentation mixte).

Étudions brièvement ces diverses alimentations, en nous rappelant que si l'on donne la quantité voulue, par les pertes, d'aliments, le corps ne perd ni ne gagne, qu'il perd si on lui donne une alimentation insuffisante ou exclusive et qu'il gagne au contraire si on lui procure une alimentation exagérée.

A. DÉFAUT D'ALIMENTATION OU INANITION. — C'est la privation absolue d'aliments ; le sang, ne recevant rien de l'extérieur, cesse de fournir aux tissus les principes nécessaires à leur réparation. Mais comme les cellules continuent à vivre, et par conséquent à donner des produits de déchet, la désassimilation fonctionne seule : les organes et les tissus perdent de plus en plus de leurs poids, mais cette perte de poids n'est pas la même pour tous. Aussi ceux qui sont le siège des réserves nutritives (voyez plus haut, p. 5) sont les premiers atteints par l'inanition. Le sang ensuite se concentre, perd de son eau et la quantité absolue des globules rouges diminue. Viennent ensuite les viscères (en dehors de la graisse qui les accompagne parfois et disparaît la première), les muscles, les os, enfin les centres nerveux qui sont les derniers à se ressentir de l'inanition. En même temps et pour des causes dérivées, les sécrétions diminuent, la température du corps s'abaisse, les respirations sont plus rares, le pouls plus faible et moins fréquent. La mort par inanition arrive au bout d'un temps variable : elle est plus rapide chez les jeunes, beaucoup plus lente chez les adultes chargés de graisse. La mort, chez l'homme, survient au bout de deux ou trois semaines ; chez les oiseaux et les petits mammifères au bout de neuf jours. La résistance des animaux à sang froid est de beaucoup supérieure : les grenouilles vivent neuf mois sans aliments.

B. ALIMENTATION INSUFFISANTE OU INANITION. — Elle se

produit lorsqu'on donne tous les aliments simples indispensables, mais en quantité insuffisante. Les phénomènes qui se produisent alors sont identiques à ceux de l'inanition proprement dite, mais leur intensité et leur apparition sont en rapport avec la quantité du déficit alimentaire. Cette inanition, dans l'état de misère, par exemple, peut se prolonger très longtemps.

C. ALIMENTATION EXCLUSIVE. — C'est lorsqu'on donne une seule des catégories d'aliments simples indiquées plus haut. Toutefois ce nom s'applique également aux alimentations qui proscrivent une de ces catégories, eau, sels, albuminoïdes, etc. La privation d'eau amène rapidement l'état d'inanition. La sécrétion rénale, l'élimination par la peau et les poumons s'arrêtent et la mort survient avec dyspnée, contractions tétaniques et altérations des globules rouges (Chossat). — La privation de sels minéraux donne lieu à une déminéralisation, à une inanition minérale qui se traduit surtout par des troubles nerveux (Forster). La privation d'albuminoïdes détermine une diminution accusée de l'urée. Mais, avec cette alimentation, la graisse accomplit une partie des oxydations internes et épargne d'autant la consommation des principes azotés de l'organisme (Beaunis); aussi la mort est-elle fort lente. — La privation d'aliments gras et hydrocarbonés n'est pas supportée par les herbivores et les polyphages, comme l'homme ; mais les carnivores s'en contentent longtemps et même peuvent engraisser (Pettenkofer et Voit). Toutefois, dans ce cas, la quantité des aliments albuminoïdes doit être considérablement augmentée.

D. ALIMENTATION MIXTE. — C'est celle dans laquelle

on donne des albuminoïdes et des graisses, à l'exclusion d'hydrocarbonés, ou des albuminoïdes et des hydrocarbonés à l'exclusion de graisse. Dans les deux cas, il y a diminution de l'urée, et le poids du corps augmente, mais la quantité des aliments fournis est alors supérieure à la normale.

E. ALIMENTATION EXAGÉRÉE. — C'est lorsque la quantité d'aliments absorbés dépasse celle qui serait nécessaire pour couvrir les pertes de l'organisme. Toutefois cet excès d'alimentation peut être compensé par un accroissement d'exercice musculaire ; alors l'équilibre s'établit entre les entrées et les sorties, l'exercice physique augmentant l'élimination [1]. Dans le cas où l'élimination ne vient pas contrebalancer l'assimilation, une partie des principes alimentaires est accumulée, sous forme de réserves organiques, dans le corps qui augmente ; enfin si la quantité des aliments ingérés dépasse la *limite maxima* de la faculté digestive de l'organisme, il se produit des troubles consécutifs et l'excès des aliments se retrouve, non modifié par la digestion, dans les matières fécales. Toutefois cette limite maxima est difficilement atteinte pour l'eau et les sels, plus facilement pour la graisse et les albuminoïdes.

Telles sont les différentes espèces d'alimentation. Nous allons maintenant étudier les éléments dont elles usent, c'est-à-dire les aliments, matériaux destinés à remplacer les pertes que l'organisme subit par la désassimilation.

---

(1) D' F. Lagrange. *De l'Exercice chez les adultes.*

CHAPITRE II

LES ALIMENTS

I. — Classification.

Nous avons vu précédemment que le corps humain, comme les autres corps vivants, était essentiellement constitué par les matériaux suivants : eau, principes minéraux, albuminoïdes, graisses et hydrocarbonés (glycogène, sucre, etc.). Nous avons vu également que c'était là aussi le type des principaux aliments, c'est-à-dire des matériaux réparateurs destinés à restituer aux tissus ce qu'ils perdent par le fonctionnement vital. Nous avons donné en conséquence un tableau comparatif des *excreta* et des *ingesta*. Pour compléter ce qui concerne ces derniers (ingesta), voici un nouveau tableau, emprunté à M. Beaunis, qui montre dans quelle proportion les différents principes constituants doivent exister dans un aliment pour qu'il forme, à lui seul, une substance complètement nutritive et réparatrice.

Mille grammes de substance alimentaire devraient contenir : eau, 831 grammes ; principes minéraux, 10 grammes ; albuminoïdes, 35 grammes ; graisses, 27 grammes ; hydrocarbonés, 97 grammes [1].

(1) *Physiologie humaine*, t. II, p. 7.

Pour que cette substance alimentaire réparât complètement les pertes de l'organisme, maintînt l'équilibre entre les entrées et les sorties et pour que, par conséquent, le corps ne gagnât ni ne perdît, un adulte, normalement constitué devrait en absorber 3.390 grammes en 24 heures, ce qui représente en effet 2.818 grammes d'eau, 32 grammes de sels minéraux, 120 grammes d'albuminoïdes; 90 grammes de graisses, et 330 grammes d'hydrocarbonés. C'est là ce qu'on appelle *ration d'entretien*, ration qui varie évidemment suivant l'âge, l'état et autres conditions individuelles.

Mais il n'existe pas d'aliment contenant, dans les proportions que nous venons d'indiquer, tous les véritables principes alimentaires; il n'existe pas davantage d'aliment usuel contenant un seul et chacun de ces principes. La plupart de nos aliments sont formés par la réunion, en des proportions variables, des diverses substances nutritives simples. Ainsi l'eau contient en même temps des sels minéraux; la viande contient aussi de l'eau, des sels minéraux, des albuminoïdes; le lait contient tous les principes alimentaires, mais dans des proportions un peu différentes de celles de la substance alimentaire théorique. Enfin il existe, en outre des aliments simples, des *aliments accessoires* qui entrent dans la consommation journalière, bien que n'étant nullement nécessaires à la réparation organique; ce sont : l'alcool, les acides organiques (acides acétique, tartrique, citrique, oxalique etc), les alcaloïdes (thé, café) et les huiles essentielles (condiments). Voyons maintenant sommairement la classification de ces différents aliments.

Toutes les classifications des aliments, qui sont nombreuses, sont basées sur leur composition chimique et par conséquent sur leurs propriétés physiologiques.La plus populaire de ces classifications partage les aliments en quatre classes : 1º les aliments inorganiques (eau, sels, etc.) ; 2º les aliments hydrocarbonés (sucre, amidon); 3º les aliments, respiratoires (graisses, beurres, huiles) ; 4º les aliments plastiques (substances albuminoïdes). Cette classification, fondée sur les travaux de Liebig et de Dumas, n'est pas absolument rigoureuse, et l'aliment plastique produit en se détruisant, de la chaleur, tout comme l'aliment respiratoire ; en outre, elle a le grave inconvénient de ne pouvoir s'appliquer aux aliments tels que la nature nous les offre, et ce sont ceux-là, précisément, que le cuisinier, le gourmet, tout autant que le médecin, ont intérêt à connaître et à pratiquer. Aussi, quelques auteurs, notamment M. Coulier [1], sont-ils revenus tout bonnement à l'ancienne classification : aliments d'origine minérale ; aliments d'origine végétale ; aliments d'origine animale. M. Bouchardat a adopté une classification un peu différente, basée principalement sur l'action des sucs gastrique et pancréatique sur les aliments. Il divise les substances alimentaires en : 1º liquides immédiatement absorbables (eau, alcool, etc.) ; 2º solides solubles sans modifications dans le suc gastrique (sels, glucose, gélatine); 3º solides solubles dans les sucs gastrique, pancréatique, intestinal, mais avec des modifications très diverses (sucre, amidon, fibrine, albumine, caséine, etc.) ; 4º solides insolubles dans les sucs gastrique, pancréatique, etc., mais absorbables par les chylifères après émulsion (corps gras) ; 5º enfin matériaux insolubles non émulsionnables, non absorbables (sels insolubles, résines, ligneux, mucus, etc.). Cependant, pour plus de commodité, M. Bouchardat,

(1) *Dict. encyclop. des Sc. médic.*, t. III, p. 215.

pour les raisons ci-dessus exposées, a été conduit à adopter la classification suivante : 1º matériaux alimentaires inorganiques ; 2º matériaux alimentaires organiques ; 3º matériaux alimentaires *organisés*. Dans ces derniers, qui répondent aux aliments plastiques des anciens auteurs, il distingue l'aliment complet (le lait), des aliments *complexes* d'origine minérale, végétale ou animale [1]. La classification que M. le Dr Dujardin-Beaumetz donne dans son *Hygiène alimentaire* ne se différencie pas sensiblement de cette dernière. Cependant elle systématise mieux les groupes d'aliments et répond à toutes les exigences de la théorie et de la pratique physiologiques et culinaires. C'est celle que nous avons adoptée dans la suite de cet ouvrage.

Voici cette classification :

I. — Principes alimentaire primordiaux.

1º PRINCIPES INORGANIQUES. — A. Eaux. B. Sels : chlorures, carbonates, phosphates, lactates (soude, chaux, potasse, etc) ;

2º PRINCIPES ORGANIQUES : A. *Principes non azotés* : — α. Hydrates de carbone, (amidon, sucre, gommes) ; β. graisses neutres (beurres, graisses, huiles). B. *Principes azotés.* — α. Principes albuminoïdes et protéiques (fibrine, albumine, glutine, caséine, légumine) ; β substances gélatinogènes ou non-protéiques (chondrine, osséine, gélatine, colle de poisson, cartilage, etc.) ; V. alcaloïdes (théobromine, caféine, théine, matéine, etc.).

(1) Bouchardat. *Traité d'hygiène*, 3e éd., p. 49, 120-290.

II. — Tableau des aliments complets et complexes.

A. ALIMENTS COMPLETS (lait, œufs, fromages).

B. ALIMENTS COMPLEXES.

1° *Aliments azotés* (viandes, poissons, mollusques, crustacés).

2° *Aliments végétaux* (céréales, légumes, fruits).

3° *Aliments gras* (huiles, graisses, beurres).

4° *Boissons* (eaux, boissons aromatiques, boissons alcooliques) [1].

Passons maintenant en revue ces différents groupes de substances alimentaires primordiales et complexes, en nous tenant, dans ces brèves données, aux renseignements indispensables pour une bonne pratique de l'alimentation.

II. — Principes alimentaires primordiaux.

A. PRINCIPES INORGANIQUES. — 1° *Eau*. — L'eau de boisson doit être fraîche, limpide, sans odeur, d'une saveur agréable ; elle doit contenir 25 à 30 p. 100 de son volume d'air, air plus riche que celui de l'atmosphère en oxygène et en acide carbonique. C'est cet acide carbonique qui donne à l'eau sa saveur agréable ; il existe en quantités considérables (150 à 1000 centimètres cubes par litre) dans les eaux gazeuses. L'eau enfin contient des sels minéraux en dissolution, mais, pour être saine, elle ne doit pas présenter de matières organiques. Le résidu fixe de l'eau, qui varie entre 25 et 100 centigrammes par litre, est composé de car-

(1) Cf. *Hygiène alimentaire*, p. 16-17 et p. 51.

bonates, sulfates, chlorures alcalins et terreux. L'eau de Seine, à Bercy, qui a 25 centigrammes de résidu fixe, contient surtout du carbonate de chaux ; elle est également riche en acide silicique et en azotates ; l'eau du canal de l'Ourcq (59 centigrammes de résidu fixe) se distingue par la proportion importante de carbonate de chaux et de chlorures qu'elle contient ; l'eau d'Auteuil (54 centigrammes de résidu fixe) est encore plus riche que l'eau de Seine en acide silicique ; elle contient aussi beaucoup de carbonate et de sulfate de chaux. L'eau du puits de Grenelle (14 centigrammes de résidu fixe seulement) ne présente que de faibles proportions de carbonate de chaux, de potasse et de magnésie ; elle est un peu plus riche en sulfate de soude. L'eau existe en outre dans la plupart de nos aliments, mais dans des proportions très variables. Ainsi, suivant Moleschott, les amandes contiennent 35 p. 1 000 d'eau seulement, les lentilles 113 ; le froment 130 ; le fromage 369 ; le bœuf 734 ; la carpe 785 ; les fraises 874 ; la salade 940[1].

2° *Sels minéraux.* — Les principaux sont : le chlorure de sodium, le chlorure de potassium, la soude, la potasse, la chaux, la magnésie, l'oxyde de fer, le chlore, le fluor, l'acide phosphorique (libre et combiné), l'acide sulfurique, l'acide carbonique, l'acide silicique, le phosphate de fer, etc. Les principes minéraux sont inégalement répartis dans les aliments ; ainsi la potasse est abondante dans le bouillon et la pomme de terre, rare dans le jaune d'œuf ; la chaux abondante dans les salades, le jaune d'œuf, les asperges, le lait de vache, rare dans la viande et la cervelle ; la magnésie abondante dans le pain de

(1) Beaunis. *Op. cit.*, t. II, p. 8.

seigle et la pomme de terre, rare dans le sang de porc (boudin) et la cervelle ; la soude abondante dans le navet, les lentilles et les salades, rare dans le pain de froment ; le chlorure de sodium très abondant dans le blanc d'œuf et surtout dans le sang de porc, n'existe pas dans les céréales ; l'oxyde de fer, abondant dans les asperges, l'avoine et le sang de porc, n'existe qu'à l'état de traces dans le bouillon et l'extrait de viande ; l'acide phosphorique, abondant dans le pain de seigle, dans la chair musculaire, dans le jaune d'œuf et la farine de froment, rare dans le blanc d'œuf ; l'acide sulfurique, abondant dans les navets, les pommes de terre et les asperges, rare dans le lait de vache ; la silice, abondante dans les salades, les asperges, surtout l'orge, rare dans le blanc d'œuf et le lait de vache, etc. [1].

B. PRINCIPES ORGANIQUES NON AZOTÉS. — 1° *Hydro carbonés.* — Les hydrocarbonés peuvent se diviser en trois groupes : les hydrocarbonés proprement dits, ou hydrates de carbone (substance glycogène, dextrine, amidon, cellulose) qui ont pour formule générale $(C^6H^{10}O^5)^n$; les saccharoses (sucre de canne, sucre de lait, maltose), sont des glucoses condensés avec élimination d'eau ; enfin les glucoses (lévulose, galactose, inosite, etc.), sont des sucres contenant de l'hydrogène et de l'oxygène dans les proportions de l'eau et dont la formule générale est $C^6H^{12}O^6$. L'amidon se rencontre dans les racines du manioc et du jalap, dans les tubercules de la pomme de terre, des patates, dans les fruits, comme les châtaignes, surtout enfin dans les céréales et les légumineuses. Ainsi la pomme de terre contient 15,43

(1) Beaunis. *Op. cit.*, p. 9.

pour 100 d'amidon, les lentilles, 40, et le riz, 82,3. La dextrine se rencontre également dans les châtaignes, le froment, les haricots, les pois, les lentilles, dans des proportions qui varient de 11,73 p. 100 à 15,16. L'*inuline*, analogue à l'amidon, se trouve dans les racines d'aunée et les topinambours ; la substance glycogène dans le foie des animaux ; la cellulose dans les membranes et les cellules végétales ; les gommes et les mucilages dans le salep, le coing, etc. Ces deux dernières substances ont une valeur alimentaire problématique au moins pour les omnivores et surtout pour les carnivores (Meissner). Le sucre se rencontre principalement dans la canne à sucre, la betterave, le sorgho, l'érable et dans divers végétaux usuels, le navet, la carotte, le persil, le melon. Il y a 8,37 p. 100 de sucre dans le navet, et 9,22 dans la betterave. Quant au sucre de lait il n'existe que dans ce liquide. Le glucose ou sucre de raisin se trouve dans les fruits sucrés, le miel, les boissons fermentées, vin, bière, cidre, dans le foie des animaux et même dans les muscles (inosite), mais en faible quantité. Parmi les fruits qui contiennent le plus de sucre, on peut citer : les cerises (11,72 p. 100); le raisin (14,31) ; les dattes (58) et les figues (62,5 p. 100) [1].

2° *Corps gras.* — Ces corps sont en général des mélanges de stéarine, de palmitine et d'oléine ; liquides, quand cette dernière prédomine, ils prennent alors le nom d'*huiles* et proviennent des végétaux (huiles d'olives, de noix, d'amandes, d'arachides, etc.) ; dans le cas contraire, ils sont solides, prennent le nom de *beurres* et *graisses* et sont d'origine animale. Mais alors ils sont souvent mélangés, comme dans

(1) Moleschott. *Physiologie der Nahrungsmittel.*

le lait, l'anguille, la chair de bœuf ou de porc à d'autres aliments simples. Les proportions de corps gras sont très variables, tant dans les aliments végétaux que dans les aliments animaux ; ainsi la pomme de terre ne contient que 0,15 p. 100 de graisse ; les lentilles 2, 4, et les amandes 54. La raie n'en donne que 0,4, p. 100, mais l'anguille a 14,4 p. 100 de graisse, le fromage, 24,26, le jaune d'œuf 29,15 et la moelle osseuse de bœuf 96. (Moleschott.)

C. Principes organiques azotés. — *Albuminoïdes.* Les aliments simples de ce groupe, qui, comme aliments *azotés,* forment la base même de l'alimentation, sont très nombreux, et se rencontrent dans le règne végétal comme dans le règne animal. Toutefois les végétaux contiennent en général une proportion moindre d'albuminoïdes. Le gluten accompagne l'amidon des céréales ; la légumine (caséine végétale) existe dans les pois, les haricots, les lentilles. Les albuminoïdes d'origine animale les plus importants sont la myosine du muscle et la caséine du lait, l'albumine de l'œuf et du sérum, la fibrine et l'hémoglobine du sang... enfin la gélatine des os et des cartilages ; la valeur alimentaire de cette dernière substance est encore discutée. Les poires contiennent 0,23 p. 100 d'albuminoïdes, les pommes de terre, 1,32, le pain de froment, 8,98, les pois, 22,35, les lentilles, 26,49, le blanc d'œuf, 11,76, la sole, 14 ; le bœuf, 17,46, le canard, 20,33, et le fromage 33,46. Parmi les aliments qui contiennent le plus de substance collagène (gélatine), il faut citer les poissons 6,3, p. 100, le foie de bœuf 6,25, le veau, 5; le chevreuil n'en présente que 0,4 p. 100 [1].

---

(1) Cf. Moleschott. *Loc. cit.* — Cf. Beaunis. *Op. cit.*, t. II, p. 12.

D. ALIMENTS ACCESSOIRES. — Comme leur nom l'indique, ce ne sont pas à proprement parler des aliments, mais bien plutôt des *adjuvants* de l'alimentation, quoique beaucoup soient à présent journellement usités. On peut diviser les aliments accessoires en trois groupes : les *aliments d'épargne* ou *antidéperditeurs* (dynamophores), les acides végétaux et les huiles essentielles ; ces deux derniers groupes, surtout le dernier, sont principalement employés comme *condiments*. Les aliments d'épargne paraissent agir en ralentissant la désassimilation et en excitant le système nerveux et la circulation. Les principaux sont l'alcool, le thé, le café, la coca, le maté, etc. L'alcool agit principalement comme aliment respiratoire, ainsi que le croyait Liebig ; il épargne l'oxydation des substances azotées et non azotées de l'organisme, et contribue, en s'oxydant lui-même, à la production de chaleur. Les autres aliments d'épargne agissent surtout par leurs alcaloïdes, théine, théobromine, cocaïne, etc. Les acides végétaux (acides tartrique, acétique, citrique, malique, oxalique, tannique, etc.) agissent principalement comme excitant de la salivation et favorisent ainsi un des premiers actes de la digestion. Dans l'organisme, ils s'oxydent et se transforment en acide carbonique. On les rencontre dans le vinaigre, le vin, les boissons acidulées et les limonades, dans les fruits acides, particulièrement les framboises, les mûres, les groseilles et dans le tamarin. De tous les fruits, la poire est celui qui contient le moins d'acides végétaux libres. Les huiles essentielles sont, nous l'avons dit, surtout employées comme condiments ; ainsi le zest de citron, les baies de genièvre, le poivre, le girofle, les feuilles de laurier, l'ail, etc., parties qui contiennent le plus d'essences végétales ; ainsi du reste que le piment, le gingembre, le thym, l'estragon, etc., dont les produits résineux spéciaux ne sont pas encore très bien connus. Tous ces produits paraissent être des excitants locaux de la muqueuse bucco-pharyngienne et stomacale ; à haute dose, leur action peut devenir parfaitement toxique. (Magnan.)

Ce rapide examen des principes alimentaires primordiaux montre, ainsi que nous l'avons dit précédemment, que ces principes ne sont jamais isolés dans la nature, et qu'ils se présentent à nous sous forme d'associations plus ou plus complexes. Ce sont de ces associations, qui constituent nos aliments usuels, qu'il faut à présent dire quelques mots, car si nous avons indiqué où les aliments simples se rencontrent de préférence, nous n'avons pas encore montré comment ils sont combinés dans les substances qui servent à notre nourriture ordinaire.

III. — Aliments complets.

Il n'existe qu'un seul aliment complet, au moins pour l'homme, le lait. Cependant les œufs peuvent être également considérés, malgré leur quantité insuffisante d'eau, comme des aliments plus nourrissants que le lait, — 500 grammes de lait représentant 50 grammes d'œuf, suivant Dujardin-Beaumetz, — et par conséquent comme des aliments presque complets, surtout si on les associe au pain et à la ration d'eau nécessaire à la nutrition.

Le lait est le type des aliments complets, car il contient des principes albuminoïdes (albumine et caséine), des graisses (beurre), des hydrates de carbone (lactose ou sucre de lait), de l'eau et des sels (serum du lait). La composition des laits communément employés (laits de femme, d'ânesse, de vache, de chèvre, de brebis, etc.) est fort voisine, ainsi qu'en témoignent les recherches de M. H. Féry[1]. Cependant ils se distinguent les uns des autres par de petites différences dans la quantité de la caséine, du lactose et du beurre. Ainsi par litre (densité moyenne du litre de lait = 1033 grammes), il y a 44 grammes de caséine dans le lait de chèvre, 12 gr. 30 dans le lait d'ânesse et 10 gr. 5 seulement dans le lait de femme. En revanche, il y a 76 grammes de sucre ou lactose dans 1 litre de lait de femme, 69 gr. 30, dans le lait de vache et 48 gr. 5 dans le lait de chèvre. C'est dans ce dernier lait que le beurre est le plus abondant, 60 gr. 7 par litre, tandis qu'il n'y en a que 43 grammes dans le lait de femme, 34 grammes dans le lait de vache et 30 grammes seulement dans le lait d'ânesse. A propos de cette composition des différents laits, il n'est pas inutile de rappeler ici que les médicaments passent dans le lait des animaux et des nourrices ; les alcaloïdes, l'iodure de potassium, l'acide salicylique, l'arsenic, les préparations hydrargyriques sont dans ce cas. On peut ainsi créer des *laits médicamenteux* dont l'usage est excellent pour les nouveau-nés malades[2].

Sous l'influence d'un organisme microscopique, le *bacterium termo*, le lait fermente, le lactose se transforme en acide lactique, lequel à son tour coagule et précipite la caséine. Le lait se sépare alors en deux parties : la partie solide et le serum ou *petit-lait*. Ce petit-lait contient des sels, du sucre et une certaine quantité de caséine et de beurre qui a échappé à la précipitation. On emploie ce petit-lait au traitement

(1) *Etude comparée sur le lait de la femme, de la vache, de l'ânesse*, etc., 1884.

(2) Cf. Dujardin-Beaumetz. *Op. cit.*, p. 36-37.

de la phtisie et de la dyspepsie des gros mangeurs. Il a donné, dans ce dernier cas, d'assez bons résultats.

Si la fermentation du lait se continue, l'acide lactique, sous l'influence d'une nouvelle bactérie, le *bacillus amylobacter*, se transforme en acide butyrique, lequel peut fermenter à son tour, en donnant de la tyrosine, de la leucine, de l'ammoniaque : c'est la fermentation putride. Les fromages sont le résultat de ces deux fermentations butyrique et putride. (Dujardin-Beaumetz.) Les fromages contiennent de notables quantités de matières albuminoïdes, de graisses et de sels ; il ne leur manque que de l'eau et des hydrates de carbone. C'est ce qui explique pourquoi l'homme peut vivre de fromage, de pain et d'eau. Les fromages les plus riches en substances azotées sont le parmesan (44 p. 100), le gruyère (31,5), le hollande (29,4), le roquefort (26,5), le chester (26), le camembert (18,9) et le brie (18,4). Quant aux graisses, le neufchâtel en contient 41,9 p. 100, le chester, 36,3, le roquefort, 30,1, le hollande, 27,5, le brie, 25,7, le gruyère, 24, le camembert, 21, le parmesan 15,9. La quantité de sels varie de 6,9 dans le hollande à 3 dans le gruyère.

En parlant des boissons, nous dirons un mot des laits ayant subi la fermentation alcoolique, le Koumys et le Kéfyr.

L'œuf n'est pas, nous le savons, un aliment absolument complet pour l'homme, s'il l'est pour les oiseaux. Cependant il renferme un certain nombre de substances azotées, l'albumine, la vitalline, etc. (14 p. 100 en poids), une huile riche en phosphore (10 p. 100), et des sels (2 p. 100). Mais il lui manque de l'eau et des hydrates de carbone. Aussi ne peut-il être employé, pour une nutrition suffisante, qu'avec du pain, du beurre et même du bouillon gras.

2.

IV. — Aliments complexes.

A. Aliments azotés. — Nous savons que ces aliments dérivent en majeure partie du règne animal, mammifères, oiseaux, batraciens et chéloniens, poissons, mollusques, crustacés, etc. La viande de bœuf contient 17,46 p. 100 de matières albuminoïdes (albumine soluble, hématine, musculine, etc.), 3 p. 100 de matières gélatinisant par la coction, 3 de graisses (viandes dégraissées), 1,6 de sels, 73 d'eau. La viande de veau contient 16,5 de matières albuminoïdes, 5 de matières collagènes, 2,5 de graisses, 1,2 de sels et 73,7 d'eau. La viande de porc contient 17,13 de matières albuminoïdes, 4 de matières collagènes, 5,8 de graisses, 1,3 de sels et 70,6 d'eau. La viande de chevreuil contient 18,7 de matières albuminoïdes, 0,5 de matières collagènes, 2 de graisses, 1,1 de sels et 76,1 d'eau. La viande de mouton se rapproche de celle du bœuf et la viande de cheval, également très nourrissante, de celle du chevreuil. Les analyses précédentes expliquent pourquoi les venaisons et les gibiers, dont le sang n'est pas retiré, sont plus nourrissants, en général, que les viandes de boucherie.

La valeur nutritive des oiseaux est égale à celle des mammifères. Ils contiennent, en effet, d'une manière générale, 20 p. 100 de matières albuminoïdes, 1,4 de matières collagènes, 2 de graisses et 1,3 de sels, avec 73 d'eau. Mais, parmi les oiseaux, les viandes noires (gibiers, pintades, canards, etc.) sont plus nourrissantes, mais plus lourdes, que les viandes blanches (poulets, dindons, etc.).

Il importe de dire ici un mot du *bouillon* qui n'est qu'une solution de gélatine, de sels et de matières extractives. Si l'on remarque que le bouillon ne contient que 16 p. 1000 de substances organiques, et 10 p. 1000 de sels solubles (Chevreuil), on reconnaîtra que la valeur alimentaire du bouillon est plus que douteuse. Mais il est d'autre part hors de doute que le bouillon exerce une action réconfortante immédiate. Cela tient, d'après les expériences de Schiff et de Herzen, à ce que le bouillon est un peptogène (voir plus loin) qui active la sécrétion du suc gastrique. On sait d'autre part que la dextrine (comme dans la caramélisation de la croûte de pain par la cuisson au four), jouit de propriétés analogues. De là, comme le dit très bien M. Dujardin-Beaumetz [1], la confirmation scientifique d'un usage culinaire habituel, celui d'associer au bouillon du pain, et surtout du *pain rôti*, qui augmente, par la présence de la dextrine, les propriétés peptogènes du mélange. L'habitude du potage, au début du repas, exerce donc réellement une action apéritive, puisqu'il excite la sécrétion des sucs digestifs.

On peut diviser, au point de vue nutritif, les poissons en trois groupes : les poissons à chair blanche (merlan, sole, turbot), les poissons à chair jaune (saumon), les poissons à chair grasse (anguille). Ce sont ces derniers qui sont les plus lourds, mais aussi les plus nourrissants. Toutefois leur composition ne varie qu'au point de vue de la teneur en matières gélatinisant et en graisses. Les matières albuminoïdes qu'ils contiennent sont en proportions fort voisines et se rapprochent, d'après Almen, de celles du bœuf, et d'après Moleschott, de celles des viandes blanches et du poulet. Notons ici la valeur exceptionnellement nutritive de certains œufs de poisson (caviar), mais

____

(1) *Op. cit.*, p. 61.

repoussons aussi la réputation aphrodisiaque d'une alimentation ichtyophagique exclusive.

La grenouille, dont on sert quelquefois des échantillons sur nos tables, est d'une valeur nutritive inférieure ; mais la tortue, qui contient, d'après Payen, 16 p. 100 de matières azotées, semble d'une importance culinaire meilleure, quoiqu'on en fasse un usage très restreint.

Il nous reste à parler des mollusques comestibles, et notamment de l'huître, de la moule et de l'escargot de vignes. Ces mollusques contiennent respectivement, en matières azotées, l'huître 14 p. 100, la moule 11,7, l'escargot 16,2 ; en matières grasses, l'huître 1,5, la moule 2,4, l'escargot 0,95 ; en sels, l'huître 2,7 ; la moule 2,7, l'escargot 2 ; en eau, l'huître 80,3 ; la moule 75,7 ; l'escargot, 76,1. Ajoutons enfin que l'*eau* des huîtres contient, suivant Payen, près de 1 p. 100 de matières azotées ; que le foie des moules renferme une ptomaïne toxique, la *mytilotoxine*, qui exerce, suivant Salkowski, une action curarisante, et enfin que les vertus curatives pour les bronchites et les affections de poitrine de l'*hélicine* (?) des escargots n'ont pas encore été scientifiquement établies. Quant aux crustacés (écrevisse, homard, langouste), ils ont une réelle valeur nutritive, mais ils sont indigestes et produisent souvent de l'urticaire chez les rhumatisants.

B. ALIMENTS VÉGÉTAUX. — Les aliments végétaux, c'est-à-dire tous ceux tirés du règne végétal, sont en réalité des aliments complets, car ils contiennent des substances albuminoïdes (glutine, albumine, caséine, légumine, fibrine végétale, etc.), de l'amidon, de la dextrine et du glucose, des matières grasses, des sels et de l'eau. Néanmoins leur teneur en matières albuminoïdes n'est pas suffisante ; aussi les populations qui se nourrissent à l'aide d'un régime exclusivement végétal, sont-elles obligées d'absorber une beaucoup plus grande quantité d'aliments que celles qui suivent un régime mixte ou carnivore.

On peut diviser les aliments végétaux en trois groupes : les céréales, les légumes et les fruits.

Les *céréales* sont de beaucoup les plus importants des aliments végétaux, car elles fournissent le pain et ses différentes variétés (pain de gluten, de seigle, de maïs, de gruau, d'avoine, etc.). Voici la composition des principales céréales, tableau que nous empruntons, ainsi que les suivants, à Beaunis [1]. Le *froment* contient 130 p. 1000 d'eau, 135 d'albuminoïdes, 20 de graisses, 695 d'hydrocarbonés et 20 de sels ; — le *seigle*, 140 d'eau, 105 d'albuminoïdes, 20 de graisses, 615 d'hydrocarbonés et 15 de sels ; — l'*orge*, 145 d'eau, 120 d'albuminoïdes, 25 de graisses, 680 d'hydrocarbonés et 25 de sels : — l'*avoine*, 105 d'eau, 90 d'albuminoïdes, 40 de sels, 735 d'hydrocarbonés et 25 de sels ; — le *maïs*, 120 d'eau, 80 d'albuminoïdes, 50 de graisses, 730 d'hydrocarbonés et 12 de sels ; — le *riz*, 90 d'eau, 50 d'albuminoïdes, 7 de graisses, 845 d'hydrocarbonés et 5 de sels ; le *sarrasin*, 145 d'eau, 80 d'albumine, pas de graisse, 755 d'hydrocarbonés et 13 de sels. D'autre part les pains de froment et de seigle, qui sont les plus usités, contiennent respectivement, 430 et 440 p. 1000 d'eau, 90 d'albuminoïdes, 450 et 400 d'hydrocarbonés, 10 et 15 de sels et ne présentent que des traces de graisses. Il importe de remarquer que la croûte est plus nourrissante que la mie, ainsi que l'a bien démontré Barral [2], non seulement parce qu'elle contient plus de matières azotées (13 p. 100 au lieu de

(1) *Op. cit.*, t. II, p. 16.
(2) *Le blé et le pain*, p. 604.

6,6), plus d'hydrocarbonés (67,4 p. 100 au lieu de 47,3), plus de graisses (1,2 p. 100 au lieu de 0,7), mais aussi parce que la cuisson a déterminé dans cette croûte une caramélisation qui est une première digestion. Il faut ajouter que le testa des graminées est riche en phosphates et que, par conséquent, le pain de son peut être d'une réelle utilité quand on veut introduire ces sels dans l'organisme. Enfin la farine de *gruau d'avoine*, qui contient beaucoup d'azote et de fer et présente un principe excitant spécial peut être utilement appliqué à l'alimentation des enfants.

Les *légumes* sont de deux sortes : féculents ou herbacés. Les féculents (haricots, pois, lentilles, fèves, etc.) contiennent une proportion très élevée d'albuminoïdes (légumine) qui les rapproche, à ce point de vue, de la composition des aliments animaux. Mais leur enveloppe, la *peau* qui les recouvre, est formée de cellulose, matière indigérable ou à peu près, ce qui les rend indigestes, lourds, d'une mastication plus difficile. En outre, ils contiennent peu de corps gras. Voici la composition des principales légumineuses :

Pois, 145 p. 1000 d'eau, 225 d'albuminoïdes, 20 de graisses, 575 d'hydrocarbonés, 23 de sels ; — *haricots* 160 d'eau, 225 d'albuminoïdes, 20 de graisses, 540 d'hydrocarbonés, 24 de sel ; — *fèves*, 130 d'eau, 220 d'albuminoïdes, 15 de graisses, 575 d'hydrocarbonés, 25 de sels ; — *lentilles*, 115 d'eau, 265 d'albuminoïdes, 25 de graisses, 580 d'hydrocarbonés, et 16 de sels. Remarquons que la lentille contient une proportion très élevée d'azote et de fer, suivant Boussingault, mais que sa farine ne jouit de ses propriétés toniques et reconstituantes qu'à la condition d'être de la farine de *lentilles cuites*.

A côté des céréales et des légumineuses, il faut placer les pommes de terres et les châtaignes, remarquables par leur teneur peu élevée en albuminoïdes (15 et 45 p. 1000), en graisses (1 et 15 p. 1000) et aussi en hydrocarbonés (235 et 395 p. 1000), qui peut les faire employer, la pomme de terre surtout, dans l'alimentation des diabétiques.

On peut diviser, d'après Gautier, les légumes herbacés en trois groupes : ceux qui sont riches en albumine végétale et en azote; les mucilagineux et salins ; les légumes riches en acides. Au premier groupe appartiennent les choux, les asperges, les champignons, les truffes et le cresson. Ils contiennent 2 à 3 p. 100 de matières azotées (champignons et choux principalement). Mais si ces légumes sont nutritifs, ils sont aussi indigestes quand ils n'ont pas une cuisson complète. Du second groupe dépendent la laitue, la chicorée, les artichauts, le céleri, les haricots verts, la carotte, la betterave, les petits pois, etc. Ces légumes sont principalement riches en eau (76 p. 100, artichauts, à 91,7, épinards), et en sels, oxalates de chaux et de potasse (de 1,7 p. 1000, chicorée, à 6,8, betterave). Ils contiennent enfin de l'inosite ou sucre, comme la carotte et la betterave (92 p. 1000). Le dernier groupe comprend enfin les légumes riches en acide oxalique, comme l'oseille, les épinards et les tomates.

Les *fruits* tirent leur importance alimentaire des acides, des sels et des sucres qu'ils contiennent. Voici la composition de quelques-uns d'entre eux : *abricots* 1,7 p. 1000 d'albuminoïdes, 164 d'hydrocarbonés, 18 de sels et d'acides, 744 d'eau ; — *pêches*, 9 p. 1000 d'albuminoïdes, 116 d'hydrocarbonés, 11,6 de sels et d'acides, 802 d'eau ; — *poires*, 2 p. 1000 d'albuminoïdes, 115 d'hydrocarbonés, 12 de sels et d'acides,

(1) Dujardin-Beaumetz. *Op. cit.*, p. 79.

838 d'eau ; — *cerises* (douces), 6 d'albuminoïdes, 160 d'hydrocarbonés, 21 de sels et d'acides, 750 d'eau ; — *prunes*, 3,17 d'albuminoïdes, 248 d'hydrocarbonés, 5 de sels et d'acides, 711 d'eau ; — *raisin*, 7 d'albuminoïdes, 150 d'hydrocarbonés, 5 de sels, 810 d'eau. Il est probable que la cure de raisin, usitée dans le traitement des affections gastro-intestinales, tire son avantage des sels diurétiques et digestifs que contient ce fruit. Quant aux acides des fruits, ils sont variables. Dans les pêches, les poires, les pommes, les abricots, les groseilles, on trouve de l'acide malique ; dans le raisin, de l'acide tartrique ; dans les oranges et les citrons, de l'acide citrique ; dans les coings, de l'acide pectique, etc.

C. ALIMENTS GRAS. — Nous ne dirons ici rien de particulier sur les aliments gras (beurres, graisses et huiles) que nous avons étudiés précédemment (voir ci-dessus p. 24-25). Ces aliments se présentent en effet généralement à l'état presque pur, quand ils entrent dans la consommation usuelle. Ce sont des aliments d'épargne (Debove), dont la valeur alimentaire est grande, mais dont la digestibilité est faible. Aussi deviennent-ils rapidement, à doses massives, de véritables purgatifs. Quant aux corps gras minéraux, tels que la vaseline, ils ne sont pas toxiques, à la vérité, mais n'ont aucun pouvoir nutritif. Nous aurons plus loin l'occasion de parler des huiles thérapeutiques et notamment de l'huile de foie de morue, usitée en France contre les maladies consomptives.

D. BOISSONS. — Nous ne reviendrons pas sur la question de l'eau considérée comme boisson, question que nous avons précédemment étudiée (Cf. ci-dessus p. 21-22). Nous dirons simplement que l'eau froide ou glacée, prise en petite quantité, stimule les fonctions digestives. D'où l'usage des sorbets au milieu des repas. Mais l'abus en est dangereux et peut amener des affections gastro-intestinales. Froide, l'eau a une action antithermique; chaude, elle élève au contraire la température, amène des sueurs (la plupart des tisanes chaudes n'agissent pas autrement) et provoque parfois des vomissements.

Les eaux de table naturelles (eaux de Saint-Galmier, Condillac, Chabetout, Morny-Châteauneuf, etc.) sont d'un usage excellent, en raison de leur pureté, qui les rend précieuses en temps d'épidémie, et aussi parce que les quantités variables d'acide carbonique en dissolution qu'elles contiennent régularisent les digestions. Mais on ne doit pas abuser de ces eaux, pas plus que des eaux de seltz artificielles, qui sont impures, non stérilisées et contiennent, d'après Gautier, des sels de plomb.

M. Dujardin-Beaumetz [1] désigne sous le nom de *boissons aromatiques* certaines infusions comme le thé et le café. Le café notamment est non seulement un aliment véritable par la proportion élevée d'azote qu'il contient (1,75, p. 100), mais encore une boisson tonique excellente qui active la circulation, augmente et régularise les battements de cœur (d'où l'emploi de la caféine dans le traitement de certaines maladies de cœur). En outre il agit, par son alcaloïde, sur le système nerveux. Aussi le café est-il souvent désigné, et à juste titre, sous le nom de *boisson intellectuelle*. Le mélange de café et de lait a été longtemps repoussé sous prétexte qu'il donnait de la leucorrhée. Mais les travaux de Payen, de Bouchardat et Jomand ont prouvé que ce mélange, comme celui du

(1) *Op. cit.*, p. 96.

thé et du lait, était en réalité des plus nourrissants. L'infusion du thé est peut-être plus excitante d'après Collet que celle du café. Néanmoins la théobromine, isomère de la caféine, ne paraît pas avoir des propriétés plus nocives. On ne peut, quant à présent au moins, attribuer les propriétés énervantes de certains thés qu'à l'état plus ou moins torréfié des feuilles que l'on emploie. Nous en dirons autant du maté et de la kola, dont les infusions sont employées maintenant comme boissons toniques.

En tête des boissons alcooliques, il faut mettre les vins. Les vins ne sont pas seulement un mélange d'eau et d'alcool ; leur composition est beaucoup moins simple, puisqu'ils contiennent en outre de la glycérine, du tannin, des huiles essentielles, des éthers, des tartrates... etc. Aussi le vin semble-t-il se comporter comme un être vivant, qui a sa jeunesse, sa maturité et sa vieillesse. Tout le monde sait, en effet, que le vin de Bourgogne vieillit, passe plus vite que le vin de Bordeaux, dont la vieillesse est si lente à venir que pour l'avancer on le fait parfois voyager. Le tableau suivant!, que Dujardin-Beaumetz emprunte à Chevalier et à Baudrimont [1], donne en volume p. 100 la richesse alcoolique des principaux vins : *Marsala*, 23,8 ; — *Madère*, 20 ; — *Malaga*, 17,4 ; — *Lunel*, 13,7 ; — *Champagne sec*, 12,7 ; — *Champagne mousseux*, 11,7 ; — *Cahors*, 11, 3 ; — *Bordeaux rouge*, 10,1 ; — *Vouvray blanc*, 9,6 ; — *Vin de détail à Paris*, 8,8 ; — *Château-Margaux*, 8,7 ; — *Château-Laffitte*, 8,7 ; — *Chablis blanc*, 7,8, etc. Les vins qui contiennent plus de 15 p. 100 d'alcool sont dits *vins-liqueurs* (Marsala, Madère, Porto, Malaga, Roussillon, vin de Chypre, etc.). Le Madère et le Mar-

____

(1) *Op. cit.*, p. 99-100.

sala secs contiennent beaucoup d'alcool et relativement peu de sucre, tandis que les vins de Malaga, de
Lunel, etc., sont riches en sucres tout en contenant
une proportion élevée d'alcool. Les vins rouges sont
toniques par le tannin qu'ils contiennent; mais on
sait que leur pouvoir enivrant tient surtout aux
éthers qui leur donnent aussi leur bouquet. Les vins
de Bourgogne, qui possèdent un bouquet accusé, ont
à cause de cela un pouvoir enivrant plus fort et on
doit leur préférer les Bordeaux. Les vins de Saint-
Raphaël, de l'Hermitage, de Cahors sont les plus riches
en tannin. Les vins blancs sont beaucoup moins
toniques que les rouges à cause de la faible quantité
de tannin qu'ils contiennent; mais, en revanche, ils
possèdent plus de tartrates et présentent des propriétés éminemment diurétiques. Quant aux actions
qu'ils semblent parfois exercer sur le système nerveux, chez les femmes principalement, on doit les
attribuer à la richesse alcoolique de certains de ces
vins (vins du Rhin) ou à leur abus. Les vins mousseux,
et surtout les vins de Champagne, sont d'un usage
excellent; par l'acide carbonique qu'ils renferment,
ils calment et endorment la muqueuse stomacale ;
aussi est-il bon d'administrer, quand des vomissements surviennent à la suite d'irritations péritonéales,
du Champagne frappé qui joint aux qualités antithermiques des liquides froids la présence avantageuse
de l'acide carbonique.

Les cidres, les poirés, surtout les bières, se placent
immédiatement à côté des vins. Les cidres ont de 5
à 6 degrés d'alcool; les cidres doux n'en ont pas plus
de 2. Ils contiennent une quantité notable de sels
alcalins qui les rendent diurétiques et parfois légèrement purgatifs.

Les bières sont en général plus alcoolisées que les

cidres ; elles contiennent en effet de 3 à 7 p. 100 d'alcool, comme l'indique le tableau suivant : *Ale* et *Pale ale*, 7,3 ; — *Porter*, 5,2 ; — *Lambic*, 6 ; — *Faro*, 4,1 ; — *Bière de Bavière*, 4,5 ; — *Bière de Saxe*, 3,7 ; — *Bière de Vienne*, 3,5 ; — *Bière de Strasbourg* 4,7 ; — *Bière de Lille*, 4,1 ; — *Bière de Paris*, 3,5, etc. La bière est un excellent diurétique ; en outre, elle renferme de la diastase. Les *Bières de Malt,* qui contiennent une teneur plus élevée de diastase, sont quelquefois utilisées dans le traitement des dyspepsies.

Nous devons dire ici un mot de deux boissons alcooliques tirées du lait, le koumys et le kéfyr. Ces boissons, usitées seulement sur les bords de la Caspienne et dans le Caucase, sont en même temps de précieux aliments. Le koumys, fait avec du lait de jument, contient, en effet, 11,2 p. 1000 d'albuminoïdes, 12 de matières grasses, 22 de sucre de lait et 16, 5 d'alcool. Le kéfyr, fait avec du lait de vache, contient de son côté 38 d'albuminoïdes, 20 de matières grasses, 20 de sucre de lait et 8 d'alcool p. 1000 [1].

Quant aux eaux-de-vie et aux liqueurs, ce sont les plus dangereuses de toutes les boissons alcooliques, non pas parce que l'alcool, pris en petite quantité et résultat de la fermentation du jus de raisin, est réellement toxique, bien au contraire, mais parce que la majeure partie des alcools, qui constituent aujourd'hui les eaux-de vie du commerce et qui se trouvent dans les liqueurs et les apéritifs des cafés, sont de nature toxique, provenant des eaux-de-vie de pommes de terre et de grains, lesquelles contiennent surtout des alcools butyrique, propylique, et amylique, au lieu de l'alcool éthylique que ren-

---

(1) Dujardin-Beaumetz. *Op. cit.,* p. 41-42, et Kosta Dinitch. *Le Kéfyr,* 1888. Thèse de Paris.

ferme l'eau-de-vie pure de vin. Voici, d'après Dujardin-Beaumetz, la proportion d'alcool que contiennent les eaux-de-vie commerciales :

Esprit rectifié de mélasse	94,1	p. 100
Trois-six de mélasse	89,6	—
Esprit-de-vin	84,4	—
Eau-de-vie de Hollande	58,7	—
Cognac	52,5	—
Eau-de-vie commune	49,1	—

Or, dans certaines de ces eaux-de-vie, la proportion des alcools toxiques va jusqu'à 60 et 70 p. 100, et on ne doit pas oublier que, d'après les recherches de Dujardin-Beaumetz et Audigé [1], il faut cinq fois moins d'alcool amylique, par exemple, que d'alcool éthylique pour déterminer l'intoxication.

Les liqueurs, pourvu que l'alcool employé soit de bonne qualité, sont moins dangereuses que les alcools. Les huiles essentielles qui servent à les aromatiser ont en général une action digestive puissante, vraiment salutaire. Aussi faut-il recommander aux malades dyspeptiques un verre de certaines liqueurs, comme l'anisette, la chartreuse, la bénédictine... etc. Il n'en est pas de même des apéritifs, qui n'ont, eux, aucune action stimulante sur la digestion. L'absinthe, particulièrement, dont on fait un si abondant usage dans nos cafés, est des plus pernicieuses, car son arome puissant, lui-même convulsivant, ne sert qu'à masquer le mauvais goût et la qualité déplorable des alcools employés. Nous en dirons autant des *amers*, des *bitters*, etc., qui tous entravent la sécrétion du suc gastrique et provoquent des crampes d'estomac que les buveurs confondent à tort avec la sensation nor-

---

(1) *Recherches sur la puissance toxique des alcools*, 1872.

male de la faim. Aussi l'usage des apéritifs doit-il être sévèrement proscrit.

Néanmoins l'alcool de vin, pur, est, d'après les expériences de Ch. Richet, un puissant excitant de l'acidité du suc gastrique ; il favorise donc la digestion ; d'où l'usage rationnel du *trou normand*, surtout lorsque le repas est copieux. Mais cette action prolongée de l'alcool peut amener l'épuisement des glandes à pepsine, ce qui provoque peu à peu, avec l'abus des boissons de haute teneur alcoolique, d'abord l'irritation gastrique et enfin la pituite des buveurs. Il ne faut pas aussi oublier de mentionner l'action antithermique des alcools, action que l'on utilise largement et de plus en plus heureusement dans la médication antifébrile. Cette action a son maximum quand on administre des doses toxiques d'alcool. Mais alors tout l'alcool n'est pas comburé. Une partie agit directement sur l'axe cérébro-spinal, ce qui détermine les phénomènes d'ivresse et les troubles vaso-moteurs concomitants.

E. CONDIMENTS. — Nous ne pouvons nous dispenser de dire un mot des *condiments* (assaisonnements). Bouchardat[1] a très bien dit que le rôle de ces condiments est non seulement d'assaisonner les mets et de rehausser leur goût, mais encore d'entraver l'altération des aliments et de diriger leur fermentation digestive. On rangeait autrefois parmi les condiments certaines substances, telles que le sucre, les graisses, le sel même, que nous considérons aujourd'hui, à juste titre, comme de véritables aliments. Bouchardat a classé les condiments en condiments acides (vinaigre, — les cornichons, les câpres, etc., ne valent

____

(1) *Traité d'hygiène*, p. 286, 3ᵉ édition.

que par le vinaigre dont ils sont imprégnés, — citrons, etc.) ; aromatiques (muscade, girofle, feuilles de laurier, cannelle, persil, cerfeuil, anis, fenouil, cumin, pimprenelle, serpolet, thym, menthe, safran, vanille, gingembre, etc.); âcres (poivre, piment, etc.) ; âcres sulfurés (échalote, oignon, ail, civette, moutarde, raifort, etc.). Nous avons vu précédemment que les condiments, dont quelques-uns sont de véritables aliments (ail, oignon), agissent principalement en excitant l'appétit et la sécrétion des sucs digestifs ; ils sont donc surtout utiles à l'âge où à l'époque où le sentiment de la faim a besoin d'être stimulé, dans la vieillesse, par exemple. Leur abus toutefois peut amener des irritations et de la constipation. Enfin nous rappelons simplement que les condiments doivent leurs propriétés digestives, soit à des acides, acide acétique (vinaigre), citrique (citrons), acide cinnamique (condiments aromatiques), soit à des résines ou à des huiles essentielles, etc.

CHAPITRE III

DIGESTION ET DIGESTIBILITÉ

Avant d'entrer dans le détail des phénomènes physiologiques de la digestion, il faut dire un mot de l'appareil digestif. Comme ce livre n'est pas un ouvrage d'anatomie technique, on nous passera de n'exposer que très brièvement la constitution de nos organes digestifs.

I. — Description sommaire de l'appareil digestif.

L'appareil digestif de l'homme se compose d'un tube qui a généralement de 10 à 11 mètres de long. Le diaphragme, qui sépare la cavité thoracique de la cavité abdominale, le divise en deux portions : la portion *sus-diaphragmatique* et la portion *sous-diaphragmatique*. Il y a en outre des *organes annexes*.

A. La première comprend :

1º La *bouche* ou cavité buccale, dans laquelle les aliments sont mastiqués et imbibés de salive, a pour plafond le *palais*, pour murs latéraux les *joues*, pour plancher la *langue*. Au fond de la cavité buccale, pend un rideau mobile, le *voile du palais*, qui sépare la bouche de l'arrière-bouche ou *pharynx*. — Dans la bouche, se trouvent des armatures pierreuses destinées à broyer les aliments, ce sont les *dents*. Les dents sont plantées dans les os maxillaires ; elles se composent, de l'intérieur à l'extérieur, d'une partie molle qui reçoit le nerf dentaire et les vaisseaux sanguins, de l'*ivoire*, formé en partie de phosphate et de fluorure de calcium (667 p. 1000) et de l'*émail*, qui recouvre la partie émergée de la dent et qui est plus dur et contient davantage encore de sels minéraux (898 p. 1000). La racine dentaire n'est point protégée par l'émail, mais par le *cément*, qui a une composition voisine de celle de l'ivoire. L'homme possède 32 dents, dont 4 *incisives* (dents à bords coupants), 2 *canines* (dents aiguës), 4 *prémolaires* (dents à couronne broyante, mais à une seule racine), 6 *molaires* (dents à couronne broyante mais à deux racines), — à chaque mâchoire. De ces dernières, deux n'apparaissent qu'à la puberté ou peu après et sont dites *dents de sagesse*. Mais à sa première dentition, l'homme n'a que 20 dents (dents de lait), qui tombent généralement vers sept ans pour faire place aux dents définitives. Ces dents de lait n'ont pas de racine. La mâchoire inférieure seule est mobile ; des muscles puissants la relèvent, les *masséters ;* d'autres, les *temporaux*, combinant leur action avec les précédents, coupent, déchirent et broient les aliments. La mâchoire inférieure agit donc comme un levier dont le point fixe est en arrière. D'ailleurs, elle peut en outre se mouvoir latéralement, ce qui facilite singulièrement la mastication des substances nutritives que retiennent et que poussent entre les dents les lèvres, la langue et les joues.

Nous ne pouvons nous dispenser de dire ici un mot de la langue qui est l'organe du goût. La *langue* est un conoïde musculeux revêtu d'une muqueuse

3.

couverte de papilles. De ces papilles, les unes sont *filiformes* et constituent des organes tactiles ; les autres, dites *gustatives*, sont tantôt *fongiformes* (côtés et pointe de la langue), tantôt *caliciformes* (base et V de la langue) ; les unes et les autres contiennent des corpuscules du goût, en relation avec une fibrille du nerf glosso-pharyngien ou du nerf lingual. Le premier de ces nerfs, qui innerve la base de la langue, donne la sensation des saveurs amères ; le second, qui innerve la pointe, donne celle des autres saveurs (sucrées, salées, acides, etc.). Toutefois, d'après Vulpian, le voile du palais possède aussi une sensibilité gustative particulière.

La bouche présente des organes annexes, les *glandes salivaires*, qui donnent un liquide imbibant les aliments et faisant subir aux hydrates de carbone, aux amidons particulièrement, une première digestion. Il y a trois sortes de glandes salivaires : les *parotides*, grosses glandes en grappes, situées dans le voisinage des oreilles, derrière la branche montante du maxillaire inférieur ; la salive parotidienne arrive dans la bouche par le canal de Sténon qui vient aboutir à la hauteur des grosses molaires de la mâchoire supérieure ; — les *submaxillaires*, situées dans le fer à cheval formé par la mâchoire inférieure ; la salive est versée dans la bouche par les canaux de Warthon, qui s'ouvrent de chaque côté du frein de la langue ; — enfin les *sublinguales*, plus petites que les précédentes, donnent une salive épaisse et gluante ; placées près du frein de la langue, elles déversent leur produit par plusieurs canaux dont le plus important est le canal de Bartholin.

Les aliments, broyés par les dents et imbibés de salive, passent ensuite dans l'arrière-bouche, limitée en avant par le voile du palais, lequel porte, en son milieu, une languette charnue, la *luette ;* de chaque côté se trouvent des cordons musculeux ou *piliers,* auprès desquels s'insèrent les *amygdales,* glandes à vésicules closes (Debierre), folliculeuses, dont le rôle est encore peu connu.

Le bol alimentaire, parvenu dans l'arrière-bouche, n'est plus soumis à l'action de la volonté ; le tube digestif se contracte et la déglutition se produit automatiquement. Le bol arrive alors dans le pharynx.

2° Le *pharynx* est un entonnoir musculaire commun aux voies digestives et aériennes. Les fosses nasales y amènent en effet l'air qui se dirige vers les poumons par la trachée artère pendant l'acte de la respiration. Mais, au moment du passage du bol alimentaire, le voile du palais se relève, fermant l'ouverture de l'arrière-cavité nasale et empêchant l'entrée des aliments dans les fosses ; d'autre part, la *glotte,* ouverture de la *trachée artère,* se trouve close par la contraction de la trachée qui applique son extrémité supérieure sur la base de la langue ; enfin l'*épiglotte,* qui termine la glotte, rencontrant la base de la langue, se renverse et ferme le tube aérien. Si, par hasard, des particules alimentaires s'engagent sous l'épiglotte, les lèvres contractées de la glotte les arrêtent et la toux les expulse ; c'est ce qu'on appelle *avaler de travers.*

3° De l'arrière-bouche ou pharynx, les aliments passent dans l'œsophage. L'*œsophage* est un conduit de 22 à 23 centimètres de longueur, de 2 centimètres 1/2 de diamètre. Il est formé de fibres musculaires puissantes transversales (internes) et longitudinales (externes) et d'une tunique profonde et muqueuse. Ce sont les contractions musculaires de l'œsophage qui poussent le bol alimentaire vers l'estomac et non l'effet de la pesanteur. Comme l'ouverture œsophagienne de l'estomac ou *cardia* n'a pas de sphincter, les contractions inverses ou *régurgitations* amènent les vomissements ou sortie des aliments de l'estomac vers la bouche. Cet acte, normal chez les ruminants, est pathologique chez l'homme.

B. La partie sous-diaphragmatique de l'appareil digestif comprend :

1° L'*estomac*, sac musculeux dont l'ouverture d'entrée est le *cardia,* comme nous l'avons dit, et l'ouverture de sortie, le *pylore,* ou *valvule pylorique,* sorte d'anneau musculaire qui joue le rôle de sphincter. Cet organe, dans lequel les albumines insolubles se tranforment en albumines solubles ou *peptones,* a en général de 25 à 26 centimètres de largeur sur 12 de profondeur et 9 de hauteur ; il est constitué, du dehors en dedans, — abstraction faite du repli du péritoine qui l'enferme, — par une tunique musculaire, formée de trois plans de fibres longitudinales ou externes, circulaires ou moyennes, elliptiques ou internes, et par une tunique muqueuse, consistante pendant la vie, molle et comme *digérée* après la mort (Debierre et Hunter). Cette tunique muqueuse renferme des *glandes à pepsine,* qui fournissent le suc gastrique, et des *glandes muqueuses,* abondantes surtout au voisinage du pylore. Cette constitution de l'estomac explique les mouvements inconscients qu'accomplit cet organe, mouvements qui favorisent l'imbibition des aliments par le suc gastrique et par conséquent l'action digérante de ce liquide. La digestion stomacale dure de deux à trois heures, en moyenne, sauf pour les boissons qui ne semblent pas se mélanger aux aliments solides et passent directement dans l'intestin. Au bout de ce temps, la masse alimentaire est transformée en une bouillie grise ou *chyme* qui passe par le pylore, que des contractions réflexes entr'ouvrent, et s'engage dans l'intestin grêle.

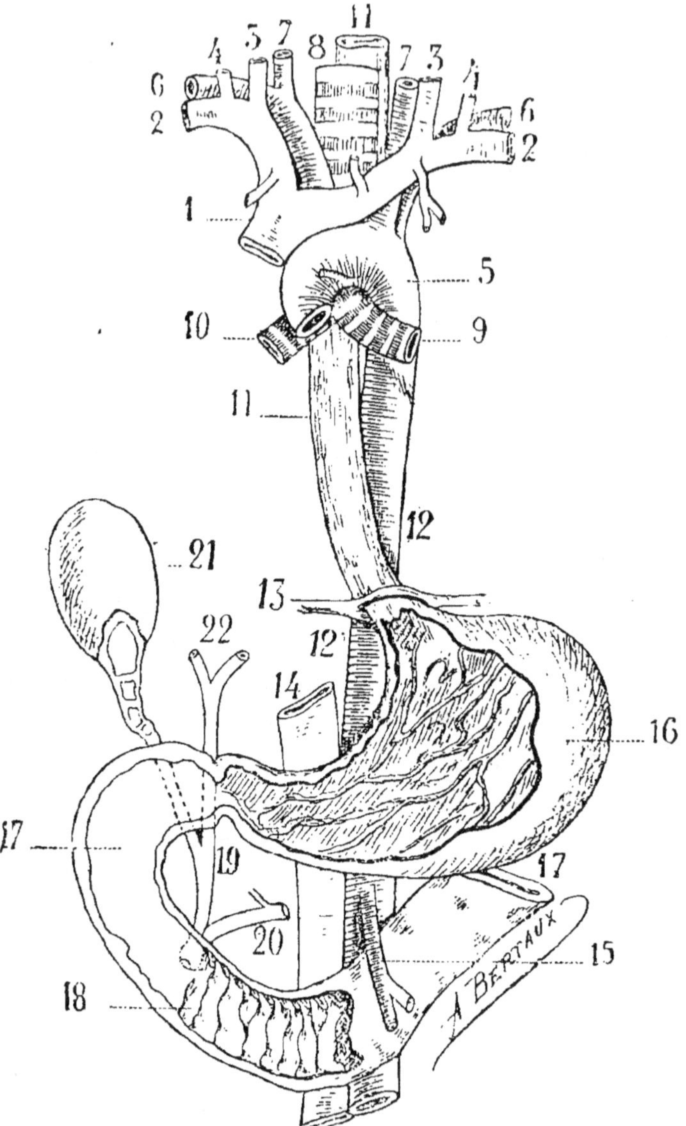

Fig. 1. — L'œsophage, l'estomac et le duodénum.

1, veine cave supérieure ; 2, veine sous-clavière ; 3, veine jugulaire interne ;
4, veine jugulaire externe ; 5, crosse de l'aorte ; 6, artère sous-clavière ; 7, artère carotide ; 8, trachée ; 9, bronche gauche ; 10, bronche droite ; 11, œsophage ;
12, aorte thoracique ; 12', aorte abdominale ; 13, orifice œsophagien du diaphragme ; 14, veine cave inférieure ; 15, artère mésentérique supérieure ; 16, estomac ouvert pour montrer ses plis et la valvule pylorique ; 16', 17, duodénum ;
18, valvules conniventes ; 19, canal cholédoque ; 20, canal pancréatique ; 21, vésicule biliaire ; 22, canal hépatique.

2° L'*intestin* est divisé en deux parties, l'*intestin grêle*, ainsi nommé à cause de son faible diamètre (4 centimètres près du pylore, 2 centimètres à sa terminaison), qui se compose lui-même du *duodénum* et du *jéjuno-iléon*; et le *gros intestin*, dont le calibre, plus fort que celui de l'intestin grêle, va en diminuant de sa naissance à sa terminaison, qui est l'*anus*. Il se compose *in globo*, du *cæcum*, du *côlon* et du *rectum*. L'intestin tout entier est enveloppé dans une membrane séreuse double, appelée *péritoine*. Les feuillets de cette membrane s'appliquent sur les parois de l'abdomen et se plissent pour former le *mésentère* qui soutient les circonvolutions intestinales et en maintient les positions relatives.

L'intestin grêle est enveloppé, dans la première portion du duodénum, par le péritoine qui lui forme ainsi une tunique séreuse ; mais dans la deuxième et la troisième portion, il est dépourvu de tunique, sauf en avant de la troisième portion, où le péritoine forme deux feuillets, dont le supérieur va tapisser l'arrière-cavité des épiploons (ligaments du péritoine rattachant les organes entre eux) et dont l'inférieur se continue avec le mésentère (Debierre). Quant au jéjuno-iléon, il est enveloppé, dans toute son étendue, par la tunique séreuse. La tunique externe ou musculaire de l'intestin grêle est composée de deux plans de fibres musculaires, l'un superficiel, à fibres longitudinales, l'autre profond, à fibres circulaires ; la tunique interne ou muqueuse contient des glandes en tube ou *glandes de Lieberkühn* et des glandes en grappe ou *glandes de Brünner*. Cette tunique forme en outre des replis transversaux ou duplicatures qui en augmentent la surface et sont désignés sous le nom de *valvules conniventes*. Toute la muqueuse est enfin tapissée de *villosités* ou saillies filamenteuses qui contiennent intérieurement un *vaisseau chylifère* et un ré-

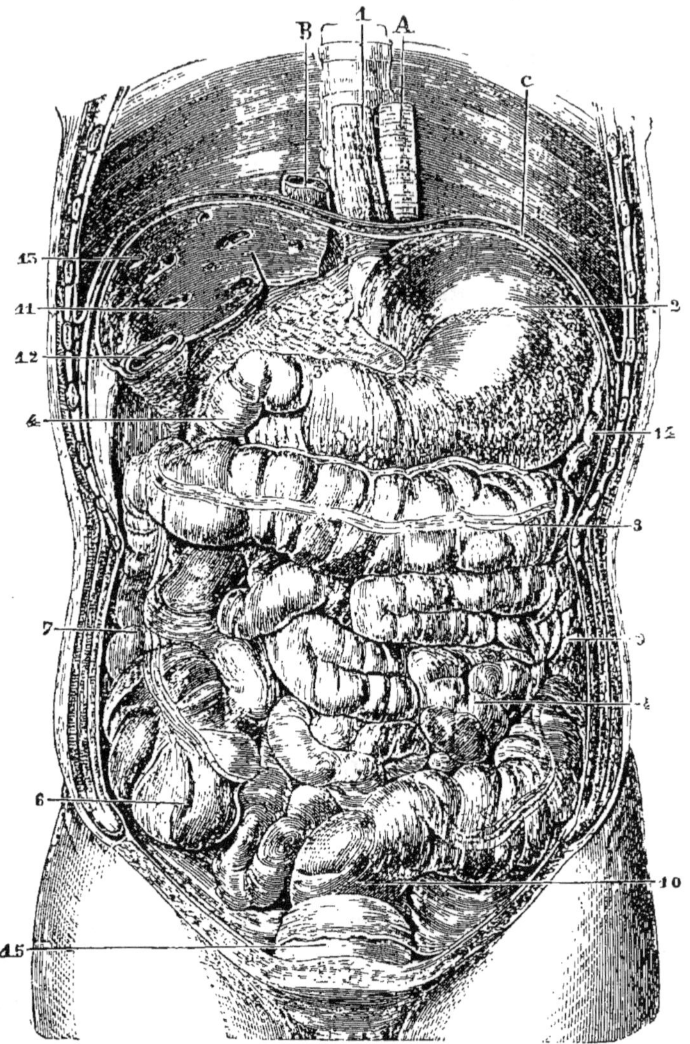

Fig. 2. — Portion abdominale de l'appareil de la digestion.

1, œsophage ; 2, estomac ; 3, orifice pylorique de l'estomac ; 4, duodénum ; 5, intestin grêle ; 6, cæcum ; 7, côlon ascendant ; 8, côlon transverse ; 9, côlon descendant ; 10, rectum ; 11, foie ; 12, vésicule biliaire coupée ; 13, veines sus-hépatiques adhérentes au tissu du foie ; 14, rate ; 15, vessie, recouverte incomplètement par le péritoine ; A, aorte ; B, veine cave inférieure ; C, diaphragme et les deux feuillets séreux qui recouvrent ses deux faces.

seau capillaire sanguin, et renferment des élevures ou *follicules clos*, isolés ou agminés (plaques de Peyer),

qui ne sont que des follicules lymphatiques et se rencontrent surtout dans le jéjuno-iléon.

Dans la deuxième portion du duodénum se rencontre une saillie creuse, *l'ampoule de Vater*, où viennent déboucher les canaux excréteurs du foie et du
pancréas.

La dernière partie de l'iléon pénètre très obliquement
ment dans le gros intestin ; à ce niveau, elle forme un
repli musculeux, nommé *valvule iléo-cœcale* ou *valvule de Bauhin*, qui empêche les matières de remonter
du gros intestin dans l'intestin grêle. Le *cœcum*, première portion du gros intestin, est un cul-de-sac enveloppé et solidement fixé par le péritoine (Debierre),
cul-de-sac qui provient de ce que le cæcum déborde
en bas le point d'abouchement de l'iléon dans le gros
intestin.

Le péritoine enveloppe parfois incomplètement le
cæcum, le côlon ascendant et le côlon descendant,
mais il enveloppe toujours l'S iliaque, et même une
partie du côlon transverse. Toutefois il se soulève de
place en place pour former des prolongements (appen-
dices épiploïques), dont la cavité est remplie de
graisse.

Le gros intestin est constitué par une tunique mus-
culeuse ou externe, composée de fibres longitudinales
superficielles qui n'embrassent toute la circonférence
de l'intestin qu'au niveau du rectum, et de fibres
circulaires continues, mais également plus épaisses
au rectum. La tunique muqueuse renferme aussi des
glandes de Lieberkühn et des follicules clos, ces
derniers surtout abondants dans l'appendice iléo-
cæcal.

Enfin un sphincter musculeux termine le rectum,
c'est l'anus.

Nous avons dit précédemment que le duodénum

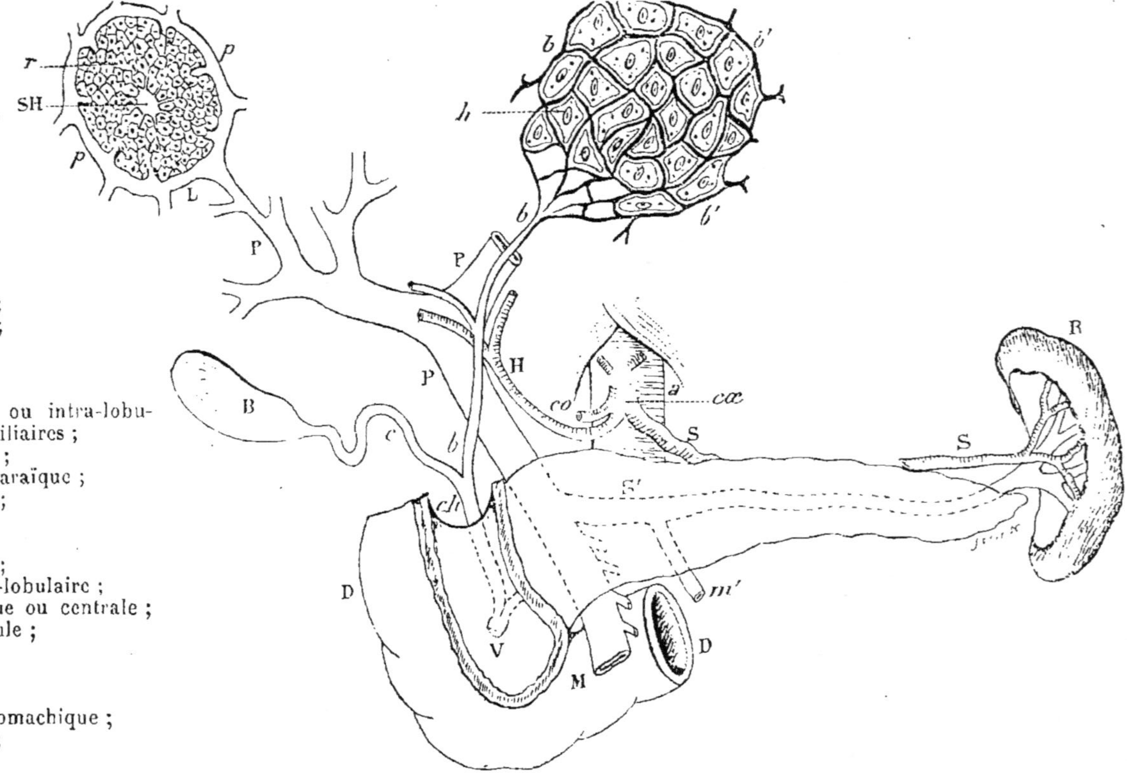

Fig. 3. — Schéma de l'appareil biliaire et de l'appareil vasculaire du foie.

recevait les produits de sécrétion de deux glandes, le foie et le pancréas. Ces glandes, bien qu'organes annexes du tube digestif, sont cependant des organes essentiels par le rôle que joue leur liquide dans la digestion.

3° Le *foie* (fig. 3) est la plus grosse glande du corps humain ; il est situé au-dessous du diaphragme contre lequel il s'applique, fixé par des vaisseaux (artère hépatique, veine porte, veine cave inférieure) et par des replis du péritoine (ligaments suspenseurs, triangulaires, coronaires, etc.) et soutenu par le paquet intestinal (Debierre). Le foie est enveloppé non seulement par une tunique séreuse, mais aussi par une tunique fibreuse, ou *capsule de Glisson*, qui, est adhérente à la tunique péritonéale. Il est essentiellement constitué par des *cellules hépatiques* qui se groupent pour former des *lobules hépatiques*, enveloppés dans une fine membrane conjonctive dépendant de la capsule de Glisson. Les cellules hépatiques élaborent à la fois le sucre et la bile. Le *sucre* provient du *glycogène* des cellules hépatiques, passe dans les veines hépatiques et est comburé à l'état normal, mais on sait qu'il n'en est pas de même dans certaines maladies, comme le diabète. La *bile* passe dans les *canalicules biliaires*, qui se réunissent dans le *canal hépatique;* elle est retenue et accumulée dans la *vésicule biliaire* et sort par le *canal cystique*. La réunion du canal cystique et du canal hépatique forme le *canal cholédoque* qui s'ouvre dans le duodénum à l'ampoule de Vater. En outre, deux gros vaisseaux pénètrent dans le foie : l'*artère hépatique* qui amène du sang rouge, et la *veine porte* qui amène du sang noir chargé des matières alimentaires puisées dans le tube digestif; un seul vaisseau sort du foie, la *veine hépatique*, formée par la réunion des veines intralobulaires, et qui ramène dans la circulation le sang élaboré par le foie et riche en substances nutritives, surtout en sucre, comme l'a prouvé Cl. Bernard (Gérardin).

4° Le *pancréas*, ou glande salivaire abdominale (Meckel) (fig. 4), est logé dans l'anse du duodénum ; il

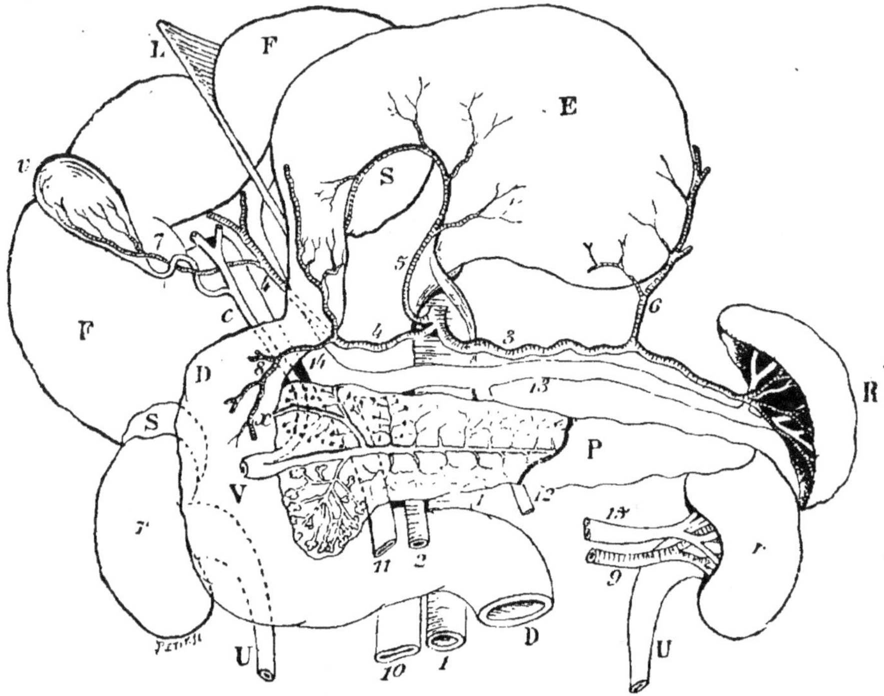

Fig. 4. — Le pancréas et ses rapports (vue antérieure).

D, duodénum ; E, estomac renversé en haut ; F, foie renversé ; L, ligament rond du foie ; S, lobule de Spigel ; *v*, vésicule biliaire ; *c*, canal cholédoque ; P, pancréas ; V, ampoule de Vater ; *x*, ouverture dans le duodénum du canal pancréatique accessoire ; R, rate ; S', capsule sur rénale ; *r*, rein ; U, uretère ; 1, aorte ; 2, artère mésentérique supérieure ; 3, artère splénique ; 4, artère hépatique ; 5, artère coronaire stomachique ; 6, vaisseaux courts ; 7, artère cystique ; 8, artère pancréatico-duodénale ; 9, artère rénale ; 10, veine cave inférieure ; 11, grande veine mésaraïque ; 12, petite veine mésaraïque ; 13, veine splénique ; 14, veine porte ; 15, veine rénale.

a la forme d'une languette, dont l'extrémité effilée se dirige vers la gauche du corps et est rattachée à la rate par un repli du péritoine (épiploon pancréatico-splénique). Il est formé de glandes en grappes ou lobes dont chacun est appendu à l'extrémité d'une branche du canal excréteur ou *canal de Wirsung*. Ces lobes sont composés de lobules, lesquels à leur tour peuvent se réduire en *acini*, culs-de-sac digitiformes, qui contiennent les *cellules pancréatiques*, produisant le suc pancréatique. Dans la tête du pancréas, le canal de Wirsung se bifurque et donne naissance à un conduit auxiliaire ou *canal pancréatique azygos* (Verneuil), qui remonte vers la tête de la glande et s'ouvre dans le duodénum, un peu au-dessus de l'ampoule du Vater, au sommet d'un petit tubercule appelé *tubercule de Santorini*.

5° Quant à la *rate*, placée derrière le grand cul-de-sac de l'estomac, enveloppée dans une capsule fibreuse qui se prolonge dans l'intérieur de l'organe sous forme de cloisons limitant les aréoles, elle est composée par des cellules ou aréoles remplies de parenchyme ou *pulpe splénique* et par des follicules clos ou *corpuscules de Malpighi*, et est enveloppée par le péritoine ; elle est maintenue par des ligaments et par l'épiploon gastro-splénique. Le rôle de la rate est encore fort obscur. Certains auteurs (Béclard, Vierhordt) la considèrent comme l'organe de formation des globules blancs ou *leucocytes* ; d'autres (Donné, Kölliker... etc.) la considèrent comme un foyer de destruction ou de production des globules rouges (Debierre).

Pour terminer enfin cet exposé anatomique de l'appareil digestif de l'homme, rappelons brièvement la situation générale de cet appareil. Le tube digestif longe la colonne vertébrale dans sa portion rectiligne susdiaphragmatique, ayant en arrière le rachis, en avant, au niveau du cou, le larynx et la trachée, et dans la poitrine, la trachée, la crosse de l'aorte et le cœur ; dans l'abdomen, l'intestin forme un paquet qui s'éloigne de la colonne vertébrale, mais lui reste appendu par un repli du péritoine, appelé mésentère. Au-dessus de lui, à droite, se trouve le foie, à gauche et en haut la rate ; derrière lui et au niveau des lombes, les reins et les capsules surrénales ; enfin derrière l'estomac, on rencontre le pancréas. Dans le petit bassin, l'intestin, redevenu rectiligne, contourne la face postérieure de la vessie chez l'homme, de l'utérus chez la femme, suit la concavité du sacrum et vient s'ouvrir au-devant du coccyx par l'anus [1].

II. — Actions des liquides de l'organisme sur les aliments.

A. ABSORPTION. — Les substances alimentaires que nous avons énumérées plus haut (Cf. p. 21 et sq.) subissent avant d'être définitivement assimilées par l'organisme, diverses modifications. Les aliments d'abord portés à la bouche, mastiqués, puis avalés, passent, par le pharynx et l'œsophage, dans l'estomac où ils sont plus ou moins profondément transformés, puis dans l'intestin grêle où la digestion s'achève, quoique quelques modifications puissent encore être opérées, surtout chez le lapin et le cheval, dans le cæcum. Les matériaux non assimilables continuent de descendre le gros intestin ; ils y subissent diverses altérations et sont enfin définitivement expulsés de l'organisme sous le nom d'excréments ou *fèces*. Quant aux matériaux assimilables, ils suivent deux voies. Les uns (peptones, pancréatones, etc.) sont absorbés par les capillaires qui remplissent la muqueuse intes-

---

(1) Cf. Debierre. *Traité élémentaire d'anatomie de l'homme*, t. II. Nous avons fait de fréquents emprunts à cet excellent traité.

tinale ; les autres (corps gras émulsionnés) passent dans les *chylifères*.

L'absorption veineuse se fait surtout dans l'intestin. Dans la bouche et dans l'œsophage, où les aliments ne séjournent que fort peu de temps, l'absorption ne porte que sur l'eau et les sels solubles ; dans l'estomac, elle porte non seulement sur les boissons, mais aussi sur les peptones de la digestion stomacale et le glucose, formé aux dépens des féculents par la ptyaline buccale ou avalée. Cette absorption s'exerce donc surtout dans l'intestin et englobe toutes les matières assimilables, hormis les graisses. Elle est favorisée, non seulement par le temps de séjour des matériaux alimentaires, mais aussi par l'existence des valvules conniventes et des villosités intestinales. Ces villosités contiennent, sous l'épithélium qui les recouvre, un réseau capillaire sanguin et un vaisseau chylifère. Par osmose, les matériaux insolubles transformés par les ferments intestinaux (ptyaline, pepsine, pancréatine) en cristalloïdes solubles, pénètrent dans les capillaires et de là dans les troncs veineux communs. Toutefois quelques auteurs, Küss notamment, ne font point intervenir la dyalise dans les phénomènes de l'absorption. Ils expliquent le passage des matières nutritives à travers l'épithélium de la muqueuse digestive par un simple acte de la nutrition de ces cellules épithéliales. C'est la *veine porte* qui réunit tous les canaux veineux d'absorption et qui les amène au foie. De là, après élaboration, le sang s'échappe par la *veine sus-hépatique*, qui se termine dans la *veine cave inférieure*, laquelle aboutit au cœur.

Venons-en maintenant à l'absorption par les vaisseaux chylifères. Le chyme, sorti de l'estomac par l'ouverture pylorique, devient d'aspect laiteux lorsqu'il a subi l'action de la bile et des liquides intestinaux émulsionnants, car ce sont les matières grasses qu'il renferme qui lui donnent cet aspect. Nous savons que les villosités intestinales contiennent un vaisseau chylifère. C'est dans ce vaisseau que passent les matières grasses émulsionnées. Il appartient au *système lymphatique*, et dans l'intervalle des digestions contient un liquide incolore, la *lymphe*.

Quand l'intestin est chargé de matériaux alimentaires, les graisses émulsionnées se mélangent, par osmose, avec la lymphe qui devient, elle aussi, laiteuse et prend le nom de *chyle*; d'où le nom de *vaisseaux chylifères* que portent les vaisseaux qui le véhiculent. Les chylifères des villosités se jettent dans des troncs communs supportés par le mésentère, lesquels aboutissent au *réservoir de Pecquet*, situé au-dessous de l'orifice aortique du diaphragme; à partir de ce moment, ils constituent un gros vaisseau qui longe l'aorte : c'est le *canal thoracique*. Ce canal s'applique contre la colonne vertébrale, monte vers le cou et se jette dans la *veine sous-clavière gauche*. Le chyle se mélange alors au sang contenu dans la veine et coule avec lui vers le cœur [1].

Nous ne nous étendrons pas davantage sur les phénomènes d'absorption, mais nous avons tenu à montrer, *in globo*, leur mécanisme afin de rendre plus intelligibles les actes variés de la digestion. Nous ne voulons point du reste entrer ici dans l'analyse détaillée des phénomènes physiologiques. Il nous suffit présentement de savoir que la digestion a pour but de rendre les aliments absorbables et assimilables (Carlet). Mais pour que les aliments deviennent assimilables il faut qu'ils soient à l'état *fluide*. D'où

---

(1) Cf. L. Girardin. *L'homme.* — Nous avons fait à cet excellent manuel classique de fréquents emprunts.

la nécessité des divers liquides de la bouche, de l'estomac et de l'intestin, qui liquéfient peu à peu les aliments ingérés. C'est l'action physique et chimique de ces liquides que nous allons maintenant rapidement examiner, car leur connaissance est très importante pour apprécier la valeur physiologique des différents mets.

B. LIQUIDES DE LA BOUCHE (*Digestion buccale*). — Les liquides de la bouche sont les salives, savoir : la salive parotidienne, très fluide, servant surtout à l'imbibition des aliments et favorisant par conséquent la mastication ; la salive sub-maxillaire, très filante, favorisant particulièrement, paraît-il, l'usage du goût ; enfin la salive sublinguale, également très visqueuse, contenant beaucoup de mucine, et contribuant ainsi spécialement au glissement du bol alimentaire. La réunion de ces diverses salives avec le liquide provenant des glandes propres de la bouche constitue la *salive mixte* qui contient de l'eau (995 p. 1000), des substances albuminoïdes, de la mucine, de la graisse en petite quantité, du sulfocyanure de potassium ou de sodium, des chlorures, des phosphates alcalins et terreux, du carbonate de chaux, des gaz, surtout de l'acide carbonique, enfin un ferment spécial, la *ptyaline* ou diastase salivaire. Les excitations du goût, par les acides et les amers principalement, la vue et l'odeur des aliments, certains alcaloïdes (la pilocarpine surtout), enfin les mouvements de mastication augmentent d'une façon considérable la sécrétion salivaire qui est cependant continue. Au point de vue physique, la salive dissout les parties solubles des aliments, et elle les imbibe pour faciliter la formation du bol alimentaire et la déglutition. Au point de vue chimique, la salive agit surtout par la ptyaline qu'elle contient. Cette ptyaline, se comportant à la manière d'un ferment, produit la saccharification de l'amidon, qui se transforme d'abord en dextrine, puis en glucose en absorbant de l'eau. Cette transformation est beaucoup plus rapide avec l'amidon cuit qu'avec l'amidon cru, et avec l'amidon de seigle ou de maïs qu'avec celui de pomme de terre (Hammarsten). Toutefois cette transformation des féculents ne fait que commencer dans la bouche et se continue ultérieurement.

C. Liquides de l'estomac (*Digestion stomacale*). — L'arrivée dans l'estomac des masses alimentaires, imprégnées de salive, y détermine une abondante sécrétion de suc gastrique, sécrétion qui se continue tout le temps que dure l'ingestion des aliments. Ce suc gastrique contient de l'eau (994 p. 1000, chez l'homme), un acide libre, l'acide chlorhydrique (1 à 2 p. 1000), des chlorures et des phosphates, un ferment soluble, la *pepsine* (3 p. 1000), et de la *présure* ou lab, autre ferment. Comme pour les salives, il faudrait, d'après Heidenhain, distinguer trois sortes de sucs gastriques : le suc gastrique proprement dit, provenant des glandes à pepsine de la grande courbure de l'estomac, et dont la réaction est très fortement acide ; le suc pylorique, provenant de la région du pylore, qui contient aussi de la pepsine et de la présure, mais est à réaction alcaline ; enfin le mucus stomacal, provenant des cellules épithéliales de la muqueuse et qui est également alcalin. Mais, sans entrer dans tant de détails, nous examinerons seulement l'action du suc gastrique mixte. La sécrétion de ce suc gastrique est un phénomène réflexe déterminé par le contact des matières alimentaires ; elle est activée par certaines substances, sel, sucre, vin, café, alcalins divers, etc. Les purgatifs, le poivre, les huiles essentielles (certains condiments) semblent exciter plutòt la sécrétion du mucus stomacal. Il faut d'ailleurs tenir compte, dans la digestion stomacale, des mouvements, de peu d'amplitude il est vrai, de l'estomac, qui permettent au suc gastrique de mieux pénétrer les aliments. L'activité du suc gastrique exige d'autre part l'action simultanée de la pepsine et de son acide, car la pepsine n'agit sur les matières albuminoïdes que lorsqu'elle est acidulée. On est resté longtemps sans être fixé sur la nature et l'état de cet acide. Certains auteurs le croyaient libre, et parmi ceux-là, Prout, Rabuteau le considéraient comme de l'acide chlorhydrique, Lehmann, Cl. Bernard et Laborde comme de l'acide lactique. D'autres auteurs le pensaient à l'état de combinaison, avec la pepsine notammeut (acide chlorhydropeptique), comme Schiff, Ch. Schmidt et Richet. Suivant Beaunis, les deux acides, chlorhydrique et lactique, existent dans le suc gastrique, mais l'acide lactique est un produit de décomposition des aliments introduits dans l'estomac, tandis que l'acide chlorhydrique est sécrété par les glandes stomacales et constitue par conséquent l'acide véritable du suc gastrique [1]. La pepsine est un ferment soluble, dont la composition chimique est inconnue, mais qui semble bien contenir de l'azote. Elle agit en transformant les albuminoïdes en *peptones*, albumines solubles, qui ont une composition semblable à celle des albumines proprement dites. Pour Hoppe-Seyler et Henninger au contraire, les peptones sont des hydrates d'albumine et se comportent indifféremment comme des acides ou des bases. Les peptones, produits de la

---

(1) Beaunis. *Op. cit.*, t. II, p. 55.

digestion des albuminoïdes, sont immédiatement absorbés et constituent les matériaux essentiellement réparateurs et constitutifs de l'albumine du sang, du protoplasma des cellules et de tous les tissus. La présure, ou *lab* des Allemands, est un ferment spécial distinct de la pepsine et qui coagule la caséine du lait. La transformation des albuminoïdes en peptones exige diverses conditions : une température convenable (+ 36 à + 38° C.) et une agitation modérée. Une température trop basse (+ 5° C.) ou trop haute (+ 60° C.), un excès d'acide ou d'alcali, certains sels qui précipitent la pepsine (iodures, bromures, chlorures à hautes doses), l'alcool concentré, certains alcaloïdes (morphine, strychnine), la retardent ou l'arrêtent. La quinine, au contraire, semble l'accélérer.

En dehors de son action sur les albuminoïdes, le suc gastrique ramollit et dissocie rapidement les fibres de la viande par la dissolution du tissu conjonctif qui les réunit ; mais la viande cuite est attaquée plus vite et plus profondément que la viande crue. Les os abandonnent au suc gastrique leur *osséine ;* quant aux sels calcaires, ils ne sont dissous que lentement et jamais en totalité. Enfin les matières épidermiques animales et végétales semblent absolument réfractaires au suc gastrique et c'est probablement, suivant Cl. Bernard, grâce à son revêtement épithélial, constamment renouvelé, que l'estomac doit de ne pas être digéré par le suc qu'il sécrète. Après la mort, en effet, la chute de l'épithélium laisse à nu la surface sous-jacente. Aussi observe-t-on dans ces conditions l'autodigestion de ce viscère [1]. Le suc gastrique aurait encore la propriété de dissoudre la gomme, de dédou-

____

(1) Carlet. *Digestion.* (Dict. Encycl. Sc. médic., t. XXIX, p. 406.)

bler faiblement les graisses (Ogata) et de transformer en acide lactique les glucoses et le sucre de lait. Toutefois il ne faut pas oublier que la transformation des albuminoïdes en peptones ne s'accomplit pas entièrement dans l'estomac ; elle ne fait au contraire qu'y commencer et mêmes certaines substances le traversent simplement et sont uniquement digérées dans l'intestin. Aussi Leven borne-t-il le rôle de l'estomac à une action préparatoire de dissolution et de dissociation. Mais c'est là une opinion exagérée, ainsi qu'en témoignent les recherches de Beaunis sur les digestions artificielles dans le suc gastrique. Voici en effet, d'après cet éminent physiologiste, les principales modifications qu'y subissent les aliments.

a. *Lait*. — Il se coagule rapidement, puis les caillots de caséine se dissolvent et se transforment en peptones.

b. *Chair musculaire*. — Les fibres primitives du tissu musculaire commencent d'abord par se dissocier. La digestion est plus rapide quand une cuisson préalable a commencé la dissociation de ces fibres. Elle est plus lente pour la viande grasse que pour la viande maigre, pour la chair des vieux animaux que pour celle des jeunes, pour la chair des poissons que pour celle des mammifères et des oiseaux.

c. *Sang*. — Il est digéré plus vite cru que cuit.

d. *Tissus conjonctifs*. — Les ligaments, les tendons, les cartilages, les membranes connectives sont très lentement dissous, surtout s'ils sont crus.

e. *Os*. — Ils finissent à la longue par se digérer. Les matières organiques sont dissoutes les premières, mais la digestion exige toujours une quantité assez considérable de suc gastrique.

f. *Substances végétales*. — Les substances végétales sont beaucoup plus lentes à digérer que les animales, à cause des matières réfractaires qu'elles contiennent et qui les enveloppent, particulièrement la *cellulose*, laquelle cependant, d'après Meissner, est digérée par les herbivoires.

Le temps de séjour des aliments dans l'estomac est très variable. Nous donnons ci-après, à propos de la *digestibilité*, le tableau de Beaumont qui fournit quelques chiffres intéressants pour tout le monde. Toutefois les boissons semblent ne pas séjourner dans l'estomac ; elles arrivent probablement dans l'intestin sans se mélanger aux matières alimentaires accumulées dans la grande courbe de l'estomac (estomac gauche, région cardiaque).

D. Liquides de l'intestin (*Digestion intestinale*). — Dès que le *chyme*, c'est-à-dire l'ensemble des matériaux alimentaires qui a passé par l'estomac et dont la digestion est en partie commencée, a franchi le pylore, il se produit, par suite de l'acidité du mélange, une abondante sécrétion de bile, de suc pancréatique et de suc intestinal. Mais cette acidité disparaît en présence du liquide des glandes de Brünner, situées entre le pylore et l'embouchure du canal biliaire, liquide qui, suivant Schiff, sature l'acide gastrique. En tout cas, à la terminaison du duodénum, le chyme est devenu alcalin. Nous allons maintenant étudier l'action des trois liquides intestinaux.

1° *Bile*. — La bile est un liquide jaunâtre, à saveur amère et nauséeuse, sécrétée par le foie. Sa réaction est neutre ou faiblement alcaline. Elle contient de l'eau (860 p. 1000), des acides biliaires en combinaison (taurocholate et glycocholate de sodium), des matières colorantes (biliverdine, bilirubine), de la cholestérine et de la mucine, des traces de matières azotées, des graisses et des savons (palmitates et oléates alcalins), un ferment diastasique, des sels (chlorures, phosphates), du fer, du manganèse, quelquefois du cuivre, enfin des gaz et surtout de l'acide carbonique. Chez l'homme, la sécrétion biliaire augmente à mesure de l'ingestion des aliments ; son maximum se produit en général de 4 à 8 heures après le repas. Mais cette quantité, — aussi bien que la composition générale de la bile, — est influencée par le genre de l'alimentation. Un régime végétal ou un excès de graisse dans les aliments la diminuent ; les boissons l'augmentent au contraire. Avec une nourriture mixte (viandes et graisses) elle est plus abondante qu'avec une nourriture exclusivement carnivore. Au point de vue physiologique, la bile ne paraît pas avoir d'action digestive très nette. Elle arrête la peptonisation [1] et précipite les albuminoïdes de leur solution dans le suc gastrique, mais elle n'empêche aucunement leur digestion par le suc pancréatique ; d'autre part, suivant Wittich, il existe dans la bile un ferment diastasique qui transforme l'amidon en glucose. Enfin elle émulsionne les graisses, mais elle agit moins efficacement que le suc pancréatique, car ce n'est qu'après la mise en liberté des acides gras (palmitique, stéarique, oléique) par ce dernier liquide, qu'il se forme des savons qui, avec les acides biliaires, ont la propriété d'émulsionner les graisses beaucoup mieux que la bile, et sont solubles et absorbables par l'épithélium intestinal. La bile paraît exciter les mouvements des muscles intestinaux et empêcher la décomposition putride des aliments dans l'intestin. Toutefois la bile se décompose dans ce viscère ; la cholestérine et une partie des

---

(1) Rappelons que la peptonisation est la transformation, sous l'influence d'un ferment soluble, des albumines insolubles en albumines solubles ou *peptones*, lesquelles ne sont, suivant Henninger, que des hydrates d'albumine.

acides biliaires se retrouvent dans les excréments ; les matières colorantes sont ou résorbées et éliminées par l'urine (urobiline) ou expulsées avec les excréments auxquels elles donnent leur couleur.

2° *Suc pancréatique.* — Le suc pancréatique est incodore, limpide, visqueux et à réaction fortement alcaline ; il se coagule par la chaleur (+ 75° C,) et le froid (0° C.) et précipite par les sels minéraux concentrés, le tannin, les solutions métalliques, etc. L'homme adulte en produit de 300 à 350 grammes par jour. Ce suc contient de l'eau, des substances albuminoïdes, des ferments (pancréatine) au nombre de trois qui agissent respectivement sur les albuminoïdes, les féculents et les graisses ; de la leucine, des traces de savons et de graisses, du chlorure de sodium, des phosphates, etc. Sa sécrétion est intermittente ; elle débute à l'arrivée des aliments et atteint son maximum deux heures après ; elle a un deuxième maximum, moins élevé que le premier, cinq à sept heures après le repas ; elle s'arrête dans l'intervalle des digestions. Une riche alimentation contribue à la rendre abondante. L'atropine diminue ou arrête la sécrétion ; la nicotine semble au contraire l'accélérer, suivant Landau. Enfin il faut mentionner ici l'opinion de Schiff et de Herzen, qui attribuent à la *rate* un rôle essentiel dans la formation du ferment pancréatique (pancréatine) [1].

Au point de vue physiologique, le suc pancréatique transforme les albuminoïdes en peptones, ainsi que l'a découvert Cl. Bernard ; mais cette transformation paraît présenter trois phases : *a.* Les albuminoïdes sont transformées en peptones ; la fibrine et la caséine sont rapidement digérées ; l'albumine coagulée l'est beaucoup plus lentement ; la gélatine devient un peptone

(1) Herzen, *in Ann. de Pflüger*, 1883, t. XXX.

de gélatine non coagulable par le refroidissement. La chaleur, les chlorures et carbonates de sodium, les sels biliaires favorisent ces transformations ; l'éther, l'acide salicylique, les sels d'arsenic les arrêtent. *b*. De la leucine et de la tyrosine (produits de décomposition et de putréfaction des matières albuminoïdes) se forment aux dépens d'une partie des peptones (la moitié environ), eux-mêmes issus de la digestion des albuminoïdes. Cependant quelques auteurs pensent que la leucine et la tyrosine ne se produisent pas dans la digestion vivante normale [1]. *c*. Enfin la production des peptones, de la leucine et de la tyrosine diminue, tandis qu'un certain nombre de principes de décomposition putride (indol, phénol, etc.) à odeur fécaloïde accusée et des gaz (acide carbonique, hydrogène sulfuré et carboné, etc.) apparaissent. Cette dernière phase est avancée par un milieu alcalin, retardée par un milieu légèrement acide. Ces différents phénomènes ont fait croire que la digestion des albuminoïdes est une décomposition putride, et Jeanneret a soutenu qu'elle n'est due qu'aux bactéries anaérobies du pancréas. Le suc pancréatique agit sur les féculents comme la ptyaline de la salive, mais son action est beaucoup plus rapide ; toutefois il n'agit pas sur le sucre de canne. Enfin le suc pancréatique émulsionne les graisses ; il les décompose en glycérine et acides gras. Ces derniers s'unissent aux alcalis pancréatiques pour former des savons acides.

3° *Suc intestinal*. — Le suc intestinal ou entérique est sécrété par les glandes de Lieberkühn. C'est un liquide transparent, quelquefois un peu jaunâtre, d'odeur aromatique, très alcalin et dont la densité, comme celle de tous les autres sucs, est de très peu supérieure

(1) Beaunis. *Op. cit.*, t. II, p. 81.

à celle de l'eau. Il contient des matières organiques et de l'albumine, des sels et principalement du carbonate de soude, et un ferment *inversif*, découvert par Cl. Bernard, ferment qui a la propriété de transformer le sucre de canne en sucre interverti, mélange de glucose et de lévulose. La sécrétion n'est pas continue, mais a lieu au moment de la digestion ; l'électricité, la pilocarpine l'augmentent. Ce que nous venons de dire du suc intestinal s'applique spécialement à celui de l'intestin grêle ; mais celui du gros intestin a les mêmes caractères généraux ; il est fortement alcalin, un peu filant et ne contient aucun ferment.

D'après Leven [1], le suc intestinal peut suppléer le suc pancréatique, c'est-à-dire qu'il digère les albuminoïdes, émulsionne les graisses et saccharifie les hydrocarbonés. En ce qui concerne les albuminoïdes, l'opinion de Leven est combattue par Lehmann et Braune, mais soutenue par Schiff et Busch. L'action sur les hydrocarbonés est mieux établie ; Wittich et Eischorst ont isolé un ferment diastasique qui transforme l'amidon en glucose ; nous savons d'autre part que le ferment inversif de Cl. Bernard intervertit le sucre de canne. Quant à l'action du suc intestinal sur les graisses, elle est encore très douteuse. Enfin le suc du gros intestin ne paraît exercer aucune action sur les aliments.

Bien que le suc du gros intestin soit alcalin, comme celui de l'intestin grêle, le contenu de ce viscère, le *chyme* intestinal, présente cependant une réaction acide. Mais cette acidité tient à la décomposition de la masse alimentaire, notamment des graisses, à la fermentation lactique et butyrique des hydrocarbo-

_____

(1) *Physiol. de l'Intestin* (1878).

nés. Par suite de ces décompositions et de la résorption graduelle des aliments assimilables, le chyme prend peu à peu les caractères et l'odeur des excréments ; dans la partie inférieure du gros intestin, les résidus ont nettement l'allure des fèces. La *couleur* de ces fèces dépend, nous le savons, des matières colorantes de la bile ; mais la nature de l'aliment exerce aussi une certaine action. Une alimentation exclusivement carnivore les rend foncées, consistantes, à odeur plus caractérisée ; dans l'alimentation mixte, elles deviennent brun jaunâtre ; vertes avec un régime herbacé. Le sucre, ingéré en quantité notable, augmente la fluidité des excréments ; les boissons ne paraissent pas avoir d'influence. Enfin leur quantité (60 à 200 grammes par jour) est plus grande avec une alimentation végétale qu'avec une alimentation carnivore.

Les excréments contiennent les matériaux réfractaires à la digestion, un excès d'aliments digestibles modifiés ou non, des principes biliaires plus ou moins décomposés, d'autres produits de décomposition (acides gras, phénol, indol, scatol, etc.), des sels, des cellules épithéliales, du mucus de l'intestin, des germes de micro-organismes et des organismes inférieurs [1].

Pasteur et Duclaux [2] ont attribué à ces micro-organismes, qui existent dans toute l'étendue du tube digestif (bouche, estomac, intestin grêle, gros intestin, excréments), une action efficace sur les phénomènes digestifs, attendu que presque tous ces micro-organismes résistent à l'action des sucs digestifs et qu'eux-mêmes sécrètent en outre des ferments solubles iden-

---

(1) Beaunis. *Op. cit.*, t. II, p. 107-109.
(2) *Digestion intestinale.* (Comp. rend. 1882.)

tiques comme action aux ferments solubles des sucs digestifs. Mais les expériences sont encore trop peu nombreuses à cet égard. Tout ce qu'on sait, c'est que ces micro-organismes sont introduits par l'alimentation.

Le chyme et les matières excrémentitielles sont accompagnés de gaz divers, provenant soit de l'air ingéré avec les aliments, soit des décompositions qui s'accomplissent ultérieurement. Les gaz de l'estomac sont surtout constitués par de l'acide carbonique ; ceux de l'intestin grêle consistent en azote, acide carbonique et hydrogène ; ceux du gros intestin contiennent en outre du gaz des marais et quelquefois de l'hydrogène sulfuré. La nature de l'alimentation varie la proportion de ces gaz : une nourriture animale donne surtout de l'azote ; une nourriture lactée de l'hydrogène ; une nourriture végétale et surtout légumineuse, beaucoup de gaz de marais. L'hydrogène sulfuré apparaît principalement par la putréfaction des albuminoïdes [1].

Tel est le tableau aussi clair et complet que possible des phénomènes physiologiques de la digestion. Il nous faut dire à présent un mot de la *digestibilité* qui s'y rattache étroitement.

III. — Digestibilité.

La digestibilité exprime le rapport qui existe entre les propriétés d'un aliment et la situation actuelle de l'organisme qui l'ingère (Lévy). Elle comprend ainsi les propriétés même de l'aliment qui sont constantes, en raison de la quantité fixe de matériaux assimilables

(1) Beaunis. *Op. cit.*, t. II, p. 104, 107, 110.

qu'il contient, et en second lieu celles de l'individu qui sont variables, non seulement pour chacun de nous, mais encore, pour le même individu, aux différentes périodes de son existence.

Les échelles de digestibilité sont donc toutes plus ou moins arbitraires et ne font qu'indiquer des probabilités générales ; elles ne fournissent que des indications incomplètes, qu'il ne faut cependant pas entièrement négliger, au point de vue de l'alimentation, mais en tenant compte de l'état, des dispositions, des goûts, des idiosyncrasies de chacun.

D'ailleurs, comme l'a bien fait remarquer le professeur G. Sée, dans son *Régime alimentaire* [1], on ne connaît, en définitive, que la digestibilité des aliments dans l'estomac, et presque toutes les expériences humaines (W. Beaumont, Ch. Richet) portent exclusivement sur le temps de séjour des aliments dans cet organe. Or, comme nous l'avons vu dans les pages précédentes, la première digestion, la plus incomplète, s'accomplit seule dans ce viscère. Ce n'est qu'après la digestion intestinale, qui achève ce que la digestion stomacale a commencé, que l'on peut apprécier la digestibilité d'un aliment. Et, à cet égard, on manque encore presque complètement de renseignements positifs. La non-digestion, par l'estomac, d'un aliment n'implique donc pas nécessairement l'indigestibilité absolue de cet aliment. Ainsi l'albumine durcie (blanc d'œuf coagulé), la chair compacte des crustacés, etc., passent intactes dans l'estomac et ne sont peptonisées et réellement digérées que dans l'intestin, sous l'influence des sucs pancréatico-intestinaux. Il en est de même des graisses sur lesquelles, nous le savons, les liquides de l'estomac sont à peu près sans action.

(1) *Médecine clinique*, t. V, p. 119-132.

Le volume sous lequel les aliments ingérés pénètrent dans l'estomac, leur compacité, agissent dans le même sens. On dit alors qu'ils sont *lourds*, qu'ils *pèsent* sur l'estomac. De même, pour les viandes tendineuses et grasses, que le suc gastrique ne peut que difficilement imbiber pour arriver à la partie fibrineuse assimilable de la viande. Enfin la longueur du temps de séjour des aliments dans l'estomac ne semble pas une preuve que ces aliments soient indigestes, comme on le dit communément, car, d'après les expériences que relate le professeur G. Sée, plus un morceau d'albumine concrète de viande est retenu dans l'estomac, plus il a de chance d'être digéré entièrement par le suc gastrique. La lenteur de la digestion peut être pénible, mais l'indigestibilité n'existe pas pour cela, même à l'égard de l'estomac. Si donc des particules d'aliments digérables dans l'estomac passent intacts dans l'intestin, cela tient, non à leur indigestibilité, mais à d'autres causes, notamment à la quantité de boissons absorbées et aux contractions normales de l'estomac, qui, amenant l'expulsion des produits digestifs, entraînent, dans ce mouvement mécanique, des matériaux non attaqués, lesquels sont ensuite digérés par les sucs intestinaux. « Il résulte de là qu'il n'y a pas d'indigestibilité absolue, définitive ; elle n'existe que pour et dans l'estomac ; dans ce cas, l'intestin redresse, pour ainsi dire, toutes les imperfections du premier organe [1]. »

Enfin il ne faut pas oublier qu'il n'y a pas de rapport fixe entre la digestibilité d'un aliment et son *pouvoir nutritif*, et que, par conséquent, les aliments les plus digestes ne sont pas toujours les plus nourrissants. C'est là ce qu'indiquent les expériences de

----

(1) G. Sée. *Op. cit.*, p. 123.

Beaumont, de Richet, de Herzen ; celles de Londe, de Braune, de Gosse et d'Ewald. On en trouvera les résultats généraux dans les tableaux suivants ; mais à l'égard de ces tableaux, nous le répétons, il faut faire toutes les réserves indiquées ci-dessus et ne considérer leurs données que comme des approximations.

Au point de vue de la digestibilité et d'une manière très générale, on peut dire que les viandes blanches sont plus digestes que les viandes noires ; la chair du porc est lourde à cause de sa compacité. La volaille à chair blanche semble plus indigeste que le poisson maigre (raie, brochet, sole), mais beaucoup moins que les crustacés (écrevisses, crevettes, homards, langoustes). Parmi les animaux, ce sont les jeunes, soumis à l'engrais, châtrés et peu fatigués, qui donnent la digestion la moins laborieuse. La viande est moins digeste bouillie que rôtie. Les œufs et le laitage sont encore plus digestibles que les viandes blanches rôties ; le pain rassis est moins lourd que le pain frais, surtout si ce dernier est encore chaud, et les légumes féculents valent mieux que les autres. Enfin les fruits sont d'une digestion en général facile. En raison même de leur compacité, certains aliments, naturellement digestibles, peuvent devenir lourds, comme le blanc d'œuf dur, etc. [1]. Ces indications sont, nous l'avons dit, un peu arbitraires. Pour les compléter néanmoins nous donnons ici le tableau du temps de séjour des principaux aliments dans l'estomac, d'après W. Beaumont, tableau qui fournit quelques chiffres curieux, quoiqu'il ne faille pas oublier que la digestion ne fait que commencer dans l'estomac et s'achève réellement dans l'intestin.

(1) Coulier. *Loc. cil.*, p. 221.

TABLEAU DU TEMPS DE SÉJOUR DES PRINCIPAUX ALIMENTS DANS L'ESTOMAC[1]

1 heure. — Riz bouilli, pieds de cochon, tripes marinées et bouillies.

1 h. 30'. — Œufs crus, truites et saumons frais, soupes au gruau.

1 h. 35'. — Côtelettes de chevreuil bouillies.

1 h. 45'. — Cervelles bouillies.

2 h. — Tapioca, soupe d'orge au lait, foie de bœuf grillé, salade de choux.

2 h. 15'. — Lait cru, œufs frais cuits.

2 h. 25'. — Dinde bouillie.

2 h. 30'. — Dinde rôtie, oie sauvage rôtie, cochon de lait rôti, hachis de viande et de légumes chauds, haricots, navets bouillis, pommes de terre frites, gâteau bien cuit.

2 h. 45' — Poulet fricassé, tarte cuite au four, bœuf bouilli au gros sel.

2 h. 55'. — Huîtres fraîches.

3 h. — Bœuf bouilli maigre, bifteck grillé, porc salé cru ou cuit, mouton grillé ou bouilli, soupes aux légumes, boudin aux pommes, gâteaux cuits au four.

3 h. 15'. — Côtelettes de porc grillées, mouton rôti, pain cuit au four, carottes bouillies.

3 h. 20'. — Saucisses grillées.

3 h. 30'. — Poissons frits, bœuf rôti ou bouilli à la moutarde, beurre fondu, fromages, pain frais, navets, pommes de terre bouillies, œufs durs et frits.

3 h. 45'. — Fèves bouillies.

4 h. — Saumon rôti, bœuf frit, poule bouillie ou rôtie, canard rôti, soupe de bœuf et de légumes bouillis.

4 h. 15'. — Bœuf salé, porc frit, moelle de bœuf bouillie.

4 h. 30'. — Veau frit, canard sauvage rôti, graisse de mouton cuite.

5 h. 15'. — Porc entrelardé rôti.

5 h. 30'. — Graisse de bœuf bouillie.

(1) Beaunis. *Op. cit.*, 2ᵉ édit., t. Iᵉʳ, p. 731-732.

DEUXIÈME PARTIE

IMPORTANCE PHYSIOLOGIQUE DE LA PRÉPARATION DES ALIMENTS

CHAPITRE PREMIER

PROCÉDÉS DE PRÉPARATION ET DE CUISSON

Les différents groupes d'aliments dont nous avons parlé précédemment ne sont presque jamais ingérés sous leur forme naturelle. Il faut au préalable leur faire subir diverses préparations, qui les rendent à la fois plus agréables au goût et plus facilement digérables. C'est là ce qui constitue l'apprêt culinaire. Et on peut dire qu'ainsi la préparation des aliments constitue une sorte de digestion artificielle préliminaire qui précède et facilite la digestion naturelle définitive.

L'eau, la chaleur, les assaisonnements divers et les condiments sont les trois principaux agents de la préparation des aliments. Mais il semble que la chaleur en soit l'agent essentiel, car l'eau n'est que très rarement employée froide et les assaisonnements et condiments ne sont pas toujours utilisés. C'est au contraire grâce à la chaleur que l'eau produit ses meilleurs effets de solution et de désagrégation ; c'est grâce à elle que certains condiments peuvent être employés facilement ; c'est elle enfin qui détermine, sans la présence de l'eau, mais quelquefois en présence des graisses, des beurres et des huiles, les modifications les plus importantes dans les substances alimentaires. Aussi pourrait-on presque dire que la *cuisine* est l'art de bien cuire les aliments, quoique, à la vérité, l'eau, les graisses et tous les assaisonnements soient fréquemment indispensables.

L'eau en effet ramollit et dissocie en partie les substances insolubles et dissout les substances solubles ; elle est ainsi le véhicule de la plupart des assaisonnements. Les condiments rehaussent le goût des aliments et excitent la sécrétion des sucs digestifs. La chaleur, la *cuisson* ou *coction*, détermine des modifications encore plus importantes que l'eau ; elle désagrège ou concentre les parties alimentaires, leur donne une odeur apéritive par la production de l'osmazome et augmente leurs qualités alibiles. La cuisson présente encore un autre avantage, d'une portée capitale : elle stérilise les aliments, les débarrasse de certains alcaloïdes toxiques d'usure et de décomposition, des microbes et des parasites dont ils peuvent être chargés. Si l'on songe que c'est par le véhicule des aliments et des boissons que la plupart des maladies épidémiques (fièvre typhoïde, choléra, etc.) se répandent, on reconnaîtra que l'usage d'une convenable cuisson a une haute valeur prophylactique et hygiénique.

Nous résumons, dans le tableau suivant, emprunté à M. Beaunis, les multiples avantages de la préparation culinaire des aliments :

« Les parties assimilables des aliments sont séparées des parties non assimilables (ligneux, cellulose, etc.) ; — les aliments, étant gonflés par l'eau ou désagrégés par la cuisson, sont rendus plus accessibles aux sucs digestifs ; — les parties solubles (sels de la viande, etc.) sont dissoutes et absorbées plus facilement ; — les aliments simples peuvent être concentrés sous un petit volume (consommés, jus de viande, etc.) ; — les acides, le poivre, l'alcool, les condiments augmentent les sécrétions digestives ; — l'osmazome de la cuisson, les assaisonnements rendent les aliments le plus agréables possible au goût et à l'odorat ; — le mélange des aliments préparés développe leurs propriétés gustatives et leur digestibilité ; — enfin, d'une façon générale, la préparation culinaire augmente à la fois la digestibilité des aliments et les sécrétions digestives. »

Mais il ne suffit pas de formuler ces avantages, il faut les étudier de plus près. C'est ce à quoi va nous amener l'examen des différents modes de préparation alimentaire, et spécialement de la cuisson, et des modifications que ces diverses préparations déterminent.

Quelles que soient la variété de l'alimentation, la complexité des mets et la délicatesse plus ou moins grande des préparations culinaires, les procédés de cuisson ne semblent pas avoir beaucoup changé depuis les temps anciens ni différer sensiblement suivant les peuples. C'est au moins ce que paraissent prouver les vieux poèmes nationaux, comme les Védas, la Bible, l'Iliade, l'Odyssée, etc., et les récits des voyageurs. Le procédé primitif, chez l'homme préhistorique aussi bien que chez le sauvage de nos jours, devait consister à exposer directement au feu la viande que l'on mettait sur le brasier ou que l'on suspendait à des morceaux de bois ou à quelque autre objet du même genre. Un des premiers autres modes de coction fut vraisemblablement aussi celui que nous décrit Musters chez les Patagons [1]. Ces Patagons, ne possédant pas de vases à l'abri du feu, se contentent de faire rougir des pierres à l'aide desquelles ils font bouillir l'eau qui doit cuire leurs aliments. Lorsqu'il s'agit de viandes, ils placent quelquefois les morceaux entre deux pierres brûlantes, ou bien dans des trous creusés en terre, sorte de fours primitifs où ils mettent des pierres rougies au feu, alternant avec des quartiers de viande. Ils ferment ensuite ce trou, et, quand ils le rouvrent au bout d'un certain temps, l'aliment est cuit à point. Ce procédé, si lointain et arriéré qu'il soit, est encore employé en Europe, mais sous une forme plus perfectionnée. Virchow, en effet, à propos du récit de Musters, rappelle à titre de survivance singulière qu'en Allemagne, dans certaines familles du peuple, on utilise pour chauffer le punch le fer à repasser qu'on plonge chaud dans le liquide. Ajoutons que le cochon de lait « au four en terre », qui est un mets exquis et peu connu, doit être réellement cuit entre des lits de cailloux rougis au feu, dans un trou creusé en terre. Ce procédé de cuisson des aliments fut sans doute universellement employé, dès les débuts de l'humanité, concurremment avec le rôtissage. En tout cas les poteries néolithiques, faites d'une pâte perméable, non vernies ni émaillées, ne pouvaient rendre, au point de vue culinaire, les mêmes services que nos pots et nos casseroles modernes. Le bouillon s'en échappait en partie. Ce qui n'empêche qu'à défaut de meilleurs ce procédé soit encore aujourd'hui usité

____

(1) Virchow. *Hist. de la Cuisine.* (*Rev. scientif.*, t. XX, p. 319 et *sq.*)

en beaucoup de points, ainsi que l'attestent maints récits de voyageurs [1]. On a même rapporté que les Boschimans obtenaient ainsi des bouillons passables, dans des vases de feuilles ou d'écorce d'arbre. D'autres peuplades, — les Celtes et les Germains notamment [2], — arrivaient aux mêmes résultats en utilisant les peaux des animaux dont ils faisaient bouillir la chair.

Si donc les procédés de cuisson n'ont pas beaucoup changé, ils se sont cependant un peu perfectionnés, grâce aux progrès de l'art du potier et de l'émailleur, du fondeur de métaux et de l'étameur, grâce aussi à l'accroissement de nos connaissances chimiques et physiologiques, — quoique la chimie culinaire soit encore en enfance, — qui ont permis de mieux combiner les aliments, de les choisir conformément à nos goûts et à nos besoins, d'utiliser la vapeur d'eau, certaines réactions, de hautes pressions, le vide, les antiseptiques pour la conservation des substances alimentaires, — et de nos connaissances mécaniques qui ont amené l'installation de machines préparant mieux et à de moindres frais les aliments ou permettant de les utiliser en toutes saisons, de les importer dans des régions où ils n'existent pas et coûtent fort cher. Il est vrai que ces progrès ont eu leur revers dans les progrès concomitants de l'art des falsifications, arrivé de nos jours, on peut l'avouer, à son apogée. Mais c'est là une conséquence de la loi pivotale de l'action et de la réaction, autrement dit de l'équilibre, qui veut que toujours un bien relatif soit compensé par un mal relatif, afin que la somme des énergies en présence reste constamment égale. Tout ce que

(1) Cf. Letourneau. *Sociologie ethnographique.*
(2) Cf. J. Laumonier. *Nat. française*, t. II.

5.

nous pouvons faire est de répartir cette réaction funeste sur des points indifférents qui la rendent inoffensive pour nous, tout comme on arrête le recul de la pièce d'artillerie par ses sabots d'enrayage.

Il est inutile de rappeler ici tous les usages alimentaires de la cuisson. Presque tous les légumes, un grand nombre de fruits, sont utilisés cuits. En ce qui concerne les céréales et les légumineuses, on ne les absorbe que cuits, bouillis ou en purée ou encore au four. Il en est de même pour les viandes, sauf dans certains cas où le régime de la viande crue, quelques désavantages qu'il offre à l'appétence, est nécessaire, dans le cas de certaines affections de l'estomac, par exemple, ou pour les enfants débiles. La cuisson des viandes se fait en général après un temps suffisant pour éviter la rigidité cadavérique qui les rend coriaces et indigestes, mais avant que la décomposition ne se produise. Il n'y a que certains gibiers qui fassent exception à cette règle, en raison du fumet spécial que leur procure un commencement de putréfaction. La cuisson doit être suffisante pour détruire les para sites que la viande peut contenir, mais elle ne doit pas être non plus trop prolongée, car elle donne aux aliments, en les carbonisant plus ou moins complètement, une sécheresse et une dureté peu favorables à leur digestibilité et à leur bon goût.

Les principaux procédés de cuisson des aliments sont les suivants :

I. — Rôtissage.

Le rôtissage se fait en présence du feu *nu;* aujourd'hui, comme autrefois, on promène, on fait tourner, à l'aide des rôtissoires et tourne-broches, l'aliment devant le foyer, sans que rien soit interposé entre eux.

C'est la chair musculaire que l'on traite surtout ainsi. Le feu saisit et coagule la superficie du morceau de viande, qu'il s'agisse d'une pièce de bœuf, de veau, de mouton, de porc, ou d'une volaille, — et il se forme une enveloppe qui s'oppose à la déperdition des jus de la viande; il se produit en même temps de l'*osmazome*, sorte d'arome particulier, agréable et stimulant des fonctions digestives. Le rôtissage est complet quand l'albumine est entièrement coagulée; il est incomplet (procédé dit *anglais*), quand la viande reste saignante au centre. Ce dernier procédé est, pour les viandes absolument saines, meilleur, car elles restent tendres, succulentes et savoureuses. Des rôtis proprement dits, il faut rapprocher les simples grillades, obtenues par un moyen analogue, côtelettes, biftecks, poissons grillés, pommes (fruits) rôties, et aussi pommes de terre et coquillages cuits sous la cendre, etc. Le temps de cuisson varie suivant la nature de l'aliment, ses dimensions et son poids et suivant la vivacité du feu. On admet généralement qu'il faut un quart d'heure par livre (demi-kilogramme) de viande à rôtir; mais ce chiffre est purement empirique et n'offre aucune garantie. Il se modifie suivant les circonstances; on ne peut donc s'y fier entièrement. Quant à la nature du feu, elle ne semble pas, au premier abord, avoir une grande importance, car le bois, le charbon, la houille et le gaz produisent des rôtis et de l'osmazome. Au point de vue du goût, il en est autrement et les connaisseurs distingueront toujours un rôti, obtenu par un feu de bois, du rôti fait au gaz. Nous avons tenté, à cet égard, quelques expériences, mais les résultats n'en sont pas très probants. Tout ce qu'on peut dire, pour le moment, c'est que le feu de bois donne incontestablement de meilleurs rôtis que la houille et le gaz, sans doute parce que sa flamme coagule instantanément et très superficiellement la viande, la dessèche moins par conséquent. La fumée du bois joue peut-être aussi un rôle appréciable, mais encore inconnu, à cause de ses principes empyreumatiques, mais ce rôle est, bien entendu, beaucoup moins actif que dans le *fumage*.

II. — Cuisson par l'air chaud et la vapeur d'eau.
(*Fournage, braisage.*)

Le procédé de la cuisson par l'air chaud n'est guère employé que pour le pain, la viande, les fruits mis au four. Dans ce cas, les aliments sont en réalité cuits par l'air du four, préalablement chauffé par le feu qu'on y a allumé et qu'on en a retiré au moment d'introduire les aliments. En général, hormis pour le pain, on ajoute alors à la viande, du bouillon, du beurre, de la graisse; aux fruits, de l'eau, quelquefois du sucre. Pour les viandes dites *braisées*, on enferme l'aliment, avec un peu d'eau, du beurre, des légumes quelquefois, dans une casserole à couvercle que l'on chauffe dessus et dessous, ou bien dans une *cocotte* munie de son *four de campagne*. Les conditions sont alors exactement les mêmes que dans la cuisson au four de boulanger. Il se forme de la vapeur d'eau, qui, maintenue dans le vase à peu près complètement clos, imprègne et cuit les aliments sans s'emparer de leurs principes alibiles solubles et conserve l'arome des viandes. Le bouillon concentré, saturé d'osmazome, obtenu par l'eau dont l'ébullition a produit la vapeur, est le condiment naturel de cette préparation, ce jus savoureux et mêlé d'un peu de graisse ou de beurre, qui se prête à l'addition de légumes et facilite l'ingestion d'une certaine quantité de pain. Le jus est d'ailleurs relevé par quelques condiments, dont le sel de cuisine est le plus important, puis le poivre, l'ail, l'oignon, etc. Ce procédé, actuellement très répandu, nous vient d'Angleterre. L'*art des ragoûts*, — qui se perd de plus en plus, car il exige beaucoup de temps et de soins, — emploie des procédés qui se rapprochent de ceux du braisage, quoique les ragoûts achèvent en réalité leur cuisson dans la sauce formée surtout d'eau bouillante, aromatisée par des *roux*, des *coulis*, des *purées*, des *jus concentrés*, etc., et à l'air libre. Les ragoûts du reste exigent beaucoup plus de temps et d'ingrédients divers, de soins, pour empêcher que la sauce ne *brûle*, que les mets braisés, aussi sont-ils fort délaissés. Comme ces derniers ils cuisent mieux les aliments que le rôtissage, non seulement parce que les morceaux sont en général moins volumineux, mais encore parce qu'ils sont exposés plus longuement à l'action de températures qui peuvent dépasser + 100° C. et parce qu'ils sont entièrement pénétrés par la vapeur d'eau, les sauces et les graisses bouillantes. Ces mets, du reste, sont en général plus digestes que les rôtis, car, en vertu des conditions même de leur préparation, la digestion artificielle préliminaire y est plus avancée.

III. — Cuisson par l'eau bouillante.

C'est là, ainsi que nous l'avons vu précédemment, un des procédés de cuisson les plus anciennement connus et les plus communément employés. On fait cuire ensemble, dans un vase rempli d'eau et des quelques condiments appropriés, la viande et les légumes. La viande perd une partie de ses principes nutritifs, devient filandreuse et moins sapide, mais le bouillon contient ce que la viande et les légumes ont laissé dissoudre. Le temps de cuisson est fort long et cette cuisson doit être menée à feu très doux et toujours égal. Le bouillon sert à faire des soupes, des potages; la viande, bien que dépourvue, — quand le bouillon est bon et que la cuisson a été suffisamment prolongée, — de ses qualités gustatives, peut être agréablement utilisée en l'accompagnant de purées (pois, haricots, lentilles, navets, oignons, etc.), de sauces (tomates, sauce piquante, etc.), de condiments (cornichons, piments, estragons, moutarde). Elle est d'ailleurs encore suffisamment réparatrice. Presque tous les légumes sont aussi cuits isolément par ce procédé. Il en est de même de diverses céréales, le riz notamment, et de quelques fruits. Le temps nécessaire à la confection d'un bon bouillon rend ce procédé absolument sûr au point de vue de la stérilisation. La température des mets bouillis est toujours en effet, même au centre, de $+ 95°$ à $+ 98°$ C., température qui est une garantie de la stérilisation ou tout au moins de l'innocuité de viandes plus ou moins douteuses, plus ou moins chargées d'alcaloïdes toxiques, de microbes et de parasites. La variété, l'abondance, le bas prix, la valeur nutritive et réconfortante des plats qu'on peut obtenir par ce procédé, font qu'il est très répandu, surtout dans les classes peu fortunées, en France principalement, où la *soupe-grasse,* le *pot-au-feu,* la *petite marmite,* sont, en quelque sorte, des mets nationaux. Les soupes aux poissons (bouillabaisse) et les soupes aux légumes ne sont pas non plus à dédaigner. Enfin la préparation de certains ragoûts se rapproche de ce procédé de cuisson.

IV. — Les fritures.

La friture (à la graisse, au beurre, à l'huile) s'obtient en dehors de la présence de l'eau. On fait bouillir la graisse ou l'huile de la friture, et, quand le liquide est en pleine ébullition, on y plonge, pendant un temps variable, l'aliment à cuire. Quand ce liquide est du beurre fondu, on dit que les aliments sont *sautés* au beurre, mais le procédé et ses résultats ne changent pas. Il en est de même pour les mets au *beurre noir* (légèrement carbonisé) et ceux dits *à la poêle*. Dans ce procédé cependant, et malgré la haute température de la friture, les aliments ne sont pas toujours parfaitement cuits. Les soles frites, par exemple, et d'autres poissons frits, quand ils sont un peu volumineux, n'ont pas des températures centrales très élevées, ne sont pas cuits à l'intérieur par conséquent, parce qu'on ne les a pas laissés assez de temps dans la friture ; mais si on les y eût laissés plus longtemps, ils se fussent desséchés et même carbonisés extérieurement et seraient ainsi devenus à peu près impropres à l'alimentation. Ce procédé n'est donc pas à employer pour les mets trop volumineux. Pour les petits poissons, les légumes, il en est autrement, car ces aliments, de petites dimensions, s'imprègnent facilement de la friture bouillante qui les cuit à point. En outre, les légumes sont fréquemment coupés en morceaux minces et courts (pommes de terre frites par exemple) afin de faciliter cette imprégnation. Il suffit dans ce cas d'un court séjour dans la friture pour obtenir la cuisson ; il ne faut pas oublier en effet que le point d'ébullition des corps gras est plus élevé que celui de l'eau et peut atteindre + 120° C. et même davantage. On peut rapprocher de ce procédé les viandes en ragoût que l'on fait préalablement *revenir* dans le beurre. En les sautant ainsi, on commence leur cuisson, on les *saisit* pour conserver leur arome. La coction s'achève ensuite dans l'eau bouillante du roux ou des sauces diverses que l'on y mélange. Les légumes cuisent en même temps dans la sauce ou le jus, comme s'ils cuisaient dans l'eau bouillante.

V. — Divers procédés de préparation des aliments.

Ces procédés (boucanage, fumage, salage, etc.) conservent les aliments et leur donnent, en même temps, un goût particulier. La chaleur y a peu de part, de même que l'eau, sauf dans le salage.

A. *Boucanage :* Le boucanage, usité surtout en Amérique, se fait en exposant des *lanières* de viande à la chaleur du soleil qui les dessèche, car l'état hygrométrique de l'air est, dans ces régions, très faible. La température peut d'ailleurs y atteindre quelquefois + 50° C. Ainsi privée de son eau, la viande se conserve un certain temps.

B. Le *fumage* se fait en exposant les viandes à la fumée du bois vert ou de certaines plantes ou arbustes aromatiques, notamment du genévrier. L'albumine de la couche superficielle est coagulée par la créosote et constitue une enveloppe insoluble qui s'oppose à la pénétration de l'air extérieur et empêche la putréfaction. Ce procédé donne en outre aux viandes et aux poissons qui y sont soumis un goût particulier et empyreumatique, très prisé des amateurs.

C. Le *salage* se fait en plongeant la viande dans le sel. Ce sel lui enlève une partie de son eau, et cette eau à son tour entraîne une partie des principes solubles de la viande (matières organiques et minérales). On aromatise la *saumure* avec divers condiments. Il en est de même des *marinades*, où le sel, moins abondant, est associé au vinaigre, au poivre, etc. Les viandes préparées et conservées par ces procédés doivent, avant d'être utilisées, être débarrassées par l'eau du sel en excès qu'elles contiennent (dessalage). Nous reviendrons plus longuement sur ces procédés et sur quelques autres (conserves dans la graisse, le beurre, le sirop de sucre, l'alcool, le vinaigre, etc., en parlant de la conservation des aliments.

Examinons maintenant la valeur physiologique de ces procédés de préparation des aliments, vantés à la fois par les cuisiniers, les gourmets et les hygiénistes.

CHAPITRE II

MODIFICATIONS PHYSIQUES ET CHIMIQUES DÉTERMINÉES PAR LA CUISSON

Depuis l'Ecole de Salerne, depuis Gédéon Harvey surtout, les modifications obtenues dans les aliments par les procédés culinaires ont été jugées d'une haute valeur physiologique ; mais il faut arriver à notre époque, aux travaux remarquables et positifs de Trousseau, Fonssagrives, Bouchardat, de MM. Dujardin-Beaumetz et Vallin, pour que ces modifications nous deviennent pleinement connues dans le détail de leurs causes et de leurs résultats.

I. — Modifications physiques.

A.— La première et la plus évidente des modifications que la cuisson fasse subir aux aliments est leur élévation de température. Mais cette élévation de température n'est pas quelconque ; elle est déterminée par la nature du feu et de l'aliment, la durée de l'opération, et acquiert ainsi, comme nous le verrons amplement par la suite, une importance considérable. Trousseau et Beaunis estiment que la température des viandes restées rouges à l'intérieur, dites *saignantes*, est en moyenne de + 56° C. à l'intérieur, et de + 70° C. à la périphérie. Or le point de coagulation de l'albumine est de + 70° à 75° + C. A une température inférieure elle n'est pas cuite; c'est ce qui arrive pour une viande ou pour un aliment albuminoïde quelconque dont la température centrale est plus faible que ce degré. Dans un important mémoire [1], M. Vallin a montré que les températures centrales, exactement mesurées, des viandes rôties sont : 1° pour le bœuf rôti, incomplète-ment cuit au centre, de 51° à + 55° C. ; 2° pour le bœuf rôti cuit à point de + 56° à + 60° C. ; 3° pour le mou-ton mal cuit, de + 48° à + 51° C. ; 4° pour le mouton rôti cuit à point de + 52° à + 56° C. ; pour le porc rôti, enfin, de + 62° à + 68° C. Quant aux viandes bouil-lies, elles donnent, suivant le même auteur, les tem-pératures suivantes : 1° pour une pièce de bœuf de 4 kilogrammes, au bout d'une heure + 50° C. ; au bout de 4 heures + 90° C. au centre; 2° pour du lard salé ayant 4 centimètres d'épaisseur + 84° C. au bout d'une heure ; 3° pour un jambon de 5 kg, 800. + 18° C. au bout d'une heure, au centre ; + 52° C. au bout de 3 heures ; + 85° C. au bout de 6 heures, à 8 centimètres de profondeur. M. Vallin a conclu de ses expériences que, pour les grosses pièces de viande, il faut que l'ébullition soit continuée environ une heure (ou un peu moins) par chaque kilogramme, pour que la cuisson soit complète et *stérilisante* (voir plus loin). Les expériences de H. Luys, rapportées dans sa thèse inaugurale, paraissent plus concluantes encore. Ainsi les viandes grillées ou rôties, ou répu-tées communément telles, peuvent n'avoir, quand le morceau est volumineux, qu'une température centrale

---

(1) *De la température centrale des viandes préparées*. (Revue d'hygiène et de police sanitaire, 1881, p. 177 et suiv.)

de + 50° C. (rosbif par exemple). Dans le gigot de mouton et le filet de veau cependant, dont la cuisson est plus complète parce qu'elle est toujours plus lente, la température centrale va à + 65° et à + 70° C. La côtelette grillée n'a que + 65° et l'escalope de veau, + 68° C. Les poissons grillés vont de + 52° C. (sardines) à + 61° C. (harengs). L'anguille, en raison de sa chair grasse, atteint même + 70° C. Les températures s'élèvent encore davantage pour le filet de porc (+ 77° C.), le poulet, l'oie (température prise sous l'aile), le faisan qui peuvent aller jusqu'à + 90° C. Les viandes braisées et bouillies dépassent même légèrement ces températures. Le bœuf à la mode et le ragoût de mouton atteignent + 93° et 94° C. La poule au riz et le saumon bouilli + 96° C. ; le bœuf bouilli et le jambon frit + 98° C. Il en est de même pour l'andouillette qui, bien que simplement grillée, atteint cette dernière haute température en raison de sa texture grasse. Nos propres expériences corroborent entièrement ces résultats. Elles démontrent de plus que la présence des os, dans le gigot par exemple, sert à mieux cuire les parties musculaires immédiatement en contact avec eux, sans doute à cause de la plus grande conductibilité des os pour la chaleur. En outre, il se produit une transsudation appréciable de la moelle osseuse ; c'est là ce qui explique probablement l'adage populaire qui prétend que la viande qui touche aux os est plus savoureuse que la partie musculaire moyenne. Cela en tout cas est de toute évidence pour les volailles, en particulier. Il faut remarquer que ces expériences portent principalement sur les températures centrales. A la périphérie, à la surface, le degré de chaleur est naturellement beaucoup plus élevé, surtout pour les viandes rôties. Mais, pour les viandes bouillies et braisées, pour les viandes en ragoût, les légumes bouillis, on obtient généralement une température uniformément répartie de + 95° à + 98° C. Il faut encore noter que la présence des graisses augmente singulièrement les températures atteintes et les points de cuisson. Les graisses en effet, les corps gras en général (huiles, beurres, etc.), sont composées d'oxygène, d'hydrogène et de carbone ; on les appelle aujourd'hui volontiers des *éthers de la glycérine*. Ces corps se décomposent aisément en mettant le carbone en liberté, se *carbonisent*, en développant beaucoup de chaleur. En outre, comme nous l'avons déjà dit plus haut, leur point d'ébullition est beaucoup plus élevé que celui de l'eau. Aussi, à temps et volumes égaux, les viandes grasses, comme le porc et ses dérivés (lard, andouilles et andouillettes, etc.) présentent-elles des températures de coction supérieures à celles des viandes maigres et sont-elles, en conséquence, mieux cuites que ces dernières.

B. — La température des légumes cuits est en général plus élevée que celle des viandes, parce que les légumes sont presque toujours bouillis. Ce degré atteint + 95 et même + 100° C. Du reste, les légumes ne sont jamais très volumineux et on prend en outre la précaution fréquente, — et bonne, — de les couper en morceaux. Même quand les légumes ne sont pas cuits à l'eau et bouillis, leur température intérieure est toujours très élevée, attendu que le point d'ébullition de la friture, par exemple, est plus haut que celui de l'eau et qu'ils sont réduits en morceaux minces ou ne dépassant pas 1 ou 2 centimètres d'épaisseur. Dans les pommes de terre cuites sous la cendre, on obtient + 90°, + 95°, + 102° et même 110° C., suivant la grosseur de la pomme de terre et son temps de cuisson. Tout ce que nous venons de dire s'applique également aux fruits bouillis, sautés au beurre ou cuits au four. Il faut faire une exception pour le pain dont la cuisson n'est jamais aussi complète qu'on le croit. Il est en effet prouvé que la température centrale du pain sortant du four est de $+ 60°$ à $+ 70°$ C., et ne dépasse jamais ce dernier degré, hormis pour les pains spéciaux. Mais la *croûte* naturellemeut a supporté des températures plus élevées que la mie. Ainsi jouit-elle de qualités digestives accusées et spéciales dont nous étudierons plus loin (modifications chimiques) la cause.

C. — Quand la chaleur de cuisson est mal réglée, trop longtemps prolongée, elle aboutit à la *dessiccation*, c'est-à-dire que l'aliment perd son eau et dans certains cas sa graisse, et perd aussi par conséquent ses propriétés alibiles et digestives, sa saveur et son odeur agréables. Il durcit, devient d'une mastication de plus en plus difficile et diminue considérablement de poids. Mais tous les aliments cuits, les viandes comme les autres, perdent de leur poids. Par le rôtissage, le veau perd 19 p. 100 et le poulet 24 p. 100 de son poids. Le bœuf bouilli ne perd que 15 p. 100. Dans le premier cas (rôtissage), ces pertes de poids sont attribuables à la graisse qui fond et au jus qui coule, dans le second à la dissolution dans le bouillon des matières solubles, surtout des sels (82, 57 p. 100). Dans la *dessiccation* réelle, ces pertes de poids sont beaucoup plus fortes ; elles atteignent 53 p. 100 dans le *Pemmican* et la viande séchée d'Amérique. Dans ce cas, l'eau disparaît en grande partie, car il ne faut pas oublier que tous les aliments sont riches en eau, quoique dans des proportions variables. Voici d'après Payen (*Les substances alimentaires*), la proportion d'eau que contiennent les aliments les plus usuels (Voir aussi plus haut : Première partie : ch. II. *Les aliments*) :

Viande de bœuf, 78 p. 100 d'eau foie de veau, 72,33 ; rognon de mouton, 78,20 ; hareng frais, 70 ; merlan, 82,95 ; sole, 86,14 ; saumon, 75,70 ; carpe, 76,97 ; œufs, 80 ; lait de vache, 86,50 ; lait de chèvre, 83,60 ; moules, 75,74 ; huîtres, 80,38 ; homard, 76,61 ; fromage de Brie, 45,25 ; gruyère, 40 ; roquefort, 34,55 ; pain blanc de Paris, 35 ; lard, 20 ; beurre frais, 14, etc. Pour les légumes, on a des proportions aussi variables : carottes, 88 p. 100 d'eau ; pommes de terre, 74 ; champignons, 91 ; figues fraîches, 66 ; groseilles à maquereaux, 81, 3 : pruneaux, 26 ; fèves, 15 ; lentilles, 11,5 ; haricots, 9, 9 ; pois secs, 8, 3, etc. Il est juste de remarquer que ces derniers légumes peuvent être considérés comme ayant déjà subi une dessiccation par évaporation lente de leur eau, dans les endroits où on les garde communément un certain temps. La dessiccation est un des procédés que l'on emploie le plus fréquemment pour la conservation des viandes et surtout des légumes et de certains fruits. Nous en reparlerons plus tard en détail. Notons ici simplement que le *boucanage* est une dessiccation partielle obtenue par la chaleur solaire.

Quand la dessiccation se prolonge trop, à un feu très ardent, elle aboutit à la *carbonisation*, qui n'est autre chose que la perte totale de l'eau des aliments et leur réduction, par décomposition, au carbone qu'ils contiennent. Dans les viandes, cette réduction est facilitée par la présence des matières grasses, très riches en carbone et qui s'enflamment aisément en laissant comme résidus du charbon. Le goût de caramel qu'ont et que donnent les légumes *brûlés* provient de la transformation de leur amidon en dextrine et en glucose par la chaleur, puis de la carbonisation (caramélisation partielle ou totale) de cette dextrine et de ce glucose. Cette transformation par la chaleur, qui constitue réellement une *première digestion*, est utilisée dans la cuisson du pain, auquel elle donne ses qualités digestives spéciales et le goût agréable de la croûte. Toutefois la caramélisation n'est pas dans ce cas très avancée, car la vraie carbonisation fait au contraire évidemment perdre aux aliments toutes leurs propriétés alimentaires, puisque la réduction au carbone les rend inassimilables.

La cuisson par l'eau, quand on prend garde que l'eau ne s'évapore pas entièrement et que les aliments ne *prennent* pas au fond des vases dans lesquels ils cuisent, évite cet inconvénient. De plus l'eau, comme nous l'avons déjà dit, et surtout lorsqu'elle est bouillante, amollit les tissus vivants et facilite leur digestion en relâchant et souvent en isolant leurs éléments anatomiques. Dans les viandes, par exemple, elle rend le muscle plus facilement désagrégeable et réductible en pulpe, principalement lorsque la cuisson n'a pas été trop prolongée. Elle agit de même pour les légumes et les fruits où elle rompt et détache les parties de cellulose qui sont à peu près indigestibles, et rend ainsi ces aliments d'une mastication et d'une absorption plus aisées. On augmente encore cette digestibilité en réduisant les légumes en *purées*. En cet état, en effet, les légumes sont débarrassés de leur *testa* ou enveloppe de cellulose (*peau* des haricots, par exemple). C'est parce que l'eau s'insinue ainsi dans l'intimité des tissus que les aliments s'amollissent et se désagrègent, mais, en même temps, nous le savons, ils perdent une partie de leur poids et de leurs propriétés nutritives, puisque les parties solubles des aliments sont entraînées dans le bouillon. Par la cuisson simple (voir ci-dessus pour la *dessiccation*), les viandes perdent plus de poids que les légumes. M. Vallin[1] a noté qu'un jambon bouilli de 5 kilogrammes perdait en 6 heures près du quart de son poids. Il en est de même pour le bœuf et les volailles grasses, ou à peu près. Mais, pour les viandes très maigres, la perte est beaucoup plus faible, car ce qui cause cette perte, c'est non seulement la dissolution dans l'eau des matières solubles, mais surtout la fusion de la graisse qui surnage. En dehors des sauces, cette graisse est utilisée en cuisine pour conserver et cuire les aliments. Mais ces aliments entièrement cuits dans la graisse sont moins digestes que ceux cuits dans l'eau, car la graisse pénètre moins intimement les tissus ; elle ne les dissocie pas aussi profondément, leur laisse ainsi leur compacité ; enfin elle est elle-même d'une digestion plus difficile.

II. – Modifications chimiques.

Les modifications chimiques déterminées par la cuisson sont beaucoup plus complexes que les modifications physiques ; il nous faut donc les examiner méthodiquement.

A. Des corps gras. — La cuisson n'exerce pas sur eux d'actions chimiques très étendues. La température de cuisson par l'eau bouillante ne dépasse en effet jamais + 100° C. A cette température, les corps gras fondent sans se décomposer et se rassemblent à la surface du liquide en ébullition où ils forment (dans le bouillon, par exemple), une couche qui s'oppose à la déperdition de certains aromes. La cuisson par la graisse, le beurre et l'huile ne détermine

[1] *Loc. cit.*, p. 182.

pas de phénomènes plus importants, en général au moins, car quelquefois (beurre noir) il se produit, au delà de l'ébullition, mais cette action est alors voulue, un commencement de décomposition qui se traduit par une carbonisation partielle.

B. DES HYDROCARBONÉS. — Les sucres ne sont pas non plus très profondément altérés par la cuisson. Toutefois, en présence d'une eau légèrement acide, le sucre de canne se transforme en glucose, c'est-à-dire qu'il subit une modification analogue à celle qu'il éprouve pendant sa digestion. Pour les fruits, il se produit, ainsi que nous l'avons dit, une sorte de caramélisation, qui est un commencement de décomposition. La cuisson modifie d'une manière beaucoup plus efficace les légumes féculents et l'amidon. Le grain de fécule se gonfle et acquiert un volume vingt fois plus considérable. Sans être réellement dissous, il atteint néanmoins un état de désagrégation aussi favorable que possible à la dissolution, car la dissolution d'un corps est proportionnelle à la surface qu'il présente, et plus cette dissolution est facile, plus aisément aussi se fait la digestion. C'est même pour cela que l'on détermine dans la pâte de pain, par un levain spécial, la production de boursouflements pleins de gaz. Les granules d'amidon commencent à se désagréger à + 60° C. et ils se *défeuillent* à + 100° C. En présence d'une eau faiblement acidulée et à une température moyenne, cet amidon se transforme en dextrine. Quand la température est assez élevée et dépasse + 100° C. la présence de l'acide, en si petite quantité qu'il soit, n'est plus nécessaire pour la production de la dextrine, et c'est pourquoi, ainsi que nous l'avons fait déjà remarquer, les légumes féculents plus ou moins carbonisés et la croûte du pain ont un goût spécial et caractéristique de caramel. Or, cette transformation de la fécule en dextrine est réellement une digestion artificielle préparatoire, un acheminement vers la production du glucose, qui est le terme ultime de la digestion des féculents. Il y a donc là, sous l'influence de la chaleur, une première digestion qui économise d'autant l'action des sucs digestifs de notre organisme. Ce seul fait peut servir à prouver toute la haute importance physiologique de la cuisson des aliments.

C. DES ALBUMINOÏDES. — Les matières albuminoïdes et spécialement les viandes subissent, par l'effet de la coction, des modifications chimiques plus importantes encore. D'abord ce qui fait universellement préférer la viande cuite à la viande crue, c'est son odeur spéciale, très agréable, qui augmente l'appétence et provoque souvent, par réflexe, cette salivation qui pousse à dire, d'un mets appétissant, qu'il fait venir l'eau à la bouche. Cette odeur est due à l'*osmazome*, qui, en outre de ses propriétés odorantes, confère aux aliments une saveur caractéristique et fort aimable et une digestibilité plus grande. L'osmazome se rencontre surtout dans la croûte extérieure, rutilante ou roussie des viandes rôties ; mais il se trouve aussi, quoique en quantité moindre, dans les viandes bouillies, braisées et en ragoût. Il a été étudié et analysé par le chimiste Thénard, qui y a rencontré plusieurs substances, elles-mêmes fort complexes : *xanthine, créatine, créatinine, sarcosine,* etc., et enfin *acide inosique (?)* qui donne plus particulièrement à l'osmazome son odeur et son goût particuliers. Cet arome se forme sous l'influence de la chaleur (à partir de $+ 60°$ C. environ) et dans les matières albuminoïdes seulement. Cela tient évidemment à la nature extrêmement complexe de ces matières qui permet de presque infinies transformations et mutations chimiques. Elles constituent d'ailleurs la partie réellement utile de nos aliments puisqu'elles renferment l'oxygène, l'hydrogène, le carbone et l'azote nécessaires à la réparation des pertes de notre organisme, à la réfection de nos tissus. Ainsi que nous l'avons vu (voir le chapitre, *les Aliments*), les matières alimentaires albuminoïdes comprennent non seulement l'albumine proprement dite, animale ou végétale, mais encore une foule de substances qui ne sont que de légères modifications de cette albumine, la *sérine*, la *musculine*, l'*hémoglobine*, la *caséine*, la *légumine*, la *fibrine*, l'*osséine*, la *gélatine*, la *chondrine*, la *globuline*, la *vitelline*, la *glutine*..., etc. D'après M. Gautier [1], elles appartiennent toutes au groupe des *nitriles* complexes, que l'on pourrait vulgairement définir des *sels faiblement acides et plus ou moins hydratés d'azote*. La chaleur agit d'une façon à peu près identique sur toutes ces substances ; elle les coagule d'abord, comme on le voit pour le blanc d'œuf, puis les fond, les boursoufle et les décompose. Aucune n'est en effet volatile. La coagulation débute en général vers + 50° C. augmente jusqu'à + 63°, puis semble s'arrêter ; et elle ne se termine complètement pour l'albumine dissoute que de + 72° à + 75° C. Mais ce n'est là qu'une des modifications subies par l'albumine. Nous avons vu précédemment, en parlant de la digestion, que les matières albuminoïdes étaient dans l'estomac transformées en *peptones*, sous l'influence du suc gastrique. Cette transformation a pour but de rendre ces albuminoïdes solubles dans les liquides de l'organisme et par conséquent assimilables. Or, il résulte des travaux de Grimaux, Hoppe-Seyler, Henninger, Gautier, que l'albumine placée sous pres-

(1) *Cours de Chimie*, t. III. Chimie biologique, p. 84.

sion, en présence de la vapeur d'eau, à plus de 100° C., se transforme, sans altération chimique, en peptones. Cette propriété est aujourd'hui du reste utilisée en grand pour la production industrielle des peptones, mais ces peptones de commerce ne sont jamais pures. La pression n'a même pas besoin d'être considérable si la vapeur d'eau agit pendant un temps assez long. Ces dernières conditions se trouvent réalisées dans la cuisson des viandes, surtout des viandes braisées et en ragoût. On obtient donc ainsi une transformation partielle des albuminoïdes en peptones et, par conséquent, on opère ainsi une première digestion qui facilite singulièrement toutes les opérations ultérieures de la digestion naturelle et de l'absorption surtout si l'estomac est fatigué ou malade. L'albumine végétale ou *légumine* se comporte absolument comme l'albumine animale. Sous l'action de la chaleur, elle se coagule, puis, quand la température continue à s'élever, en présence de l'eau, se transforme, sans modification chimique, en albumino-peptone. Dans la cuisson des légumes, il y a donc aussi *peptonisation*, et par conséquent première digestion. L'hygiène retire ainsi, de la cuisson des aliments d'inappréciables avantages, qu'il suffit de mentionner pour en faire valoir l'importance.

D. Des aliments alcaloïdiques. — Il s'agit ici de la *torréfaction*, dont il nous faut dire quelques mots. C'est une opération que l'on fait subir à certains aliments, riches en alcaloïdes (aliments d'épargne, aliments alcaloïdiques de M. Dujardin-Beaumetz), tels que le café, le thé, le cacao. Ces aliments ne s'absorbent jamais *verts*. On les soumet toujours à une carbonisation partielle ou torréfaction qui met en liberté certaines huiles essentielles, une partie de l'alcaloïde (caféine, théine, théobromine) et développe l'arome empyreumatique qui donne à l'infusion, pour le café par exemple, son odeur et sa saveur agréables. Payen a étudié ce phénomène de coction dans son important *Mémoire sur le café* Il a démontré que c'était à la mise en liberté, et parfois à la carbonisation partielle de l'*acide chlorogénique* qu'était due la production de l'arome du café ou *caféone*. Cet acide est d'ailleurs d'une composition inconnue, quoiqu'il semble se rapprocher par ses propriétés des acides gras (acidés oléïque, palmitique, stéarique). L'arome du cacao ou *cacaone* est en dissolution dans le beurre de cacao et se développe plus ou moins suivant le procédé, du reste variable, et le degré de la torréfaction.

E. DES ALCALOÏDES TOXIQUES. — Les alcaloïdes ne sont pas des aliments, tant s'en faut ; mais comme ils se rencontrent dans tous ou presque tous les aliments, ils sont ingérés avec eux, si la cuisson ou un autre genre de préparation ne les a pas au préalable détruits. Ces alcaloïdes sont de plusieurs genres. Lorsqu'ils représentent les produits d'usure, les résultats du fonctionnement physiologique de la vie des cellules vivantes, ils constituent les *leucomaïnes*, ainsi que les a appelés M. Gautier, substances du groupe urique et créatinique, qui se rapprochent beaucoup des alcaloïdes végétaux normaux (quinine, morphine, etc.). Quand ils sont les produits de décomposition et de putréfaction des tissus, on les appelle *ptomaïnes*, lesquelles peuvent se diviser en ptomaïnes non oxygénées (neuridine, cadavérine, putrescine, parvoline, collidine, etc.), et en ptomaïnes oxygénées (neurine, choline, muscarine). Les premières sont beaucoup moins toxiques en général que les secondes ; elles

(1) *Ann. de Phys. et de Chimie*, 1849, t. XXVI, p. 108.

présentent, en outre, la particularité d'avoir l'odeur de certaines plantes, de l'aubépine (parvoline), de la fleur de seringa (hydrocollidine), etc. Tous ces alcaloïdes, produits de putréfaction des matières albuminoïdes, sont très oxydables et jouent le rôle de réducteurs énergiques. Enfin, quand ils sont le résultat de la vie des *microbes pathogènes* (c'est-à-dire de ceux qui engendrent les maladies infectieuses), ils constituent, suivant Brieger [1], les *toxines* proprement dites, dont la virulence est toujours accusée. Nous ne pouvons ici entrer en de plus grands détails relativement à ces alcaloïdes. Il nous suffira de rappeler que ce sont eux qui forment les substances toxiques de l'urine, de la salive, des venins des serpents et des batraciens, de certains mollusques (moules), etc., qui donnent aux corps en décomposition, aux aliments gâtés ou seulement faisandés, leur odeur et leur fumet. Nous sommes donc constamment exposés à les absorber et bien que certains d'entre eux, les leucomaïnes spécialement. soient peu ou pas du tout toxiques, il peut cependant en résulter des accidents plus ou moins graves, des indigestions, de véritables empoisonnements, comme cela s'est vu après l'ingestion de gibiers trop avancés, de moules (mytilotoxine), des conserves de certains poissons, etc. Le remède contre ces alcaloïdes, le procédé qui en évite le mieux l'action est encore la chaleur qui, suivant M. Gautier [2] les déshydrate et les rend inoffensifs. Mais pour arriver à ce résultat, il faut dépasser + 100° C., atteindre même + 120°, et + 135° C., quelquefois bien davantage, surtout pour les ptomaïnes (cadavérine, putrescine, muscarine etc.).

(1) Arch. für Physiol., 1883, et « *Microbes, ptomaïnes et maladies* ».

(2) *Chimie biologique. Loc. cit.*

Or les aliments atteignent rarement, par la cuisson, une température aussi élevée. Les viandes rôties, notamment, qui ne dépassent pas de + 60° à + 70° C. au centre laissent donc aux alcaloïdes leurs propriétés toxiques. Il n'en est pas tout à fait de même pour les viandes, bouillies, braisées et en ragoût. Les phénomènes de peptonisation qui se produisent alors semblent détruire en grande partie, sinon en totalité, la toxicité des alcaloïdes de décomposition ou des microbes pathogènes. La peptonisation de l'albumine par une cuisson prolongée dans l'eau ou les sauces est donc la meilleure sauvegarde contre ces toxines. C'est là d'ailleurs ce qui explique pourquoi nos paysans mangent souvent impunément, après leur avoir fait subir de longues cuissons, la chair des moutons ou des volailles morts de maladies. En ce qui concerne les gibiers que l'on préfère très faisandés, comme la bécasse, il faudrait donc ou que le rôtissage fut complet ou que la cuisson fut opérée par l'eau et les graisses. Mais cela même, surtout quand il s'agit de ptomaïnes très résistantes, n'empêche pas certains accidents de se produire, lesquels se traduisent soit par un véritable empoisonnement (moules, lièvres forcés, etc.), soit par des éruptions spéciales (poissons, crustacés, etc.).

Les alcaloïdes végétaux n'agissent pas autrement que les alcaloïdes animaux, mais ici cependant le danger est moindre, car les végétaux vénéneux sont mieux connus et par conséquent plus soigneusement évités. Il faut faire une exception pour les champignons, qui causent si fréquemment des accidents mortels ; un de leurs alcaloïdes, la *muscarine*, est du reste celui qui cause la toxicité des poissons avariés. Mais, dans ce cas, une haute température de cuisson semble détruire cette toxicité, rendre l'alcaloïde inoffensif en le décomposant. C'est au moins ce qui paraît résulter des recherches faites par le Dr Bertillon sur les *Amanites* [1]. Nous avons fait aussi quelques expériences dans le même but, notamment sur le *Boletus edulis* (cèpe) et le *Boletus satanas*. De ces champignons, le premier est sain et possède un goût très fin et du reste très estimé des gourmets ; le second, au contraire, est des plus vénéneux. Or, le B. satanas, cuit pendant une heure et demie dans l'huile bouillante, à la température de + 130 C., put être impunément donné en pâture à des chiens et à des porcs qui n'éprouvèrent aucun inconvénient de son ingestion. Le cèpe, à la vérité, était un peu raccorni et desséché. Il est donc probable que, dans cette expérience, la haute température de la cuisson prolongée décomposa l'alcaloïde du champignon et le rendit inoffensif. Peut-être ne serait-il pas inutile de poursuivre, dans le même sens, des expériences de ce genre. On arriverait peut-être à reconnaître que, pour éviter tout accident avec des champignons dont on n'est pas entièrement sûr, une cuisson prolongée à haute température leur enlève leurs propriétés toxiques. Certains procédés, employés vulgairement, pour reconnaître, pendant la cuisson, si les champignons sont vénéneux ou non, répondent plutôt aux propriétés réductrices de leurs alcaloïdes, par exemple l'emploi du vinaigre, de l'argent métallique, etc. Mais ce sont là des moyens empiriques auxquels il n'est jamais prudent de se fier. Quant aux autres végétaux à alcaloïdes, ils ne sont pas comestibles et ne se trouvent que par accident mêlés à nos mets. Ce que nous avons dit précédemment s'applique du reste également à eux.

(1) *Gaz. hebdom. de médecine et de chirurgie*, 29 janv. 1869.

CHAPITRE III

STÉRILISATION ET CONSERVATION DES ALIMENTS

La préparation des aliments n'a pas seulement pour effet de leur procurer un goût et une odeur plus agréables, qui facilitent l'appétence et la digestion ; elle réussit encore, grâce principalement à la cuisson et à quelques autres mesures antiseptiques que nous examinerons plus loin, à les débarrasser de leurs parasites, dont l'ingestion peut-être pour nous la source de graves dangers ; et il s'agit ici aussi bien des parasites macroscopiques (vers, etc.) que des infiniment petits (microbes) qui échappent à nos vues. Ces derniers, quelque inoffensifs qu'ils semblent en apparence, constituent cependant pour nous une menace permanente, puisqu'ils causent toutes les maladies épidémiques graves, fièvre typhoïde, choléra, tuberculose, etc., et puisqu'ils se rencontrent, ainsi que l'a démontré Pasteur, dans ce que nous mangeons, buvons et respirons. Cela suffit à démontrer l'importance des procédés culinaires de stérilisation, autrement dit des procédés capables de rendre ces parasites, de quelque nature qu'ils soient, inoffensifs. Nous étudierons ici successivement, les parasites proprement dits, puis les microbes et la stérilisation des aliments, enfin et comme corollaire, les phénomènes de la putréfaction des aliments et les moyens de l'empêcher, c'est-à-dire les procédés de conservation.

I. — Parasites des aliments et leur destruction.

Les parasites macroscopiques ou parasites proprement dits sont les cysticerques, ténias, trichines et échinocoques. Ils ne se rencontrent guère que dans les viandes et à la surface de certains légumes, principalement herbacés ou salades. Tous sont détruits à la température de coagulation de l'albumine (+ 70°C.). Les viandes braisées et en ragoût, les légumes bouillis offrent donc plus de garanties de sécurité que les aliments crus ou simplement rôtis. En France, du reste, les aliments crus, le jambon cru notamment, sont d'un usage assez peu répandu, ce qui explique pourquoi nous sommes, beaucoup moins que l'Allemagne par exemple, contaminés par les maladies parasitaires, par la *trichinose* surtout. Nous allons examiner successivement les principaux parasites [1].

A. Tænia solium ou armata (ver solitaire). — Le tænia solium ou ver solitaire (fig. 5) nous vient de la chair du porc *ladre*. Le tissu cellulaire de cet animal contient en effet un parasite appelé *cysticerque*, mesurant de 15 à 20 millimètres de long, sur 5 à 6 de large, et apparaissant, lorsqu'il est rentré en lui-même, sous la forme d'une ampoule ombiliquée. La tête est armée d'une double couronne, composée de 32 crochets. C'est cette tête ainsi armée (t. armata) qui se fixe

---

(1) Cf. pour les détails, la très remarquable *Zoologie* du professeur Gérardin.

dans l'intestin et se développe ultérieurement en ver rubanné, lorsque l'homme a mangé la chair du porc ladre. Le cysticerque, qui représente une forme embryonnaire de l'adulte, s'organise alors en *tænia solium*, lequel aura un grand nombre d'anneaux, atteindra 6, 10, 15 mètres de long même, et donnera lieu à des troubles spécifiques, perversion de l'appétit, boulimie, convulsions épileptiformes, etc. Le développement se fait de la manière suivante. Les organes sexuels du ténia n'apparaissent qu'après sa fixation sur les parois intestinales de l'homme. Chaque anneau qui se développe alors est hermaphrodite et se féconde lui-même. On appelle parfois ces anneaux *cucurbitains* [1], en raison de leur ressemblance

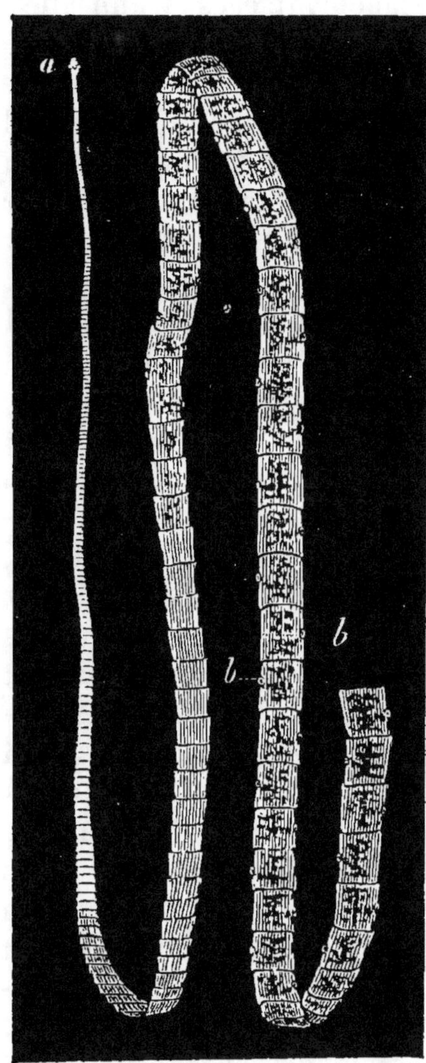

Fig. 5. — *Tænia solium* ou ver solitaire.

a, tête ou *scolex; b*, ruban formé d'individus dont les derniers complètement sexués se séparent sous le nom de *proglottis* et représentent l'animal adulte et complet. Chaque ver solitaire est une colonie.

(1) Cf. Bordier. *Pathologie comparée*, et *Géographie médicale*, p. 360.

avec certaines graines de cucurbitacées. L'anneau se détache ensuite de lui-même ou tout au moins émet au dehors des œufs fécondés qui tombent sur le sol, dans l'eau, etc., sont alors avalés par le porc, chez lequel ils deviennent cysticerques, pour redevenir enfin tænia solium chez l'homme qui mange de la chair incuite du porc ladre. Toutefois cette évolution peut parfois s'accomplir tout entière chez l'homme même. Mégnin a prouvé que l'œuf de ténia de l'homme peut redevenir cysticerque dans le tissu cellulaire d'un autre homme, sans passer par le porc. Les Drs Rathery, Duguet et Redon ont même cité des exemples de cette *ladrerie* de l'homme par auto-infection, sans passage à des individus différents. Le tænia solium est répandu dans toute l'Europe, principalement en Allemagne, où l'on compte 1 porc ladre sur 66 à Dantzig, et 1 sur 9 à Könisberg. Mais tous les cysticerques ingérés n'achèvent pas heureusement leur évolution et M. Bordier [1] reconnaît que, sur 75 cysticerques avalés, 10 seulement se sont transformés en ténias, ont pu devenir adultes. Tout le monde connaît les dangers de la présence du ver solitaire dans l'intestin. Le meilleur préservatif contre cette maladie, que l'on peut si aisément contracter, est la parfaite cuisson de tous les aliments tirés du porc. Il suffit en effet d'une température de $+ 65°$ à $+ 70°$ C. pour déterminer la mort du cysticerque et cette température est facilement atteinte par les viandes bouillies et aussi par celles rôties ou grillées, car le porc étant une viande grasse a, comme nous l'avons vu, une température de cuisson plus élevée que d'autres, celle du bœuf maigre par exemple. Par conséquent l'usage des jambons, saucisses, saucissons crus ou mal cuits doit

[1] *Op. cit.*, p. 361.

être soigneusement évité, quand on n'est pas certain de la santé parfaite du porc employé.

B. Tænia mediocanellata ou inermis. — Le bœuf possède, comme le porc, un ténia, sous forme de cysticerque ; mais la tête de ce cysticerque (fig. 6) n'a pas de crochets et possède seulement quatre ventouses, à l'aide desquelles, lorsqu'il pénètre par l'ingestion de la viande d'un bœuf contaminé dans l'intestin de l'homme, il se fixe contre les parois intestinales et se développe en ver rubanné.

Les cucurbitains du ténia inerme sont plus volumineux et plus vivaces que ceux du ténia armé ou ver solitaire ; en outre ils s'échappent au dehors plus facilement, même contre la volonté du malade. Les symptômes de l'infection de ce parasite sont les mêmes que pour le tænia solium : toutefois il est beaucoup plus facile de déloger la tête, puisqu'elle n'est pas retenue aux parois intestinales par des crochets. La pénétration se fait chez l'homme de la même façon que pour le ténia du porc, c'est-à-dire par l'ingestion de viandes mal cuites ou crues appartenant à des animaux *ladres*, remplis de cysticerques. Le ténia inerme est plus répandu mais moins dangereux que le ténia armé. Ce dernier se rencontre, en effet, partout, sauf dans les pays où l'usage de la chair du porc est proscrit par conséquent dans les pays musulmans, et juifs, au Sénégal, au Soudan... etc. Le ténia inerme, au contraire, est très fréquent dans ces dernières régions. En Abyssinie notamment, tout homme a son ténia, et celui qui n'en aurait pas se croirait déshonoré. En France et dans divers pays d'Europe, le ténia inerme s'est montré beaucoup plus fréquent depuis que l'usage de la viande crue s'est répandu. Le bœuf algérien, qui en est infesté, a particulièrement répandu ce parasite en Provence, où l'hôpital de Saint-Mandrier a présenté, en 1879, 163 cas de ténia inerme, alors qu'en 1862, il n'en présentait pas un seul. De plus, le Dr Redon a constaté la présence des cysticerques de ce parasite dans le mouton algérien, dont la chair est si abondamment consommée dans le nord de l'Afrique. Un certain nombre de nos soldats en sont annuellement frappés [1]. De même que pour le ver solitaire, le meilleur préservatif contre cette maladie est la convenable cuisson des viandes. Les cysticerques de ce ténia ne résistent pas à une température

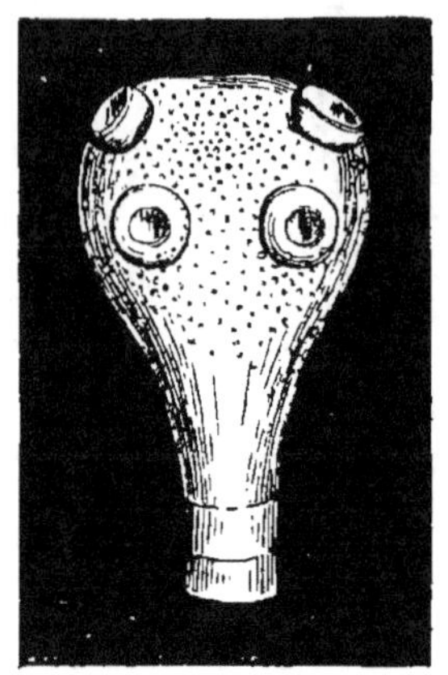

Fig. 6.

Tête de Tænia médiocanellata.

de + 70° C. Mais il faut remarquer que cette température n'est atteinte ni dans le rosbif, ni dans les grillades de bœuf (bifteck), ni même dans les rôtis de mouton (gigots), et à plus forte raison dans les moutons entiers que l'on a l'habitude de faire simplement rôtir à la flamme, en Algérie. En revanche, les ragoûts, le bœuf et le mouton bouillis ou braisés offrent, à cet égard, toutes garanties de sécurité.

C. Tænia lata ou botnriocephalus latus (Bothriocéphalis). — Contrairement aux précédents, ce ténia (fig. 7) n'a ni crochets ni ventouses. Il se distingue en outre par sa couleur, qui est gris jaunâtre et non blanchâtre et par la forme des cucurbitains, qui sont plus larges que longs et possèdent un pore génital placé au milieu et non sur le côté. Comme ce ténia semble ne se

(1) *Dict. encycl. sc. Méd.* 3e série, t. XV, p. 527.

montrer que sur les bords de la mer, des grands fleuves et des lacs (Scandinavie, Finlande, bords de la Baltique, Hollande, bords du lac de Genève, Jura, Ceylan, Japon, etc.), quelques auteurs, et M. Bordier particulièrement [1], en ont conclu que les cysticerques doivent hanter les poissons dont les populations riveraines font volontiers leur nourriture. Braun a confirmé cette opinion, en démontrant qu'ils proviennent des salmonés, des brochets et des anguilles [2]. Des chats, nourris en effet de ces poissons infectés, ont eu la bothriocéphalis. L'expédition au loin de ces poissons, le peu de cuisson que possèdent parfois ces aliments lorsqu'ils sont très volumineux ou simplement fumés pour les conserver, expliquent l'apparition, mystérieuse avant les recherches de Braun, du bothriocéphale en des régions très éloignées de son point habituel d'apparition. Ceci explique encore

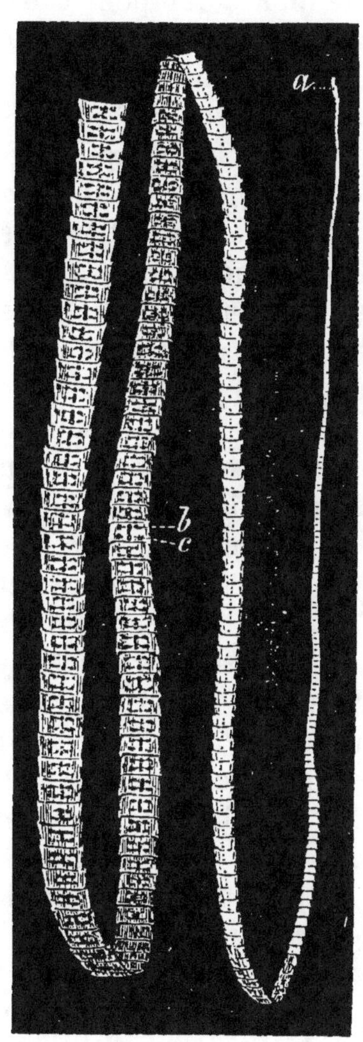

Fig. 7. — Bothriocéphale large.

a, scolex ; *b*, les proglottis ; *c*, les organes sexuels.

(1) *Op. cit.*, p. 363.

(2) Braun. *Zur Entwickelungsgeschichte des Breiten Bandwurms*, 1883. (Wurzbourg.)

pourquoi il est très fréquent chez les juifs, grands mangeurs de poisson. Par conséquent, en ce qui concerne spécialement ce ténia, de même que pour ceux dont nous avons ci-dessus parlé, l'infection provient uniformément d'une insuffisante cuisson des aliments ingérés. Le Dr Redon a montré que, dans le Sud Oranais, nos soldats, aussi bien que les indigènes d'ailleurs, sont très fréquemment atteints du ténia inerme parce que, dans ces régions, on a l'habitude de faire rôtir des moutons entiers. Les parties superficielles sont bien cuites, mais il n'en est pas de même des parties profondes, où la température atteinte n'est jamais suffisante pour détruire les cysticerques. De même en Chine et en Cochinchine, où le tænia solium est très répandu, on fait cuire des porcs entiers par un procédé analogue [1]. A titre prophylactique, M. L. Hahn conseille particulièrement de ne manger que des viandes et des poissons bien cuits, d'éviter le porc et les poissons fumés, même le bœuf salé, et surtout les viandes grillées à l'anglaise, dans lesquelles la température centrale dépasse rarement + 50° C. Nous ajouterons que la température de + 70° C. coagulant l'albumine, même celle du corps des parasites, et la peptonisation ultérieure des viandes garantissent de l'innocuité parfaite des aliments ; c'est pourquoi, dans le cas de viandes ou de poissons douteux, il faut toujours préférer les préparations bouillies.

D. TÆNIA ECHINOCOCCUS (Kyste hydatique). — L'habitude d'arroser les légumes avec des eaux d'égout, toujours contaminées, remplies de microbes, et des vidanges fraîches, comme en Suisse, ne détermine pas seulement la contagion de maladies infectieuses,

(1) *Dict. encycl. d. Sc. méd.*, 3ᵉ série, t. XV, p. 527.

comme nous le verrons plus loin. Elle peut encore amener la propagation de certains parasites, et notamment du tænia echinococcus (Siebold). Ce ténia (fig. 8),

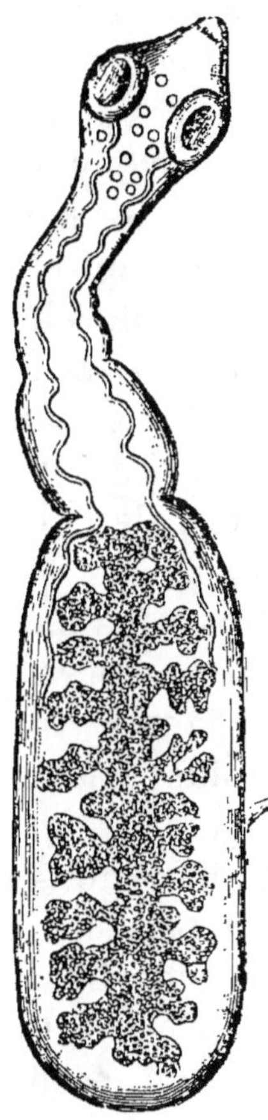

Fig. 8. — *Tænia echinococcus* du chien.

qui produit les *kystes hydatiques*, nous vient du chien. Aussi est-il à cet égard très dangereux de boire ou de consommer de quelque façon que ce soit, sans cuisson suffisante, des eaux de mares, par exemple, où des excréments de chien, remplis de cysticerques, ont pu tomber. Contrairement au tænia solium, au tænia médiocanellata et au bothriocéphale, ce ver, au lieu d'accomplir chez l'homme son âge adulte et ses phases ultimes de développement, les accomplit chez le chien où il devient sexué et rubanné. Il n'a guère en outre que 4 à 5 millimètres de long. A l'état adulte, le proglottis, ou tout au moins les œufs qu'il contient, sont rejetés au dehors avec les matières fécales du chien. C'est le plus souvent par la boisson, les légumes fraîchement arrosés, les salades, etc., que nous ingérons ces œufs. Aussitôt parvenus dans notre organisme, ces œufs évoluent. L'enveloppe est détruite par les liquides intestinaux, et l'embryon hexacanthe de l'échinocoque est mis en liberté. Il perce alors les parois intestinales et s'achemine en général jusqu'aux ramifications de la veine porte. Quelquefois il est entraîné par le torrent circulatoire jusqu'aux capillaires sanguins, où, ne pouvant plus avancer, il ne tarde pas à s'enkyster. Ses lieux d'élection sont le foie principalement, le poumon, le cœur, le cerveau, le rein, le tissu cellulaire sous-cutané. Une fois rendu en ces régions, il s'enkyste. Le kyste, ou la vésicule qui apparaît bientôt et qu'on désigne sous le nom d'*hydatide*, se dilate et sécrète un liquide abondant qui ne devient albumineux, suivant Gubler, qu'après la mort de l'échinocoque, car ce ténia se nourrit exclusivement, pendant sa vie, de l'albumine produite [1]. Ce kyste peut alors atteindre les dimensions d'une noisette, même d'une noix. A un certain degré de son développement, cet échinocoque donne naissance non seulement à des *scolex* ou têtes armées de ténias, mais encore, par bourgeonnement, à des *hydatides filles*. Naturellement ces hydatides déterminent des accidents d'autant plus graves que la tumeur est plus volumineuse et que leur habitat est plus près placé des régions essentiellement vitales, cœur, cerveau, poumon, rein, foie, etc. Au contraire, dans le tissu cellulaire sous-cutané, où ce ténia réside souvent, les accidents sont beaucoup moins dangereux, parce qu'ils n'atteignent aucun organe essentiel et qu'il est très facile de diagnostiquer la présence du parasite, au moyen de ce qu'on a appelé, d'une expression imagée et qui rend bien compte du bruit perçu, le *frémissement hydatique*. Malgré tout cependant, l'échinocoque est un parasite dangereux, puisque la mortalité est de 25 p. 100 des cas. Il est du reste aussi répandu que le chien. Mais il est assez aisé de s'en préserver. Ce ténia est, en effet, comme ses congénères, tué à la température de coagulation de l'albumine, soit + 70 C. Tous les légumes bouillis sont donc à cet égard parfaitement stérilisés. Il n'en est pas de même des salades, des légumes, de certains fruits mangés crus et

_____

(1) Bordier. *Op. cit.*, p. 364.

des eaux de boisson, surtout à la campagne. Là encore on ne saurait trop recommander une cuisson suffisante de tous les aliments et l'habitude de l'eau bouillie ou soigneusement filtrée.

Dans les pays où le kyste hydatique est fréquent, il est en outre urgent de s'abstenir de salades et de légumes crus. Quant à la viande de chien, qui est un des moyens les plus sûrs de l'infection, elle n'est point comestible en France. Nous n'avons donc pas à répéter, à ce propos, ce que nous avons dit précédemment de l'usage des viandes de boucherie.

E. TRICHINA SPIRALIS (trichinose). — La trichine nous vient encore, comme le ver solitaire, de la viande du porc. Mais on ne sait pas exactement où cet animal la contracte lui-même. Les rats et les souris sont bien souvent infestés de trichines et les porcs peuvent acquérir la *trichinose* en les dévorant. Mais d'où les rats et les souris la tirent-ils ? C'est ce qu'on ignore. On a prétendu récemment que c'était de la betterave et d'autres plantes du même genre. Le Dr Heckel, de Marseille, a en effet trouvé des trichines dans les muscles d'un hippopotame, animal essentiellement herbivore. Peut-être la trichine proviendrait-elle ainsi primitivement d'un végétal. En tout cas, jusqu'à présent, on n'est pas définitivement fixé à cet égard. Quoi qu'il en soit, le porc infesté de trichinose a dans ses fibres musculaires des kystes très petits, en chacun desquels est logé un ver de cinq dixièmes de millimètre de longueur, et replié plusieurs fois sur lui-même ; ce ver, c'est la *trichina spiralis* (fig. 9). Cette trichine est généralement seule, dans son kyste, mais elle peut aussi y être accompagnée de plusieurs autres. Néanmoins le nombre de ces kystes est toujours extrêmement considérable, puisque Scoutetten en a trouvé dix-huit dans un morceau de viande de porc gros comme une tête d'épingle. Lorsque l'homme vient à manger cette viande infestée, le kyste qui renferme les parasites est digéré et les trichines deviennent libres dans l'estomac et l'intestin ; elles grandissent rapidement, peuvent atteindre un millimètre et demi de longueur, développent leurs organes sexuels et s'accouplent ; puis leurs femelles, qui sont vivipares, donnent enfin naissance à des embryons qui mesurent environ dix centièmes de millimètre. A peine nés, ces embryons traversent les parois de l'intestin et s'acheminent vers les fibres musculaires, choisissant de préférence celles de la nuque, les muscles de l'épaule et du

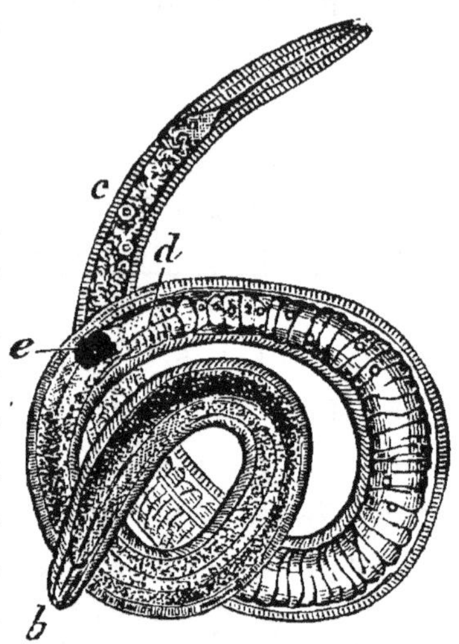

Fig. 9. — Trichine libre.

bras, le diaphragme, la langue, etc. Alors ils s'enkystent, une fois parvenus à leur lieu d'élection, et attendent de tomber dans un nouvel intestin pour achever leur évolution (fig. 10). Si leur hôte survit à cette redoutable invasion, ils finissent par mourir. Le kyste alors s'encroûte de matières calcaires. Ces migrations des jeunes trichines sont accompagnées de divers accidents et de phénomènes symptomatiques. Pendant la destruction digestive des kystes avalés, on remarque des signes d'embarras gastrique, qui vont sans cesse en augmentant durant la croissance des parasites et leur accouplement. La fièvre apparaît lorsque les trichines jeunes percent les parois intestinales pour se rendre vers les fibres musculaires. Les douleurs musculaires, la gêne de la respiration, le gonflement des extrémités, l'aspect typhique signalent la pénétration des trichines dans les muscles et la formation des kystes. La mort peut alors survenir au bout d'un temps qui varie de six semaines à deux mois. Mais si la guérison a lieu, la peau du malade se couvre généralement, à la dernière période, de petites ulcérations douloureuses, rapidement guéries, pendant la *crétification* des kystes. La trichinose humaine est principalement répandue dans l'Amérique du Nord et en Allemagne. Cela tient beaucoup à l'usage de

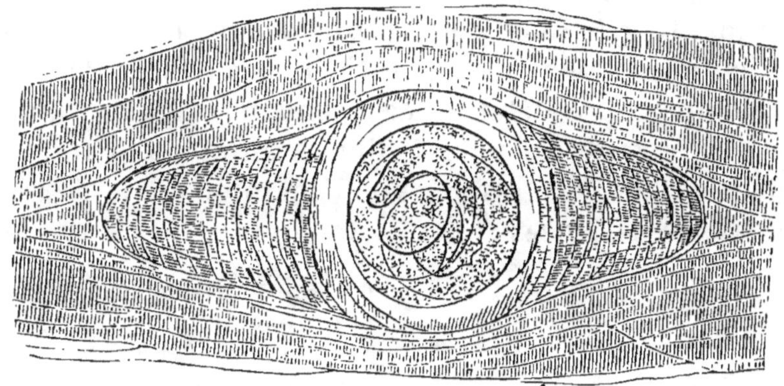

Fig. 10. — Trichine enroulée dans un muscle.

viandes de porc contaminées et mal cuites, ou crues. Cette maladie semble principalement sévir par épidémie. En Allemagne, de 1860 à 1865, on en a observé 40, dans 30 localités différentes. Du reste, à Gotha, la proportion des porcs trichinés est de 1 sur 1800. Cette maladie n'est point toujours mortelle ; néanmoins sa gravité est considérable puisque la mortalité, par son fait, peut varier de 10 à 27 p. 100 des cas observés.

Le meilleur moyen prophylactique contre la trichinose est encore la cuisson parfaite des aliments. Ce sont même nos habitudes culinaires qui font que nous sommes beaucoup moins exposés à cette maladie que les Allemands, par exemple, qui mangent souvent de la chair de porc crue. D'ailleurs les trichines offrent à la destruction par la chaleur une résistance notable. De petits morceaux de viande trichinée, plongés pendant vingt-deux minutes dans l'eau bouillante contenaient encore des trichines parfaitement vivantes. Au bout d'une demi-heure de cuisson, elles semblaient cependant mortes. Le Dr Vallin a fait, relativement à la résistance des trichines aux températures de cuisson, des expériences très importantes que nous allons ici brièvement rappeler. Des éprouvettes contenant à la fois 10 grammes d'eau et des fragments de viande trichinée étaient maintenues dans un bain de sable à température déterminée, pendant vingt minutes. On fit ensuite manger à divers animaux les débris de viande ainsi traités. Voici maintenant le résultat de ces expériences :

1° à + 48° C.	3 lapins furent infestés. / 1 lapin indemne.
2° à + 50° C.	1 jeune chien infesté.
3° à + 52° C.	2 lapins infestés.
4° à + 54° C.	2 lapins indemnes. / 1 lapin infesté.
5° à + 56° et 57° C.	2 lapins indemnes. / 1 lapin infesté.
6° à + 60° C.	2 lapins indemnes. / 4 cobayes indemnes [1].

Ainsi pour que les trichines semblent sûrement détruites, il faut atteindre au moins + 60° C., température que les viandes en gros morceaux atteignent rarement, surtout au centre.

Leuckart en Allemagne, Krabbé et Pjord en Dane-

_____

(1) Vallin. *De la résistance des trichines à la chaleur.* **Revue** d'hygiène et de police sanitaire, 1881, p. 178.

mark, Davaine et Collin en France sont arrivés à des résultats identiques. Toutefois Perroncito, de Turin, s'écarte de ces conclusions et soutient que la température de + 48° à + 50° C. est suffisante pour détruire les trichines. Mais M. Vallin a très bien fait comprendre la cause de cette divergence d'opinions. Quand les trichines ont eu en effet le temps de s'enkyster depuis trois ou quatre mois, elles sont beaucoup plus résistantes à la chaleur que lorsque les larves sont encore libres ou ne sont parvenues que depuis quelques jours dans le tissu musculaire. Pagenstecker, Fuchs, Davaine étaient déjà arrivés eux-mêmes à constater cette résistance beaucoup plus grande des trichines enkystées. « Il est donc nécessaire, dit M. Vallin [1], de tenir compte de l'âge des trichines, quand on mesure leur résistance aux températures élevées, et l'on comprend que des observateurs différents aient fixé la température mortelle, les uns à + 56' C. et les autres à + 48° ou + 50° C. Il n'existe aucun fait rigoureux permettant de penser que les trichines aient survécu à un échauffement de + 60° C. et nous croyons qu'il est prudent de ne pas abaisser au-dessous de ce chiffre la température qui tue, nécessairement et dans tous les cas, les trichines. » Si les températures moyennes (vers + 50° C.) sont incapables de tuer le parasite lorsqu'on agit sur de petits morceaux de viande, il est évident que pour les grosses pièces de viande, ces températures seront encore moins actives, puisqu'elles pénètrent moins profondément. En effet, par des expériences directes sur le chien et le moineau notamment, Colin a prouvé que des côtelettes et des filets, préparés d'une façon ordinaire et qui paraissaient convenablement cuits, n'avaient point perdu leur nocivité.

(1) *Loc. cit.*, p. 179.

Dareste et Testelin ont constaté, d'autre part, que, après deux heures d'ébullition, deux gros jambons ne présentaient à la surface qu'une température de + 58° C. et au centre + 33° C. seulement. Au bout de six heures, elle n'était encore, mais au centre cette fois, que de + 65° C. Un temps aussi long est donc nécessaire, toutes proportions gardées avec les dimensions de la viande, pour que les parasites soient sûrement tués. Dans les viandes en ragoût, l'immunité est en général certaine, puisque la température dépasse toujours + 70° C., point de coagulation de l'albumine, où les parasites sont nécessairement tués.

II. — Les parasites microscopiques ou microbes.

A. — Les microbes, aussi appelés *ferments figurés* à cause des phénomènes de fermentation qu'ils déterminent, ne sont pas à proprement parler des parasites, puisqu'ils peuvent très bien vivre et se reproduire ailleurs que dans les organismes vivants, par exemple dans les milieux artificiels, tels que les bouillons de culture, la gélatine, etc. Néanmoins ces microbes, se développant et vivant dans notre organisme, y prospérant même, aux dépens de nos propres éléments, peuvent être considérés comme des parasites facultatifs, suivant l'expression de M. Dubief, d'autant plus dangereux cependant qu'ils sont plus petits, tout à fait invisibles à nos vues et qu'ils se rencontrent en quantités innombrables dans presque tout ce que nous mangeons, buvons ou respirons.

Que sont les microbes ? On n'est pas encore complètement fixé à cet égard ; bien qu'on les reconnaisse unanimement comme des végétaux inférieurs, les uns les rattachent aux algues, d'autres aux champiguons. Certains, comme Van Tieghem, rattachent au contraire les schizomycètes aux bactériacées. Quoi qu'il en soit, les microbes, ou mieux *bactéries*, sont des cellules végétales très petites, puisque les plus grosses ne dépassent jamais 3 à 4 millièmes de millimètre et que les plus petites n'atteignent pas toujours 1 millième de millimètre. On peut avec M. Dubief [1] les classer en quatre groupes principaux : 1° les *microco-*

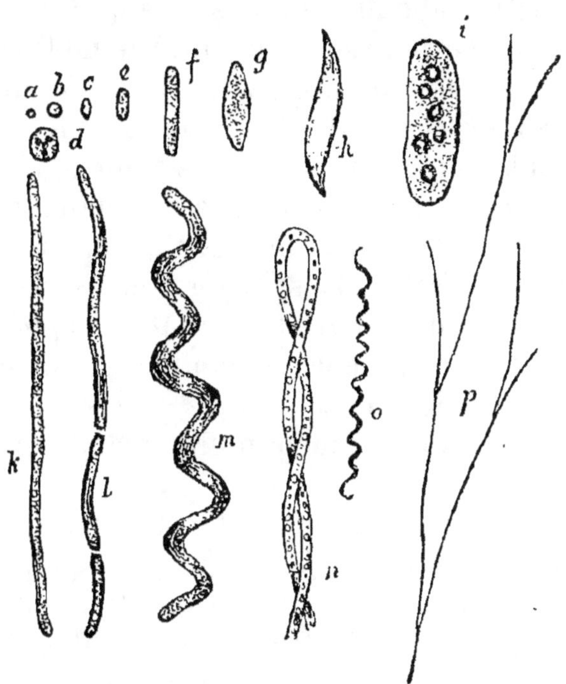

Fig. 11. — Différentes formes de microbes ou bactéries.

a, b, c, d, *micrococci* de tailles diverses ; e, *bactorium* court ; f, *bacillus* court ; k, *laptothrix* ou bacille long ; l, *vibrio* se divisent par division ; m. *spirollum;* n, forme en écheveau ; o, i, *spirochate ;* p, *cladothrix* (d'après Zopft) (très fort grossissement).

ques, les plus petits, de forme sphérique ou ovoïde ; 2° les *bactéries* proprement dites, en forme de bâtonnets courts, mobiles, un peu renflés à leurs deux extrémi-

(1) *Manuel de microbiologic*, p. 81 et sq.

tés ; 3° les *bacilles*, en bâtonnets beaucoup plus longs que larges, quelquefois en filaments formés par des cellules rigides et cylindriques, placées bout à bout ; 4° les *spirilles*, en filaments contournés en hélice, présentant l'aspect d'un petit ressort à boudin (fig. 11). La reproduction de ces bactéries se fait de deux façons différentes, suivant la nature du milieu où elles vivent. Quand ce milieu est favorable et leur fournit une nourriture abondante, elles se reproduisent par bipartition ou par bourgeonnement. Quand les éléments nutritifs deviennent rares, elles se reproduisent par *spores* (bacilles et spirilles). La spore se forme à l'intérieur du bâtonnet ; lorsqu'elle est mûre, et apte à la germination, la membrane de la cellule-mère se dissout et la spore devient libre. Si alors elle tombe dans un milieu favorable, la spore germe, le bâtonnet de la bactérie adulte apparaît bientôt et les phénomènes de division recommencent comme ci-dessus. Nous verrons plus loin que ces spores offrent à la destruction une résistance beaucoup plus grande que la bactérie adulte.

Quelles sont maintenant les fonctions des bactéries ? Leur nom de *ferments figurés* les indique. Les bactéries en effet sont les agents des fermentations, et sans eux, comme le dit très bien M. Dubief [1], il n'y a pas à proprement parler de fermentations. Ce n'est que par analogie et aussi par la survivance d'un terme dont les vieux chimistes du moyen âge s'étaient servis, que nous désignons encore, sous le nom de *ferments solubles*, certaines substances organiques, telles que la ptyaline de la salive, la diastase, etc., qui ont la propriété de déterminer dans certains de nos aliments des modifications chimiques, telle que la

____

(1) *Op. cit.*, p. 3-4.

transformation de l'amidon en dextrine et en glucose. Il y a en effet, entre ces deux espèces de ferments, une différence essentielle : les ferments figurés n'agissent que quand ils sont réellement présents et conservent l'intégrité de leur vie (Ludersdorf) ; les seconds, ferments solubles, produisent leur effet en dehors de la présence des cellules qui leur donnent naissance. Une solution de ptyaline transforme artificiellement les fécules tout aussi bien que si ces fécules étaient digérées réellement par le liquide salivaire d'un animal vivant. En outre, les ferments solubles donnent lieu à des phénomènes simples (saccharification de l'amidon, peptonisation des albuminoïdes, etc). Les ferments figurés, au contraire, déterminent des réactions beaucoup plus complexes, dont les produits sont de tous points comparables aux produits de désassimilation d'un organisme, comme l'a justement remarqué Béchamp. La fermentation véritable est donc en somme le résultat de la vie et son but philosophique est la transformation des composés organiques très complexes et très instables, ainsi que nous l'avons vu au commencement de ce livre, en composés plus simples et chimiquement plus stables.

C'est à Pasteur que revient l'honneur d'avoir démontré l'identité des fermentations et de la vie. A l'aide d'expériences ingénieuses et irréfutables, il a prouvé que partout où des fermentations se produisent, se rencontrent des êtres, à la vérité infiniment petits, qui les déterminent. Il a prouvé, en même temps, que ces fermentations ne sont point spontanées et qu'il suffit, pour les empêcher, d'interdire aux microbes ou bactéries l'accès des matières fermentescibles. Et ces fermentations ont chacune leur ferment spécial, leur bactérie déterminante, le *saccharomyces cerevisiæ* (levure) pour la fermentation alcoolique de la bière, le *saccharomyces ellipsoïdeus*, pour la fermentation alcoolique du vin, le *mycoderma aceti*, pour la fermentation acétique (vinaigre par la méthode dite d'Orléans), le *bacillus lacticus* pour la fermentation lactique (petit-lait aigre), le *bacillus amylobacter* pour la fermentation butyrique (beurre rance), le *micrococcus ureœ* pour la fermentation ammoniacale (urine ammoniacale), etc. [1].

Mais ce n'est pas tout. Certaines de ces bactéries ne déterminent pas toujours des fermentations. La levure de bière, par exemple, placée dans un milieu largement aéré, se développe et vit ainsi qu'un corps organisé ordinaire, en absorbant de l'oxygène et en rejetant de l'acide carbonique, comme dans la respiration. Dans ce cas, elle ne produit pas d'alcool, pas de fermentation. Mais si on vient à la priver d'air, la fermentation s'établit aussitôt et l'alcool paraît. Que se passe-t-il donc alors ? C'est encore Pasteur qui l'a expliqué [2]. La levure de bière, pas plus que les autres êtres vivants, ne peut vivre sans oxygène. Quand elle plonge librement dans l'air, c'est à cet air qu'elle prend l'oxygène dont elle a besoin ; mais quand cet air vient à lui manquer, c'est aux matières fermentescibles qui l'entourent qu'elle emprunte l'oxygène. Dans le cas présent, par exemple, le sucre fournit à la levure l'oxygène nécessaire à sa respiration et le carbone nécessaire à sa nutrition et à sa multiplication : de là, décomposition du sucre en alcool, acide carbonique, etc., en un mot fermentation. Il est même des bactéries, comme celles de la

---

(1) Cf. pour les détails l'excellente *Microbiologie* de Dubief, et surtout le remarquable ouvrage de Cornil et Babes : *Les Bactéries*, 2 vol. 3e édit. 1890. (F. Alcan.)

(2) Compt. rend. de l'acad. d. Sc., 1861.

fermentation butyrique, qui ne peuvent vivre qu'en empruntant l'oxygène aux milieux dans lesquels elles plongent. Il y a donc, suivant Pasteur, deux sortes d'êtres : les êtres *aérobies*, auxquels l'air est indispensable ; les êtres *anaérobies* qui vivent au contraire à l'abri de l'air ; entre ces deux groupes, qui ne se distinguent que par la nature des milieux auxquels ils empruntent l'oxygène nécessaire à leur vie, se placent certains êtres, comme la levure, qui sont tantôt aérobies, tantôt anaérobies, suivant les conditions dans lesquelles ils se trouvent placés. Beaucoup de cellules végétales et animales sont dans ces derniers cas ; quand elles sont privées d'oxygène, elles ne meurent pas pour cela ; elles prennent l'oxygène qui doit prolonger leur vie aux combinaisons instables avec lesquelles elles sont en contact, en donnant lieu à de véritables fermentations. On voit ainsi que la fermentation est étroitement liée aux propriétés de toute cellule vivante, et qu'elle est en définitive, comme l'a dit justement Pasteur, *la vie sans air.*

B. — Nous avons dû nous étendre un peu longuement sur la physiologie des bactéries ou microbes, parce que, sans ces considérations préliminaires, il eût été très difficile de comprendre l'action nuisible que ces micro-organismes exercent si souvent. Et quand on ne comprend pas le danger, on s'en gare toujours mal. Si en effet certains microbes ont pour nous une action bienfaisante, comme le croient Pasteur et Duclaux, en favorisant les fermentations digestives, particulièrement la digestion pancréatique, suivant Kühne, la décomposition de l'albumine dans l'intestin, suivant Nencki, la digestion de la cellulose, suivant van Tieghem, etc., d'autres sont au contraire des plus redoutables pour nous, car ils sont les agents de fermentations, non plus utiles, mais nuisibles : ce sont les *microbes pathogènes*. Or ces microbes ne sont pas moins nombreux que les autres, et tous, bons et mauvais, sont introduits avec les divers aliments (air, eau, boissons, aliments solides), puisqu'on n'en rencontre aucun, normalement, chez le fœtus et le tout nouveau-né. Ces microbes pathogènes, qui donnent lieu à des phénomènes analogues aux fermentations et produisent ainsi des *toxines* ou des ptomaïnes, dont la présence détermine souvent la mort, sont en effet la cause des maladies contagieuses et épidémiques.

Pollander en 1849, et Brauëll en 1857, avaient trouvé dans le sang des animaux atteints du *charbon*, de petits organismes inférieurs en forme de bâtonnets. Davaine, en 1863, démontra que ces bâtonnets, ou *bactéridies*, étaient la cause de la maladie charbonneuse. Pasteur, alors, venait de reconnaître que les fermentations sont dues à des organismes analogues à ces bactéridies. Ses beaux travaux sur la pébrine ou maladie des vers à soie, la choléra des poules, le rouget du porc, etc., lui prouvèrent qu'il y a identité *chimique* entre ces phénomènes. Toutes les maladies infectieuses et virulentes, les septicémies, la morve, la rage, la variole, la diphtérie, le choléra, le typhus, la fièvre typhoïde, la tuberculose, etc., sont dues à la présence de microbes pathogènes. Par sa méthode des *cultures*, qui consiste essentiellement à isoler et à cultiver dans un milieu artificiel, la bactérie, infectieuse ou non, pour étudier son développement et les fermentations diverses qu'elle détermine, Pasteur put arriver à atténuer la virulence de ces microbes, en modifiant peu à peu leurs conditions de vie ; il tenta alors la vaccination préventive qui a pour but d'accoutumer les cellules résistantes de notre organisme à une virulence complète, en les mettant tout d'abord en présence d'une virulence moyenne, exactement de la même manière qu'on peut accoutumer un homme à un poison extrêmement violent, en lui en faisant absorber des doses très faibles d'abord, puis de plus en plus fortes. En même temps, ses élèves et ses émules trouvaient des remèdes spéciaux, des *antiseptiques*, qui ont la propriété d'arrêter net la vie des micro-organismes dangereux. Ce fut là la source d'une révolution complète dans la prophylaxie et le traitement des maladies infectieuses. Aussi voyons-nous disparaître ces pourritures d'hôpital, ces gangrènes, ces infections purulentes, qui dépeuplaient autrefois les salles des hôpitaux, et qui bientôt ne seront plus connues des élèves que par la lecture des anciens livres médicaux.

On peut donc rattacher les maladies contagieuses aux maladies parasitaires, car ce qui prouve bien que les bactéries sont les facteurs réels de la maladie, c'est que le liquide où elles se meuvent perd, quand il est filtré, ses propriétés virulentes, tandis que le filtre, sur lequel sont restés les corpuscules infectieux, communique facilement la maladie. C'est là ce que Chauveau a péremptoirement prouvé pour la morve et Toussaint pour le charbon. D'autre part, Cl. Bernard, Chauveau ont prouvé que ces bactéries passent dans le sang, où se produisent alors de véritables fermentations. Dans un tel cas, les ferments pathogènes donnent naissance, soit à des accidents mécaniques (embolies, etc.), soit à des produits toxiques (toxines), résultats des fermentations, qui empoisonnent l'organisme. Mais l'infection des maladies épidémiques peut se faire de deux façons : il faut que le ferment passe directement dans le sang, même par auto-infection, comme pour les tuberculeux, ainsi que l'a signalé le D' Verneuil, c'est l'*inoculation*; ou bien il faut que le ferment ou ses spores, desséchés, soient transportés par l'air ou par l'eau et mis en contact avec les muqueuses intestinales, comme dans la fièvre typhoïde, le choléra, etc. C'est la *contagion*. Dans le dernier cas, les microbes pathogènes d'inoculation sont inoffensifs, si la bouche ou le pharynx ne présentent pas d'érosions, de déchirures ou de lésions qui permettent au microbe de pénétrer directement dans le sang, ainsi que cela a été prouvé pour le charbon. Les bactéries sont alors dissoutes par les liquides de l'estomac.

Nous n'avons ici à nous occuper que des bactéries de contage, celles de la fièvre typhoïde, du choléra et de la tuberculose, dont l'ingestion par la voie alimentaire détermine l'éclosion de la maladie [1].

1° Le *bacille de la fièvre typhoïde* (fig. 12), découvert par Artaud, et bien étudié par MM. Chantemesse et Widal, est un bâtonnet arrondi à ses deux extrémités, qui résiste à la dessiccation et ne semble tué, surtout lorsqu'il est sporulé, qu'à la température de + 100° C. Suivant Brieger, il donne un alcaloïde très toxique, la *typhotoxine*. La voie ordinaire de la transmission de ce bacille est l'eau de boisson, — dans laquelle il vit fort longtemps, — et

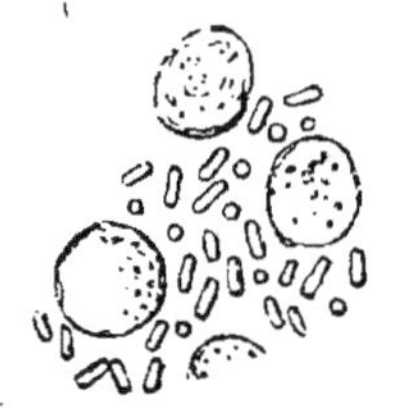

Fig.12.— Bacilles de la fièvre typhoïde, vus à un grossissement de quinze cents fois.

tout ce que cette eau a imbibé, arrosé, coupé, etc. L'eau filtrée ou bouillie est donc le meilleur moyen prophylactique.

2° Le *bacille du choléra* (fig. 13) (Komma bacillus ou bacille virgule) est un petit bâtonnet courbé en forme

---

(1) Cf. pour les détails : Cornil et Babes : *Op. cit.*, t. II, p. 103-137 ; — 169-204 ; — 347-473.

de croissant ou de virgule, quelquefois d'S; jusqu'à présent on ne connaît pas ses spores; il est tué à $+ 55°$ C., mais il résiste à un froid de $— 10°$ C., La dessiccation et un milieu acide le tuent rapidement. Il produit,

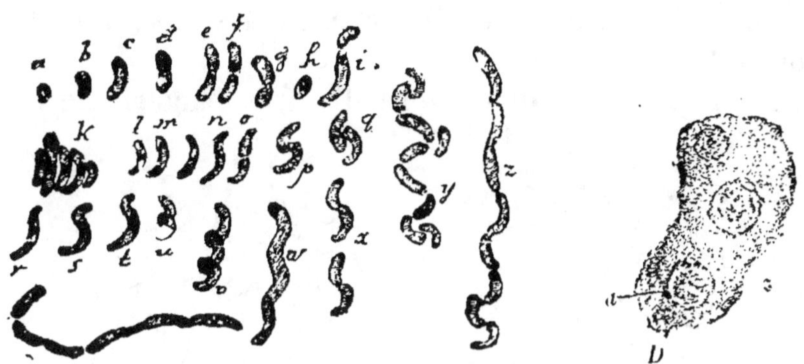

Fig. 13. — Microbe du choléra ou *Bacillus komma* de Koch.

a, *z*, les différentes formes qu'il présente dans son accroissement et des divisions en cellules (très fort grossissement); D, cultures du même bacille (vues à la simple loupe).

suivant Pouchet et Villiers, un alcaloïde extrêmement toxique. D'après Finkler, la bactérie du *choléra nostras* serait semblable à celle du choléra asiatique, mais c'est là un fait contesté par divers expérimentateurs. Comme pour la fièvre typhoïde, la voie ordinaire de transmission de la maladie est l'eau, que ce soit à l'état de boisson, dans les liquides de la cale des navires, les légumes, les salades, les fruits arrosés par des eaux contaminées, ou même les vêtements humides des malades.

3° Le *bacille de la tuberculose* (fig. 14), découvert par R. Koch, est un petit bâtonnet cylindrique, aux extrémités arrondies, mais non renflées. On n'a pas encore découvert sûrement ses spores; son développement s'arrête au-dessous de $+ 30°$ et au-dessus de $+ 41°$ C., mais il semble résister à des températures beaucoup plus élevées. Le contage de la tuberculose peut se faire

par la voie alimentaire, quand les substances nutritives n'ont pas été stérilisées. Le lait, provenant des
vaches tuberculeuses, dites vaches pomelières, est
souvent la cause des fréquentes tuberculoses des
jeunes enfants, parce qu'il n'a pas été suffisamment
bouilli [1].

Il existe un grand nombre d'autres bactéries qui

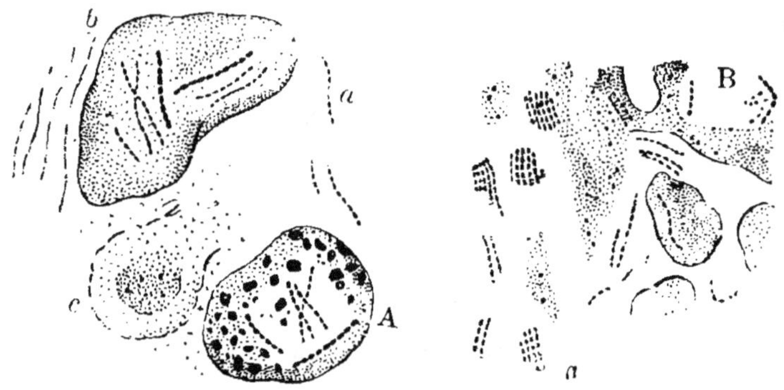

Fig. 14. — Bacilles dans les crachats d'un phtisique.

A, bacilles isolés (*a*), ou dans les cellules épithéliales (*b*), et pigmentés (*c*) du
poumon ; B, bacilles nombreux et accolés dans les crachats conservés plusieurs
semaines, coloration en violet de mithyle par le procédé d'Ehrloch (fort grossissement.)

peuvent, par l'ingestion alimentaire, communiquer
certaines maladies, comme la dysentérie, la diarrhée
verte des petits enfants, mais l'étude n'en est pas
encore assez avancée pour que nous en parlions ici.
Du reste, ce que nous avons dit suffit à faire comprendre, nous l'espérons, la nécessité de stériliser
les aliments, pour éviter les redoutables maladies que
les bactéries infectieuses, partout répandues, peuvent
nous communiquer. C'est donc surtout pour mettre
en garde contre ces dangers de chaque instant que
nous avons écrit ce long chapitre technique qui peut,

(1) Dubief. *Op. cit.*

de prime abord, paraître un pur hors-d'œuvre dans un livre comme celui-ci. Mais le public n'a, sur cette si importante question des microbes pathogènes, que des notions vagues qu'il importe au plus haut point de préciser et de rendre pratiques.

III. — Stérilisation des aliments.

A. DES VIANDES. — Nous allons voir maintenant la haute valeur de la convenable cuisson des aliments pour la prophylaxie de ces maladies micro-parasitaires, car la cuisson n'a pas seulement pour but de rendre les aliments plus agréables et plus digestes, elle tend encore à les stériliser, c'est-à-dire à supprimer la nocivité des parasites et des microbes qu'ils contiennent et même des alcaloïdes toxiques que ces bactéries peuvent engendrer. — C'est là d'ailleurs ce qui faisait dire au Dr Bergeron que les viandes saignantes et leur jus, dont on gorge aujourd'hui souvent les enfants, ne sont propres qu'à leur donner des vers[1]. Une cuisson complète ($+ 70°$ C.) détruit tous les microbes, sinon leurs spores beaucoup plus résistantes, mais il ne semble pas en être tout à fait de même pour les produits toxiques, les *toxines*, qu'ils élaborent, lesquels demandent en général, ainsi que nous l'avons vu plus haut (Voy. *Modifications chimiques déterminées par la cuisson*, p. 103) une température plus élevée, voisine de $100°$ C. ou même supérieure encore. D'après les expériences de Selmi et de Gautier[2], les viandes altérées, ayant subi un commencement de décomposition, renferment des alcaloïdes toxiques ; mais il n'est pas besoin que la putréfaction

(1) *Hygiène pour tous.*
(2) *Cours de chimie*, t. III, Chimie biologique.

soit accusée et devenue très sensible, puisque ces alcaloïdes toxiques apparaissent quarante-huit heures après l'abatage, chez les animaux de boucherie par exemple, et disparaissent ensuite en se modifiant. MM. Brouardel et G. Pouchet ont ainsi signalé les dangers qui peuvent résulter de l'ingestion de produits alimentaires d'origine animale avariés, que ces dangers proviennent des ptomaïnes normales ou des toxines des bactéries de la putréfaction [1]. Mais la complète cuisson semble dans ce cas supprimer la nocivité, ainsi que le croient Bouley, Decroix, etc., qui rapportent que l'on peut manger impunément, mais après cuisson prolongée, la viande des bêtes mortes du charbon, de la rage, de la morve, du farcin, etc. Il suffit d'ailleurs de rappeler que les porcs d'Alfort, nourris de parties organiques de chevaux morveux et de bœufs typhiques abattus à Montfaucon, ont cependant une chair très utilisable et saine. Toute la prophylaxie à cet égard consiste à obtenir, pour les aliments, le maximum de température de cuisson. D'autre part, la résistance des microbes à la chaleur est assez considérable, ainsi que nous l'avons noté. C'est ainsi que M Dubief, chef du laboratoire de M. Dujardin-Beaumetz à l'hôpital Cochin, a voulu savoir, à propos des travaux de Halter et Krüll (de Gustrow) et de Weigert, qui soutiennent que l'on peut guérir les phtisiques en leur faisant respirer de l'air chauffé à $+ 250°$ C., quelle était la résistance particulière du microbe de la tuberculose. Il a noté que le bacille tuberculeux n'est nullement détruit par ce procédé, non seulement parce que l'air reprend la température normale au niveau de la trachée, comme l'a prouvé Riva (de Parme), mais encore parce que

____

(1) L. Villain. *La viande saine*, p. 127-129.

8

les spores du bacille résistent à des températures bien supérieures [1]. Le bacille, la bactérie adulte est bien tuée à cette température, mais les spores résistent à + 100°, 110° C. même. Dans ce cas, on le voit, bien peu d'aliments seraient réellement stérilisés. Heureusement que les spores ingérées avant d'avoir accompli leur évolution offrent de moins grands dangers de contage parce qu'elles se développent mal dans notre organisme ou y sont attaquées par les liquides gastriques. Il faut néanmoins ajouter que la résistance des bactéries est beaucoup plus grande au froid qu'à la chaleur, puisque Frisch a pu faire supporter au *bacillus anthracis* (bactérie du charbon) une température de 110° C. au-dessous de zéro, sans lui voir perdre ses facultés végétatives. En outre, la dessiccation augmente aussi de beaucoup la résistance des spores à la température, puisque Pasteur et Joubert ont pu leur faire subir + 120 et + 130° C., sans les détruire; il en est de même pour l'alcool absolu qui tue la bactérie adulte, mais laisse aux spores toute leur virulence [2]. De ce que nous venons de dire il résulte que, si les viandes soigneusement bouillies ou mises en ragoût offrent des garanties certaines de stérilisation, il n'en est pas de même des viandes rôties, puisque ces dernières, comme nous l'avons vu précédemment, n'ont au centre, quand le morceau est volumineux, que des températures insuffisantes, ou tout au moins très douteuses. Il faut donc prendre grand soin, surtout lorsque les viandes semblent suspectes, ont mauvaise allure ou mauvaise odeur, et en temps d'épidémie, de procéder à une cuisson aussi complète que

---

(1) Dujardin-Beaumetz. *Les nouvelles médications*, 2ᵉ série, p. 124-125.

(2) Dubief. *Op. cit.*, p. 98 et 374-375.

possible et qui puisse pénétrer dans les parties les plus profondes de l'aliment. Ce n'est qu'à cette condition que l'on sera certain d'être, en ce point, à l'abri de la contagion infectieuse ou des accidents toxiques qui en dérivent.

B. DES LÉGUMES ET DES ALIMENTS VÉGÉTAUX. — Ce n'est en quelque sorte jamais directement que les aliments du règne végétal sont les propagateurs des maladies infectieuses. Mais les vidanges sont des produits d'une richesse considérable au point de vue des cultures : aussi, comme elles tombent aujourd'hui, en grande partie au moins, dans les eaux d'égout, cherche-t-on à les utiliser, principalement pour les cultures intensives et maraîchères. Malheureusement les matières fécales renferment presque toujours et en très grande quantité des microbes pathogènes, lesquels se répandent et continuent de vivre sur les légumes, grâce aux eaux d'arrosage. Ainsi le D\u02b3 Grancher a démontré que les germes de la fièvre typhoïde (*Bacillus typhosus*) descendent fort peu dans le sol et s'attachent de préférence aux replis des feuilles. Si ces légumes, ces salades, etc., sont mangés crus, ils offrent un danger positif et immédiat de contagion. Les microbes du typhus (*Diplococcus*), du choléra (*Bacillus komma*), etc., pénètrent en nous et nous infestent par les mêmes voies. On ne saurait donc trop recommander, surtout en temps d'épidémie, de ne jamais manger de légumes, d'herbes ou de fruits crus, de quelque nature qu'ils soient. Mais d'autre part les légumes sont consommés cuits presque immédiatement ; en outre leur température de cuisson est toujours assez voisine de + 100° C., ce qui suffit à détruire les bactéries vivantes. Si des spores subsistent, elles sont au moins ingérées avant l'accomplissement complet de leur évolution et ne déterminent généralement pas de désordres. Mais la cuisson complète est toujours la condition de cette immunité. La cuisson sert encore à détruire, chez les plantes, certains organismes microscopiques, comme l'*oïdium aurantiacum*, qui est la moisissure du pain, l'*oïdium tuckeri*, le parasite de la vigne, etc. Mais si ces champignons ne sont pas dangereux, il en est d'autres qui peuvent le devenir, comme l'*ergot de seigle* et le *verdet du maïs* (*verderame*) qui déterminent, par leurs alcaloïdes (ergotine, pellagrozéine ?), les maladies souvent mortelles de l'ergotisme (mal des ardents) et de la pellagre (mal de la Rosa). Ces alcaloïdes se détruisent difficilement par la cuisson, à moins que ce ne soit celle des fours très chauds. Nous avons précédemment parlé de l'action de la chaleur sur les alcaloïdes des champignons ; nous n'y reviendrons pas. Disons seulement un mot de la stérilisation du pain. La cuisson du pain n'est généralement pas aussi complète qu'on le croit communément. M. Coulier dit que la croûte se produit à + 200° C. et la mie à + 100° C., mais c'est là une erreur qui devrait être une vérité. Il est aujourd'hui en effet prouvé que la température centrale du pain sortant du four oscille entre + 60 et + 65° C. et atteint rarement + 70° C., hormis pour les pains spéciaux. Or, à cette température, tous les microbes ne sont pas détruits et surtout leurs spores. En outre, le pain n'étant pas consommé de suite, ces spores ont le temps d'accomplir leur évolution. Aussi toutes les fois que l'on n'est pas certain de l'eau qu'emploient les boulangers pour leur pain, faut-il exiger que cette eau soit stérilisée ou tout au moins bouillie. En raison même de la basse température relative qu'elle a supportée et de l'humidité qu'elle a pu conserver, la mie est un milieu très favorable au développement de certains champignons. On se sert même de cette propriété pour persiller certains fromages, notamment le roquefort. Ces moisissures sont par elles-mêmes, nous l'avons dit, sans danger, mais on ne connaît pas encore leurs alcaloïdes ou tout au moins les conditions dans lesquelles ces moisissures peuvent donner naissance à des alcaloïdes toxiques, ce qui expliquerait certains empoisonnements mal définis et qui se sont produits après l'ingestion d'un pain « verri ». L'usage de plus en plus répandu du *pain grillé*, d'ailleurs infiniment plus digeste que le pain ordinaire, tend à supprimer tous ces inconvénients en raison des hautes températures auxquelles on le produit.

C. De l'eau. — L'eau est, nous l'avons vu, le véhicule préféré de la plupart des microbes pathogènes, notamment des microbes du choléra et de la fièvre typhoïde. On peut dire du reste que toutes les épidémies à formes intestinales viennent de l'eau contaminée qui, filtrant à travers le sol, dans les égouts, les citernes, les sources, entraîne avec elle une quantité plus ou moins notable de matières fécales. Or, dans les maladies infectieuses, à formes intestinales, ce sont évidemment les déjections, de quelque nature qu'elles soient, qui déterminent principalement le contage. Aussitôt que l'on a connu l'action pathogénique puissante que peut exercer l'eau contaminée, on a cherché les moyens de rendre cette eau inoffensive. Les grandes villes ont dépensé pour cela des sommes considérables, s'efforçant d'assurer une eau potable, abondante et privée de microbes pathogènes. Mais on ne peut dire qu'elles aient pleinement réussi, et M. Rochard, dans son *Hygiène Sociale*, a montré quelles difficultés elles rencontrent fatalement. C'est ainsi, pour obvier à l'inconvénient de la contamination par les eaux, que l'on a préconisé l'adoption du principe du *tout à l'égout*. Mais ce principe, bon pour Paris, par exemple, ne saurait être accepté aussi facilement par les populations riveraines de la Seine, situées en aval de Paris, et qui peuvent avoir à utiliser, sinon pour leur boisson, au moins pour leurs cultures, l'eau du fleuve. D'autre part, le simple fait bien constaté de la présence des microbes dans l'air, dans les conduites, quelque bien entretenues qu'elles soient, dans les réservoirs, etc., rend illusoire la précaution d'une eau qui n'a pas eu d'infection directe. Pour celle-là, comme pour toutes les autres, il n'y a qu'un moyen pour la rendre absolument inoffensive, c'est de la stériliser ; il n'y a que la chaleur qui stérilise réellement, et sans danger pour l'alimentation, ce qui n'est pas le cas des *antiseptiques*. On a cru d'abord que le froid produisait les mêmes résultats, et que de basses températures, maintenues pendant un temps suffisant, tuent les microbes. Mais c'est là une erreur que des expériences récentes ont fait disparaître. M. Duclaux, dans le laboratoire de Pasteur, a soumis des eaux contaminées à des températures très basses. Quand ces eaux sont redevenues liquides, il a retrouvé les microbes encore vivants et par conséquent nocifs. Le froid ne fait donc qu'endormir, pour ainsi dire, les bactéries. Il agit un peu comme l'absence d'humidité chez les animaux reviviscents (rotifères), qui suspend la vie sans l'arrêter complètement. Ainsi les *glaces* peuvent devenir parfois d'un usage dangereux. On se sert communément pour les glaces de consommation ou *glaces alimentaires* (sorbets, granités, biscuits glacés, etc.) d'eau artificiellement congelée, mais aussi quelquefois, surtout dans les boissons (glace à rafraîchir), d'eau provenant des rivières, des lacs, des ruisseaux, etc. Cette glace est le plus souvent extrêmement dangereuse puisque les microbes y survivent. Aussi faut-il avec MM. Riche et Dujardin-Beaumetz partager les glaces en deux catégories : les *glaces industrielles* qui servent simplement à refroidir (comme la glace des sceaux à frapper le champagne, comme les glacières où les limonadiers mettent rafraîchir leurs consommations) qu'on n'utilise en un mot que pour des usages extérieurs et commerciaux ; et les *glaces alimentaires*, qui servent, sous quelque forme que ce soit, à la consommation personnelle, à l'alimentation. Que les premières soient contaminées ou non, peu importe puisque aucune parcelle n'en est directement ou indirectemént absorbée par l'homme. Mais pour les autres, destinées à être ingérées, il en est autrement. Il faut absolument au contraire qu'elles ne proviennent que d'eaux potables et saines, stérilisées si possible, et congelées ensuite par des moyens artificiels qui sont aujourd'hui à la portée de tout le monde. On a cru aussi que les *filtres* suffisaient à stériliser l'eau en la débarrassant de toutes ses impuretés et en arrêtant ses microbes. De là l'usage si fréquent des filtres, surtout à Paris, où l'eau de consommation jouit d'une mauvaise réputation méritée. De là aussi la vogue du *filtre Chamberland*[1], du nòm d'un des élèves de Pasteur, qui est en effet le meilleur des filtres connus, mais sous certaines réserves qu'il

---

(1) Ce filtre est formé d'un vase de biscuit de porcelaine poreuse A, allongé en forme de bougie (d'où le nom de *bougie Chamberland* sous lequel on le désigne), fixé à la partie inférieure d'un récipient métallique D, formant manchon, et qui reçoit, sous pression, le liquide venant du robinet E. Ce vase ou bougie filtre l'eau *du dehors en dedans* et cette eau s'écoule par l'orifice B, parfaitement purifiée de toutes particules solides ou figurées. (Trouessart. *Les microbes, les ferments et les moisissures*, p. 228.)

importe au plus haut point de noter. Ce filtre (fig. 15) ne débarrasse réellement l'eau de ses microbes qu'à la condition d'être nettoyé tous les trois jours au moins

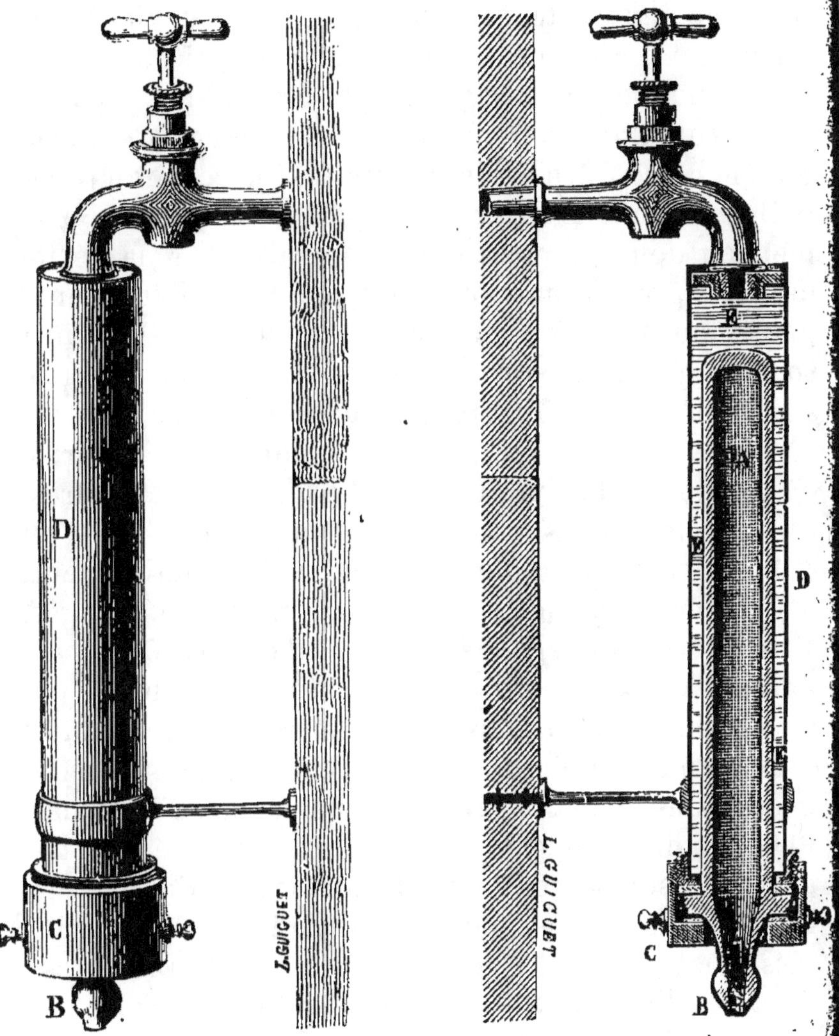

Fig. 15. — Profil et coupe du filtre Chamberland pour la purification des eaux potables.

et plus souvent encore si cela est possible. On retire la bougie (cylindre de porcelaine), on la trempe quelques instants dans l'eau bouillante ou on la

flambe, puis, avec une brosse elle-même soigneusement stérilisée au *sublimé* ou par quelque autre antiseptique puissant, on la frotte pour la rapproprier.
Si on néglige cette précaution, le filtre devient lui-
même un milieu de culture pour les microbes ; ils
s'y développent et ne tardent pas à envahir l'appareil
et à le contaminer. D'ailleurs est-il bien certain que la
bougie de ce filtre présente aux toxines des microbes
pathogènes une barrière suffisante ? M Dujardin-Beaumetz en doute, et peut-être avec raison[1]. A la vérité
de telles précautions sont ennuyeuses pour les ména-
gères, font perdre du temps. Aussi néglige-t-on fort
souvent de les prendre, ce qui rend l'emploi du filtre
absolument illusoire. Il n'y a guère que dans l'armée,
où l'on dispose du temps et des hommes nécessaires,
où de plus la discipline assure l'exécution des ordres,
que de tels soins soient exactement pris. Et l'on
s'en trouve fort bien, puisque, malgré l'encombrement,
les épidémies y font de moins en moins de ravages.
Il n'en va pas de même ailleurs, dans les écoles de
Paris, par exemple, qui, pour la plupart, n'ont pas
d'eau potable, et où l'usage des filtres a été introduit
sans qu'on y applique en même temps les procédés
nécessaires de nettoyage que nous venons d'indiquer.
Puisque ni la congélation ni la filtration ne sont des
garanties suffisantes contre la contagion microbienne,
il n'y a plus qu'à employer en grand les eaux stérilisées par la chaleur : ces eaux sont de deux sortes ;
l'*eau bouillie* et l'*eau stérilisée* proprement dite. —
L'*eau bouillie* est, comme l'indique son nom, une
eau qui a été portée à l'ébullition, puis refroidie. Cette
ébullition, plus ou moins longue du reste, suffit à
détruire les microbes adultes, mais non les spores qui,

(1) *Les nouvelles médications*, 2ᵉ série, p. 166.

elles, ne meurent, nous le savons, que vers $+ 110°$ ou $+ 120°$ C. Mais si l'eau bouillie est absorbée immédiatement, dans moins de vingt-quatre heures, les spores n'ont pas le temps d'évoluer et peuvent être ingérées sans inconvénient, car elles ne se développent pas ou sont dissoutes dans l'organisme. Si, au contraire, la consommation de l'eau bouillie est retardée de plus de vingt quatre heures, les spores ont eu le temps de produire des microbes adultes, par lesquels le contage peut avoir lieu. Cette eau est donc redevenue malsaine. Un autre inconvénient, c'est que l'eau bouillie est plus indigeste que l'eau ordinaire, parce que l'ébullition lui a fait perdre une partie des gaz qu'elle contient normalement en dissolution, gaz qui facilitent l'absorption. Mais des expériences récentes, faites à Lyon, sont venues prouver que l'eau bouillie perdait beaucoup moins de gaz qu'on ne le croyait et que, en outre, on peut aisément, par un battage rapide, par exemple, lui restituer les gaz qui lui manquent. Mais, dans ce cas, il est bien entendu que l'air est lui-même complètement stérilisé, autrement il restituerait à l'eau les microbes que l'ébullition lui a enlevés. — *L'eau stérilisée* proprement dite n'a point tous ces inconvénients : elle est donc la seule qui offre une sécurité absolue. On l'obtient en la faisant passer dans un appareil composé d'une cuve où, grâce à la pression, elle peut atteindre $+ 110$ à $+ 120°$ C., et même davantage, et d'un serpentin refroidisseur. L'eau ainsi traitée est entièrement dépourvue de microbes et de spores ou, pour mieux dire, ceux-ci, s'ils existent, sont tués par la chaleur. On a fait des appareils mobiles qui ont servi, dans la banlieue de Paris, pendant la dernière épidémie cholérique. Mais le grand obstacle à l'usage de ces appareils est leur prix de revient. Les municipalités répuguent souvent à dépenser les sommes considérables qu'ils coûtent. Dans l'armée, où l'on a sous la main les hommes et les chevaux nécessaires, et où l'on n'a qu'à acheter l'appareil, qui n'est pas lui-même d'un prix très élevé, leur usage est courant et l'on en a obtenu d'excellents résultats, notamment dans les camps. Tout récemment, on a installé à Paris des appareils du même genre, mais fixes, qu'on désigne sous le nom de *fontaines à eau chaude*. Cet appareil est fondé sur un déclenchement automatique. En mettant une pièce de 10 centimes dans une ouverture *ad hoc*, on déclenche un ressort qui ouvre deux robinets, l'un à gaz, l'autre à eau. L'eau tombe dans un seau qui peut en contenir dix litres. Lorsque ces dix litres sont versés, le poids fait basculer la plate-forme, qui, en basculant, referme les deux robinets. Cet appareil fournit de l'eau chaude bouillie, mais on ne peut dire qu'elle soit complètement stérilisée. L'eau vraiment stérilisée a un avantage considérable sur l'eau simplement bouillie ; c'est que ne contenant aucun germe infectieux (microbes ou spores), elle peut se garder longtemps pourvu qu'elle soit complètement à l'abri de l'air. On a aussi parlé de la stérilisation de l'eau par l'électricité, mais les tentatives faites dans ce sens ont jusqu'ici donné des résultats douteux. En résumé, pour la *consommation immédiate*, on peut se contenter d'eau bouillie, mais pour une *consommation plus éloignée*, de quelques jours, par exemple, il est indispensable de n'user que d'eau stérilisée à + 120° C., sous pression, comme nous l'avons indiqué.

D. Du lait. — Le lait peut contenir certains germes infectieux, soit directement, parce que les animaux qui le fournissent sont contaminés, soit indirectement, lorsqu'on le coupe, comme c'est l'habitude à Paris, avec des eaux quelconques, plus ou moins saines. On sait en effet que les porteurs ne se font aucun scrupule de mêler au lait qu'ils viennent vendre des eaux de ruisseaux, d'étangs, de rivières, même de fossés, pourvu que ces eaux soient sur leur chemin et à l'abri des regards des sergents de ville et des inspecteurs. Dans tous les cas, le lait peut servir de véhicule à divers microbes pathogènes. On croyait autrefois que les enfants peuvent contracter la syphilis directement par le lait de leur nourrice malade ; mais les recherches de Padova et de Gallois ont montré que la syphilis provient, dans ce cas, des plaques muqueuses des lèvres et du mamelon des nourrices. En ce qui regarde la contagion de la tuberculose par le lait des vaches pomelières, atteintes de mammite tuberculeuse, M. Dujardin-Beaumetz se montre très sceptique ; il reconnaît néanmoins le danger de l'ingestion de ce lait contaminé. Nous avons dit d'autre part que l'observation clinique tend au contraire à démontrer ce contage par la fréquence extrême de la tuberculose abdominale chez les jeunes enfants. Le doute en ce qui touche la diarrhée cholériforme des enfants n'est plus permis, ainsi que l'a montré le Dr Budin. Le contage vient du lait infecté ou du biberon, qu'on n'a pas pris soin de nettoyer et d'entretenir proprement. Pour éviter ces inconvénients, il faut donc que le lait soit, lui aussi, stérilisé. Il existe plusieurs procédés de stérilisation : le *procédé à la plaque* est employé à Paris, où tout le lait produit dans un rayon de cinq lieues est ainsi traité. On le fait passer dans un appareil dont les plaques chauffées le portent à une température d'environ -+- 60° C. Cette température détruit bien les bactéries adultes, vivantes, mais non les germes, les spores ; la stérilisation est donc incomplète. Le lait ainsi préparé peut cependant se conserver de trente-six à quarante-huit heures. — Le *procédé de famille* consiste simplement à faire bouillir le lait, ce qui l'empêche de fermenter, mais ce qui a l'inconvénient de le débarrasser d'une partie de son beurre; en outre tous les germes ne sont pas détruits. Le lait, avec ce procédé, peut se conserver quelques jours, surtout si on a soin d'employer le *bouchon de Gentile*, dont on se sert avantageusement dans divers hôpitaux et notamment à Cochin. C'est un simple bouchon de

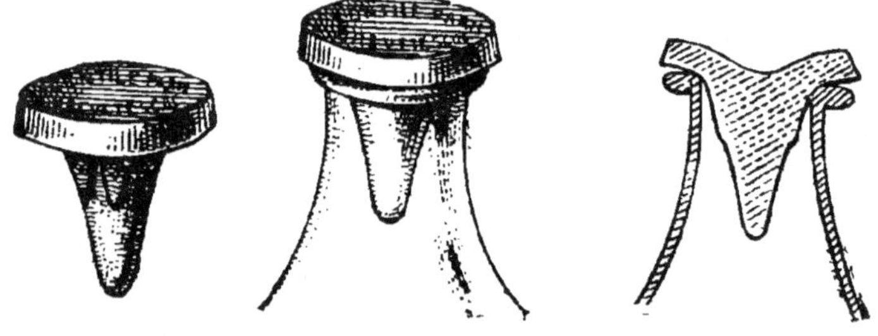

Fig. 16.

caoutchouc et voici comment on s'en sert. On remplit complètement des flacons de lait bouillant et on bouche. Le refroidissement faisant le vide, la fermeture devient hermétique et en même temps le bouchon se déprime en son centre. Cette dépression sert ainsi à reconnaître si le flacon est intact et le lait en bon état. Par mesure de précaution, on doit rejeter l'emploi des flacons dont le bouchon ne forme pas un creux, car cela prouve que l'occlusion n'était pas complète, que l'air a pénétré et ensemencé le lait, ou que ce lait a fermenté. — Le véritable procédé de stérilisation du lait est le même que pour l'eau ; on le fait passer sous pression dans un appareil où il atteint + 110 à + 120° C. Toutefois ce procédé offre quelques inconvénients. Ainsi la stérilisation donne au lait porté à 110° un goût désagréable de caramel, de brûlé, de *rimé*; mais pour l'enfant, dont le goût est essentiellement d'habitude, cela n'a pas une grande importance. En outre, une partie des gaz du lait disparaissent, ce qui le rend moins digestible ; enfin le beurre du lait stérilisé forme de petits grumeaux peu agréables à sentir ; on est donc souvent obligé de filtrer le lait, ce qui le prive d'une partie de ses éléments essentiels. Mais ces inconvénients sont compensés par de réels avantages : le lait stérilisé offre toute garantie contre la contagion ; il est aussi plus digeste, car la température de stérilisation transforme la caséine, dans le lait de vache principalement, en pepto-albumine qui ne se coagule pas dans l'estomac et est assimilée plus aisément. Cette peptonisation de la caséine est ainsi une première digestion qui facilite les fonctions de l'organisme.

E. Des vins. — Quoique le vin soit rarement le véhicule des microbes pathogènes, il peut cependant le devenir lorsqu'il est copieusement coupé, pauvre en tannin et en alcool. En outre il contient des produits fermentescibles qui sont d'excellents milieux de culture pour certains ferments. Le vin alors devient désagréable, il se trouble, on dit qu'il *graisse,* qu'il *tourne,* qu'il *fleurit.* Le vin qui graisse est produit par un ferment figuré qui attaque les matières sucrées et gommeuses ; les vins blancs graissent plus souvent que les vins rouges à cause de leur plus faible teneur en tannin. L'agitation, l'aération font disparaître ce défaut. Une faiblesse notable en alcool produit souvent le vin qui tourne ; exposé à l'air, ce vin *fleurit,* se couvre de petits amas blancs (*fleurs du vin*) qui proviennent du développement du *mycoderma vini.* Il paraît aussi que le mildew prédispose à la *tourne* et à la *pousse.* On a cherché à corriger ce défaut par le *vinage,* c'est-à-dire en ajoutant au vin des alcools qui sont souvent de mauvaise qualité, et par le *plâtrage* qui élève également la richesse alcoolique des vins. Mais le sulfate de chaux se transformant en bisulfate dont l'usage est nuisible, l'académie de médecine a condamné le plâtrage. Les vins transportés et embarqués tournent beaucoup plus facilement que les autres ; autrefois, pour empêcher cet inconvénient, on mettait de la litharge avec le vin ; mais, quand il se produisait de l'acide acétique, cette litharge se transformait en acétate de plomb, lequel déterminait la maladie appelée *colique des navigateurs*. Aujourd'hui on a renoncé à ces divers procédés. On se contente de faire passer les vins par des cuves où leur température est élevée à + 60 ou + 70° C. On les met ensuite en bouteilles où ils se conservent indéfiniment. C'est ce qu'on appelle la *pastorisation* des vins. Tous les vins embarqués sur les navires de l'Etat sont aujourd'hui pastorisés. L'avantage de la pastorisation, c'est que le vin ne fermente plus et se conserve intact, mais ce procédé a de réels inconvénients. Le vin est presque un être organisé ; il vit ; il a ses âges : à certaines saisons de l'année, il fermente. C'est là ce qui lui donne ses précieuses qualités ; aussi y a-t-il réellement des vins trop jeunes et des vins trop vieux. Les vins de Bourgogne, par exemple, vieillissent vite ; en dix ans, ils tombent en décrépitude ; les vins de Bordeaux au contraire résistent bien à la vieillesse ; au bout de quarante, cinquante ans, ils conservent encore leur saveur et leur bouquet. Or, quand on fait intervenir la chaleur, la stérilisation, on arrête la vie chimique du vin ; dès ce moment, il ne gagne ni ne perd plus ; il ne vieillit pas, il demeure tel quel, ce qui lui fait perdre ses qualités les plus justement estimées. La pastorisation des vins n'est donc applicable qu'aux vins communs, et jamais, ou bien rarement, aux vins de gourmet et de malade [1].

IV. — Conservation des aliments.

Le rôle des microbes dans les fermentations explique leur rôle dans la *putréfaction*, qui est la décomposition chimique que subissent les matières animales et végétales qui ont cessé de vivre. On disait autrefois *décomposition spontanée*, mais depuis que M. Pasteur a prouvé que la présence des bactéries était nécessaire à l'accomplissement des phénomènes ultimes de la putréfaction, cette expression est devenue impropre. La putréfaction n'est plus spontanée, elle est *provoquée*. Si donc on empêche d'une manière quelconque l'arrivée de ces bactéries, la décomposition putride n'a plus lieu ; elle n'a pas lieu davantage si l'on parvient à tuer les microbes de la putréfaction. Ainsi lorsque la température est maintenue aux environs de $+\,100^{\circ}$C., elle ne se produit pas. Les matières antiseptiques (bichlorure de mercure, iode, acide prussique, sulfate de cuivre, chlorure de zinc, acide thymique, acide phénique, etc.) arrivent au même résultat, mais elles ont l'inconvénient de rendre les substances alimentaires impropres à la consommation. L'air étant le grand véhicule des microbes, — comme l'eau non stérilisée, — il a naturellement une influence considérable sur la putréfaction, abstraction faite de l'action de l'oxygène qu'il contient. C'est ainsi que l'air, ayant passé dans un tube chauffé au rouge ou au travers d'une couche dense d'ouate ou de coton, est impuis-

(1) Nous devons ici nos remerciements spéciaux au Dr Dujardin-Beaumetz dont les conférences thérapeutiques de l'hôpital Cochin nous ont beaucoup aidé pour la rédaction de ce chapitre.

sant à provoquer la putréfaction parce que les germes qu'il renferme ont été détruits ou arrêtés. L'absence de l'oxygène au contraire n'arrête pas toujours la décomposition, car un certain nombre de microbes putréfiants sont anaérobies, c'est-à-dire empruntent l'oxygène indispensable à leur vie, non à l'air ambiant, mais aux matières instables au milieu des quelles ils vivent.

Les principales bactéries de la putréfaction sont : le *bacillus subtilis*, le *bacillus amylobacter*, le *bacillus megaterium* et le *bacterium termo*, ce dernier étant le plus constant et sans doute le plus important des microbes de la décomposition putride. Tous ces microbes du reste ont une propriété commune qui constitue le premier stade de la putréfaction : celle de liquéfier la gélatine ; les diastases sécrétées par les bactéries rendent en outre solubles dans l'eau les matières albuminoïdes. Apparaissent ensuite les substances solubles dans l'alcool, et la leucine, la tyrosine, les ptomaïnes, puis le scatol, l'indol, des acides acétique, butyrique, valérique ; enfin aux derniers termes de la décomposition, on a de l'acide carbonique, de l'hydrogène carboné et sulfuré, qui cause en grande partie l'odeur nauséabonde des fermentations putrides. Ainsi que nous l'avons dit précédemment, ces évolutions chimiques indiquent que les combinaisons instables et complexes de la vie se sont transformées en combinaisons plus simples et fixes ; cette considération explique à la fois ce qu'est la vie et ce qu'est la mort — et tous les phénomènes qui accompagnent l'une et l'autre, — et quelles minces différences il y a entre ces deux termes physiques. Si l'on se rappelle en outre tous les phénomènes qui s'accomplissent pendant la digestion et dans l'organisme vivant assimilant et désassimilant, on reconnaîtra que la phrase de Mitscherlich : « La vie est une pourriture, » est, sous sa forme imagée, l'expression de la vérité. Cela pourrait prêter à quelques développements philosophiques fort éloquents, sur le thème identique de l'Ecclésiaste : « *Homo, memento quia pulvis es …* » Mais ce n'en est pas ici la place, et nous laissons au lecteur le soin de les faire lui-même.

Quoique la présence des bactéries soit nécessaire à la production ultime de la putréfaction, il peut cependant se produire, en dehors de leur action, des phénomènes similaires, qui ont l'inconvénient de rendre les viandes désagréables et parfois nuisibles. C'est ainsi que les récents travaux de M. Gautier ont éclairé et précisé nos idées relativement aux phénomènes qui suivent la *mort générale* de l'organisme. On croyait en effet que la cellule animale a besoin pour vivre de l'oxygène de l'air que lui apportent les globules sanguins. M. Gautier vient de découvrir que la cellule animale n'a nullement besoin de cet oxygène, qu'elle est *anaérobie*. Elle peut donc évoluer en dehors de l'action de l'air et de ses constituants chimiques ; dans cette théorie, le rôle de l'oxygène est celui, pour employer une expression vulgaire mais exacte, d'un balayeur qui emporte et combure les déchets inutiles et nuisibles de la vie cellulaire. M. Gautier en effet a placé dans des vases hermétiquement clos et maintenus à — 2° C. des morceaux de viande provenant immédiatement de l'abattoir. Il les a laissés ainsi quinze jours, trois semaines même, puis il a étudié ce qui c'était passé. D'après Pasteur, cette viande ne se putréfiera pas, parce qu'elle est placée à l'abri des germes. Elle doit rester *en l'état*. Mais M. Gautier prouve que si l'animal auquel ces morceaux de viande appartenaient est bien mort, il n'en est pas de même des cellules qui, elles, continuent à vivre un certain temps et produisent, ainsi que dans la vie normale, des leucomaïnes. Mais comme l'oxygène fourni par le globule sanguin n'est plus là pour détruire et comburer ces produits d'usure ou *excrémentitiels*, ces leucomaïnes s'accumulent et finissent par empoisonner les cellules qui meurent alors définitivement. La viande, dans ce cas, bien que n'ayant pas subi positivement la putréfaction ni la fermentation putride, n'en est pas moins d'une consommation peu agréable quoique innocive, les leucomaïnes n'étant pas généralement toxiques. Du reste l'activité cellulaire *post mortuaire* est limitée entre $+ 25°$ et $+ 40°$ C. Au-dessus ou au-dessous, elle décline promptement et cesse bientôt tout à fait, ainsi que l'a fait remarquer M. Gautier.

C'est sur ces données précises qu'est établi le principe de la conservation des aliments : suppression physique de la pénétration des germes et de l'oxygène par obturation complète ; destruction des germes préexistants par l'élévation suffisante de la température. En effet, à $+ 110°$ ou $+ 120°$ C., sous pression, aucun être vivant ne peut continuer de vivre. A côté de ces procédés généraux, qui répondent à une stérilisation complète, se trouvent d'autres procédés moins parfaits de conservation. Nous allons tous les examiner sommairement.

Les aliments conservés sont surtout les viandes et les légumes. Le mot *conserve* est plus spécialement employé pour désigner des aliments non desséchés et renfermés dans des vases hermétiquement clos ; par extension on l'applique aux fruits conservés dans le sucre et l'alcool, aux conserves à l'huile, à la graisse, au vinaigre, etc., et aux légumes épluchés, desséchés et comprimés. C'est Appert qui a découvert les procédés commerciaux de conservation aujourd'hui couramment en usage. Ses premiers essais datent de 1796. Mais il ne connaissait pas la théorie de ses pratiques conservatrices. Cette théorie, on la connaît bien aujourd'hui et c'est pour la faire comprendre que nous avons exposé les phénomènes de la putréfaction. Tous les procédés de conservation ne visent en effet qu'à empêcher la fermentation putride de se produire.

A. Conservation des viandes. — 1° *Par le procédé Appert*. — Appert se servait de flacons de verre bouchés avec le plus grand soin. Collin, de Nantes, réalisa un progrès en leur substituant des boîtes de fer-blanc moins fragiles; on fait cuire la viande, découpée en morceaux convenables, dans l'eau bouillante; on l'introduit immédiatement dans la boîte de fer-blanc; on comprime modérément et on soude le couvercle à l'étain, en laissant une petite ouverture par laquelle on introduit du jus ou du bouillon de manière à remplir complètement la boîte; on soude enfin définitivement. Pour détruire les germes qui auraient pu pénétrer avec la viande, le jus et l'air, on porte la boîte dans une caisse métallique, qui supporte des températures de + 110° C. par de l'eau bouillante chargée de sel marin. Cette caisse a pour but d'empêcher la boîte de conserve de se déformer par l'ébullition de son liquide, d'éclater même sous la tension de la vapeur, ou d'être attaquée par le sel de l'eau du bain-marie. Dans ce procédé, on parvient à faire absorber par la substance une grande partie de l'oxygène de l'air et des liquides et à le remplacer par de l'acide carbonique. On stérilise ainsi la conserve par la destruction des germes.

2° *Le procédé Fastier* est le même, seulement avant l'obturation complète on chauffe à + 120° C., dans l'eau salée bouillante; la vapeur s'échappe et on bouche quand il ne reste plus d'air dans la boîte.

  3° *Le procédé de F. Chevalier-Appert* emploie l'autoclave (sorte de four portatif ou non, à parois résistantes, pouvant supporter des pressions de 3 à 5 atmosphères, et souvent chauffés au gaz, ce qui permet de régler exactement la température) à $+110°$ C. Ce procédé est plus sûr et plus rapide. Le procédé de Lignac dessèche les viandes, — que l'on coupe préalablement en lanières, — à $+40°$ C., ce qui leur fait perdre les 3|4 de leur eau. On les comprime ensuite fortement, on les introduit dans les boîtes et on cuit enfin comme ci-dessus.

  4° *Le procédé Cellier* use essentiellement de la dessication; c'est une imitation du *Tasajo* et du *Pemmican* américains dont Boussingault avait jadis fourni avec enthousiasme la recette. On retire d'abord les os et la graisse; on découpe la viande en lanières courtes et minces ; on dessèche dans une étuve à $+50°$ C. ou $55°$ C., puis on les réduit en pulpe et en poudre. On conserve et on cuit ensuite de la manière habituelle. Mais ce procédé n'a jamais donné de résultats bien satisfaisants ; la graisse, qu'on ne peut toujours complètement enlever, rancit et l'aliment contracte ainsi une odeur désagréable.

  5° Nous avons déjà dit un mot du *salage*, qui n'est pas seulement un procédé de conservation, mais qui sert aussi à relever le goût de certains aliments. Il consiste essentiellement à ajouter aux susdits aliments une quantité de sel suffisante à l'antisepsie. Cette quantité, d'après Miquel, ne doit pas être moindre de 165 à 200 grammes par kilogramme de viande. Mais souvent elle doit être plus considérable. Le sel marin seul coagule et durcit les viandes ; il les rend indigestes et coriaces, d'un aspect terne et douteux. En ajoutant 15 grammes de sel de nitre par 1,000 grammes de sel commun, on conserve à la viande son aspect rosé et agréable. Les salaisons de bœuf se font, en Angleterre, où elles sont très prisées, à la saison froide ; on choisit des animaux robustes, sains et gras, mais on enlève la graisse ; on place les quartiers de viande entre deux couches de sel, et on peut arroser deux ou plusieurs fois par semaine avec de la saumure. La *saumure* est le liquide qui s'écoule de la viande ainsi traitée ; elle est formée par le sel qui a enlevé l'eau de combinaison de cette viande ; on l'aromatise toujours avec des épices de diverses sortes. Suivant Raynal et Goubeaux, la saumure est toxique à haute dose, bien qu'elle soit très employée comme condiment et même comme remède dans les pays de salaison. Cette toxicité provient non seulement du sel lui-même, lequel est un poison à dose très forte, mais aussi des ferments et surtout des alcaloïdes animaux que contient la saumure. Le porc, la morue, etc., salés sont préparés de la même façon, mais quelquefois il y a très peu de saumure. La *morue rouge* est une morue altérée dont l'usage est nuisible, car le salage n'est pas toujours un procédé parfait de conservation. Pour dessaler, on fait longuement tremper dans l'eau froide, puis on change d'eau, et on chauffe très doucement.

6° Nous avons également déjà dit un mot du *fumage*. La fumée coagule, par la créosote, la superficie de l'albumine et empêche la pénétration des germes : elle paraît aussi agir par ses alcools phénique et crésylique, unis à une petite quantité de sel marin, et par certains produits pyrogénés, dus à la réaction de la chaleur sur les composés organiques. On commence par dépecer et saler la viande, puis on la suspend dans un endroit où pénètre la fumée produite par des bois de hêtre, de chêne, de bouleau et quelquefois de genévrier. En Allemagne, le fumage a lieu dans des bâtiments spéciaux où des *registres* permettent de régler la quantité et la concentration de la fumée. Souvent, dans nos campagnes, on se contente de suspendre les pièces à fumer sous le manteau d'une cheminée où le feu n'arrête pas. Les *harengs saurs* et les autres poissons fumés (haddock, etc.) sont fabriqués de la même façon ; on les sale d'abord, puis on les suspend dans un espèce de four où on fait un feu de bois vert ou un petit feu donnant beaucoup de fumée. Le salage préliminaire est quelquefois très peu abondant, mais dans ce cas les aliments se conservent moins bien. Le salage, combiné au fumage, donne à ces aliments un goût assez agréable·

7° Le *glaçage*, ou mieux la *congélation*, est expérimentée depuis peu de temps ; cependant il a donné d'assez bons résultats. On soumet les viandes sous pression à des températures de — 10° C., puis on les conserve dans des caisses à mélanges réfrigérants. Ces conserves sont quelquefois employées dans l'armée ; elles sont sans danger, mais l'aliment a beaucoup moins de goût et de saveur que l'aliment frais.

8° Nous ne citerons ici que pour mémoire les conserves à l'huile et à la graisse. Les conserves à l'huile se font comme les précédentes ; elles sont surtout employées pour les poissons. Les conserves à la graisse se font aussi à peu près de la même manière. Après cuisson, on plonge l'aliment (porc, oie, etc.) dans la graisse fondue ou le beurre fondu ; on met par-dessus une couche de graisse suffisante pour intercepter complètement l'accès de l'air, puis on recouvre avec soin et on tient au frais. Ce procédé est excellent ; il est employé pour les pâtés principalement, mais la graisse rancit quelquefois.

B. Conservation des légumes. — Certains aliments tirés du règne végétal, comme le sucre, l'amidon, se conservent indéfiniment ; il en est de même des graines des céréales, à la condition qu'elles ne soient pas exposés à l'humidité et qu'on les mette à l'abri des parasites. D'autres végétaux, les légumes principalement, subissent facilement la fermentation putride. On emploie donc pour les conserver des méthodes spéciales. Ces méthodes sont de trois sortes : 1° La première est le procédé Appert, décrit plus haut. Les petits-pois, haricots, asperges, cèpes, etc., sont enfermés dans des boîtes closes, où ils baignent dans le liquide qui les a à moitié cuits. — 2° La seconde méthode est la dessiccation et la compression. Dans le procédé Masson, on épluche les légumes, on les dessèche dans une étuve à + 35° C. et on les comprime à la presse hydraulique. Dans le procédé Chollet et Morel-Fatio, les légumes sont épluchés avec soin, lavés, coupés si besoin en est, et cuits dans des appareils en tôle où la température va de + 110 à + 115° C. Les choux de Bruxelles sont cependant cuits à l'eau au préalable. On les met ensuite sur les tablettes des séchoirs où passe un courant d'air rapide à la température de + 45 à + 50° C. Les légumes deviennent alors complètement secs et friables. On les expose de nouveau quelques instants à l'air pour leur rendre un peu d'élasticité. On les livre tels quels, ou bien on les comprime à la presse en tablettes enveloppées dans du papier d'étain. La *julienne de troupe*, composée de navets, pommes de terre, oignons, céleris, poireaux, choux, carottes, etc., est préparée de la sorte ; elle a rendu de grands services à nos soldats pendant la guerre de Crimée. — 3° Enfin nous ne parlons encore que pour mémoire des conserves de fruits au sucre et au miel (*confitures*), des fruits à l'eau-de-vie, des cornichons au vinaigre, etc., qui sont aussi des conserves. Nous ne nous étendrons pas sur la préparation et l'usage de ces conserves dont les livres de cuisine discourent longuement. Nous n'ajouterons plus qu'une remarque : c'est que les conserves, surtout celles de viandes et de poissons en boîte doivent être consommées immédiatement. La théorie de M. Gautier, relative à la vie cellulaire post-mortuaire indique pourquoi il faut prendre cette précaution. Les leucomaïnes produites, quand la cuisson n'a pas tué les cellules de la chair, préparent en effet le terrain à une rapide évolution des phénomènes de la fermentation putride.

TROISIÈME PARTIE

LES RATIONS ALIMENTAIRES
DANS L'ÉTAT DE SANTÉ

CHAPITRE PREMIER

RATIONS D'ENTRETIEN ET DE TRAVAIL

I. — Établissement des rations-types.

Dans la première partie de cet ouvrage, nous avons vu que, par suite du fonctionnement vital, l'homme perd quotidiennement une partie de son poids, sous forme d'excrétions, de produits de déchet et d'usure qu'il est forcé d'éliminer. En réduisant ces *excreta* en leurs éléments chimiques, nous avons ainsi reconnu que, chaque jour, l'homme élimine près de 3 litres d'eau (2,818 grammes), 281 grammes de carbone, 39 d'hydrogène, 19 d'azote, 944 d'oxygène et 32 de sels divers (cf. p. 12). Or, pour réparer ces pertes, il est forcé d'emprunter à ses aliments solides et à ses boissons les matériaux nécessaires à l'entretien de son existence. A ce titre l'oxygène de l'air est lui-même un aliment et des plus importants, quoiqu'on ne le fasse généralement pas rentrer dans la catégorie alimentaire et que son assimilation constitue une fonction spéciale, la respiration. Nous n'en parlerons donc pas plus longuement ici.

Mais cette quantité et cette qualité des excreta ne forment qu'une moyenne pour ainsi dire théorique, qui, en réalité, est tantôt dépassée, tantôt non-atteinte par les individus, dont l'âge, le sexe, les occupations, les dimensions du corps font constamment varier le fonctionnement vital. C'est à l'étude de ces variations et des variations concomitantes qu'elles nécessitent dans l'alimentation qu'est consacré le présent article.

Les pertes en excreta, indiquées ci-dessus, expriment la nature et la quantité des matériaux alimentaires nécessaires à leur réparation. Pour cela, on admet généralement que l'homme a besoin quotidiennement de 124 grammes de matières protéiques (albuminates de G. Sée, ou albuminoïdes) sèches, représentant 20 grammes d'azote. Mais comme ces matières protéïques contiennent plus de 60 grammes de carbone, on n'a plus besoin que de 220 à 230 grammes de carbone, qui sont alors fournis par les amidons, les féculents, les sucres et les graisses, ce qui donne environ 430 grammes d'hydrates de carbone et 55 grammes de graisses. Quant à la quantité d'eau nécessaire, elle est apportée partie par les boissons, partie par les aliments, tous plus ou moins riches en eau.

Les chiffres précédents correspondent à la ration mixte suivante, indiquée par M. Dujardin-Beaumetz [1].

____

[1] Cf. *Hygiène alimentaire*, p. 117.

	POIDS	MATIÈRES AZOTÉES	AMIDON	GRAISSES
	gramm.			
Pain blanc	819	61,83	435	4,80
Viande	259	62,17	»	50,20
Total . . .		124,00	435	55,00

Moleschott a indiqué en outre une ration qui tient le milieu entre la ration d'entretien et la ration de travail. Voici cette ration :

Matières albuminoïdes	130 grammes.
Graisses	84 —
Hydrates de carbone	404 —
Sels minéraux	30 —

De même que le chiffre des excreta fourni ci-dessus était moyen et théorique, de même ce chiffre de la réparation est également moyen et théorique. Il indique seulement la quantité d'*ingesta* nécessaire pour que l'organisme répare simplement son usure, sans perdre ni gagner. C'est là ce que l'on nomme la *ration d'entretien*. Nous verrons plus loin, en parlant de la ration alimentaire du soldat, l'application pratique que l'on a fait de ces données.

En réalité, l'homme ne se trouve jamais dans de telles conditions. Ranke et Beneke ont pu maintenir l'état de santé avec 100 grammes d'albuminoïdes, 100 grammes de graisses et 240 grammes de substances hydrocarbonées ; Pflüger, Bohland et Bleichtreu sont même arrivés à 89 gr. 50 et 88 gr. 64 de matières protéiques, mais ce sont là des chiffres expérimentaux qui ne s'appliquent à *personne*, comme le dit très bien G. Sée. Smith et Playfair en effet, après de nombreuses recherches, sont arrivés à reconnaître que le besoin journalier, à l'état de repos absolu, exige 66 grammes d'albumine, 24 grammes de graisses et 330 grammes d'hydrates de carbone. Si, de ce repos absolu, on passe au travail le plus léger, la ration quotidienne d'entretien doit être immédiatement élevée, à cause des combustions plus intenses qui s'accomplissent dans l'organisme.

On a souvent comparé, et avec raison, l'organisme humain à une machine, et particulièrement à une machine à vapeur. Si on ne fournit aucun combustible à cette machine, elle ne fournit de son côté aucun travail, lequel est produit par l'oxydation, — la combustion autrement dit — de ces combustibles. Les combustibles de la machine humaine, ce sont les aliments; ces derniers doivent donc être, pour fournir du travail, oxydables dans l'organisme et donner ainsi de la chaleur. Dans la ration d'entretien, il n'y a que de la chaleur produite. La quantité d'aliments n'est pas suffisante pour produire du travail. Quand on veut obtenir ce travail, sans que la machine s'épuise et s'use prématurément, on est donc obligé d'augmenter la ration de combustibles ou d'aliments.

La machine humaine d'ailleurs n'est point une machine idéale. M. A. Gautier a prouvé, en effet, que son coefficient de rendement est des plus faibles, puisque sur 100 calories produites, 25 servent à maintenir la température du corps, 55 sont absorbées par les frottements de la machine et 20 seulement peuvent être transformées en travail utile. Mais cette proportion du travail utile, si faible qu'elle soit, n'est cependant vraie qu'à partir d'un certain chiffre. D'après les recherches d'Hervé-Mangon en effet, il faut que l'homme produise 2,600 à 2,700 calories par jour avant de rendre aucun travail effectif, ces calories étant entièrement absorbées par les frottements de la machine et le maintien de sa température normale (+ 37° 5). Or la ration d'entretien, dont nous avons donné la valeur numérique, ne produit guère que 2,700 calories, ce qui donne, pour un homme adulte, environ 1 cal., 5 par heure et par kilogramme du poids de son corps.

Il résulte de cela que, pour rendre un travail mécanique extérieur notable, la machine humaine devra donner un nombre de calories beaucoup plus considérable. Ainsi, suivant Hervé-Mangon, pour un travail faible, il faudra produire 4,200 calories ; pour un travail considérable, 6,000. Or, ce sont les aliments ingérés qui fourniront, comme nous l'avons dit, par leur oxydation, ces calories.

Si maintenant on remarque que Frankland a démontré que 1 kilogramme d'albumine sèche donne en se transformant en urée, 4,368 calories, 1 kilogramme d'amidon, 4,200, 1 kilogramme de graisses, 9,069, on pourra théoriquement établir la quantité de chaque espèce d'aliment nécessaire pour produire un travail donné. Ces quantités, Hervé-Mangon les a indiquées. Le tableau suivant en reproduit quelques-unes [1] (p. 164).

Mais en général il est impossible de déterminer par avance la quantité de kilogrammètres (1 calorie équivaut à 425 kilogrammètres et représente la chaleur nécessaire pour élever de 0° à + 1°, 1 kilogramme d'eau) que le travailleur devra produire. Ce n'est que par l'expérience que l'on peut s'en rendre compte, par la quantité et la nature des déchets que l'organisme travaillant produit et élimine.

Ces déchets, résultat des combustions dont l'éco-

(1) Cf. Dujardin-Beaumetz, *op. cit.* p. 126.

nomie est le siège, se rencontrent principalement dans les urines, quoique la quantité d'oxygène comburé ou d'acide carbonique exhalé et l'état de la température du corps puissent également indiquer l'importance des combustions. C'est donc, en réalité, par la comparaison entre l'azote contenu dans la sécrétion urinaire et celui absorbé par les aliments que l'on peut établir la balance de la nutrition. Si l'azote éliminé est plus abondant que l'azote ingéré, la ration n'est pas suffisante, il faut l'augmenter ; si les quantités sont égales, la ration est proportionnelle au travail fourni, etc.

POIDS NÉCESSAIRES POUR DÉGAGER DANS L'ORGANISME LES NOMBRES SUIVANTS DE CALORIES

	2.600 Repos	4.200 Travail faible	4.800 Travail ordinaire	6.000 Travail considérable
	kg.	kg.	kg.	kg.
Pain.	0,692	1,119	1,278	1,598
Pommes de terre.	2,613	4,221	4,824	6,030
Maigre de bœuf. .	1,827	2,951	3,373	4,216
Œufs	1,135	1,834	2,098	2,621
Fromage sec. .	0,596	0,964	1,101	1,377
Beurre	0,357	0,578	0,660	0,825

L'azote éliminé se rencontre surtout dans l'urée et l'acide urique de la sécrétion urinaire. Mais ces deux substances indiquent des états différents d'oxydation des matières albuminoïdes, l'acide urique représentant une combustion incomplète des aliments protéiques. Reste à savoir comment l'urée et l'acide urique se forment dans l'économie ; c'est ce que nous allons brièvement examiner.

L'urée, dont la formule chimique est $COAz^2H^4$, est le

produit ultime de la combustion, de l'usure physiologique des albuminoïdes. L'acide urique au contraire, $C^5H^3 Az^4O^3$, marque le début de cette combustion. Aussi ces deux corps, qui se rencontrent dans les urines, sont-ils généralement en proportion inverse l'un de l'autre, c'est-à-dire que moins il y a d'urée, plus il y a d'acide urique. Dès 1838, Wœhler et Liebig avaient montré qu'en oxydant de l'acide urique on obtient de l'urée et plus récemment Béchamps a prouvé que l'oxydation directe des matières albuminoïdes fournit de l'urée. Sans nous étendre ici sur la théorie de Schultzen et de Nencki qui ont soutenu que l'urée provient d'une partie des matières albuminoïdes décomposées dans les chylifères en corps dépourvus d'azote et en acides amidés (glycocolle, leucine, etc.), nous admettrons que l'urée résulte de dédoublements et d'oxydations subies par les matières albuminoïdes. Mais d'où vient cette urée, des albuminoïdes de l'économie ou des aliments azotés? On admettait autrefois unanimement que l'urée résulte de l'usure musculaire déterminée par le travail, comme le montre le tableau suivant emprunté à Ritter :

PAR JOUR	QUANTITÉ D'URINE	AZOTE TOTAL	URÉE	ACIDE URIQUE
	grammes.	gr.	gr.	gr.
Repos.	1340	17,89	32,90	0,90
4 heures de marche.	1940	20,00	39,25	0,88
4 jours de marche..	2120	20,30	40,30	0,62

Comme conséquence, Vasel a fait remarquer que la moyenne de l'urée, pour douze heures de nuit, est d'environ un septième plus faible que pour la moyenne des douze heures de jour.

Mais la théorie, émise par Liebig, que le travail n'est obtenu que par la destruction des matières albuminoïdes que renferme le tissu musculaire, fut modifiée quand on reconnut que l'alimentation influence considérablement la production de l'urée. On crut alors que la plus faible part seulement des matériaux azotés absorbés sert à la réparation musculaire et que l'autre part, incapable d'entrer dans la trame des tissus, subit divers phénomènes de combustion et s'élimine sous forme d'acide urique et d'urée (*Luxusconsumption* des auteurs allemands). Mais la découverte du glycogène dans les muscles modifia de nouveau la théorie de la production de l'urée et l'on reconnut que, à la période de travail, le muscle consomme surtout des matériaux non azotés et spécialement des hydrates de carbone. Cette nouvelle manière de voir explique pourquoi l'alimentation joue un rôle prépondérant dans la quantité d'urée éliminée, ainsi qu'en témoignent les travaux d'Hugounencq, de Darier et de Quinquaud. D'autre part, Lehmann et Ranke ont prouvé que la quantité d'acide urique est beaucoup plus considérable avec un régime animal qu'avec un régime végétal. Toutefois, et tout en reconnaissant que les hydrates de carbone sont la source la plus importante du travail musculaire et économisent par leur combustion l'oxydation et l'usure des albuminoïdes de l'économie, il faut bien reconnaître avec Lambling que la quantité de travail utile fourni s'accroît dans des proportions considérables avec une alimentation azotée.

Si maintenant nous en revenons à ce que nous avons dit précédemment (cf. p. 162) nous voyons que la *ration de travail* devra, pour faire face aux dépenses supérieures de l'organisme, être plus élevée, à tous égards, que la *ration d'entretien*. Cette ration d'entretien, représentée en poids par 819 grammes de pain et 259 grammes de viande, donne 124 grammes de matières albuminoïdés ou azotées, 430 grammes d'hydrates de carbone et 55 grammes de graisse. D'après le professeur G. Sée, que cite M. Dujardin-Beaumetz[1], la *ration de travail* moyenne sera de 160 grammes de matières azotées, 60 grammes de graisses, et 500 à 550 grammes d'aliments féculents et d'hydrates de carbone. Nous savons que la ration d'entretien fournit 2,700 calories. La ration moyenne de travail donnera, pour les matières albuminoïdes 700 calories, pour les graisses 500, pour les hydrates de carbone 2,300, soit 3,500 calories, capables de pourvoir normalement à un travail moyen. Mais il ne faut pas oublier que, comme pour la ration d'entretien, cette ration de travail est un *minimum*.

Telles sont les bases sur lesquelles on a établi les deux rations types pour l'homme adulte et moyen, en Europe. Ce sont ces deux rations qui, à leur tour, nous serviront à comprendre la composition et la valeur des rations suivant les occupations, les âges et les sexes.

II. — Variations des rations-types

On peut dire que ces rations-types ne sont en moyenne applicables que pour l'Europe centrale et occidentale, parce que c'est dans ces régions que les études et les expériences de physiologie alimentaire ont été poussées le plus loin. Mais il est évident que

(1) *Op. cit.*, p. 121.

ces rations doivent se modifier, si légèrement que ce soit, avec les races et les climats.

A. VARIATIONS SUIVANT LES RACES. — Ces variations tiennent surtout à l'hérédité et à l'adaptation de la race à son milieu, car l'organisme physiologique ne semble pas nécessiter des aliments différents. Cependant certaines populations icthyophagiques, — les Polynésiens par exemple, — ne paraissent pas supporter notre régime alimentaire. Les peuplades qui usent d'une alimentation lactée et végétarienne ne s'accommodent pas davantage de nos aliments musculaires. Certaines même ont acquis, paraît-il, un développement intestinal qui les rapprocherait, — quoique de loin, — des herbivores. Nous-mêmes enfin, nous ne semblons pas accepter volontiers, dans les pays chauds notamment, l'alimentation légère, riche en féculents, plus pauvre en matières azotées et surtout en graisses, que consomment les indigènes. Mais à cet égard on ne connaît rien de précis et tout se borne à des appréciations un peu vagues. Du reste, les variations anatomiques de l'appareil digestif des races humaines, qui pourraient ici nous fixer le plus sûrement, n'ont pas encore été suffisamment étudiées et, comme le dit M. Topinard, le petit nombre des cas observés fait craindre de donner pour une variation ethnique ce qui n'est qu'une variation individuelle.

B. VARIATIONS SUIVANT LES CLIMATS. — Ces variations sont beaucoup plus importantes que les précédentes, mais il semble que la température seule agisse sur elles. La pression atmosphérique et par suite l'altitude paraissent sans effet. Il n'en est peut-être pas de même de la pureté relative de l'air, de sa richesse en oxygène et en vapeurs salines, et de l'état hygrométrique. Toutes choses égales d'ailleurs, l'homme consomme davantage dans un air pur et sec que dans un air vicié et humide.

Quant à la température, son action varie. Le froid a une influence notable sur l'usure et la décomposition des graisses de l'homme. Il semble exciter les contractions musculaires et nécessiter ainsi une consommation plus marquée des substances calorifiques (graisses et hydrates de carbone). Une température assez élevée, se rapprochant de celle du corps, augmente à nouveau l'usure de la graisse ; une température plus élevée encore, dépassant notre chaleur corporelle, amène la destruction d'une quantité d'albuminoïdes de beaucoup supérieure à la moyenne[1].

Dans de telles conditions, les modifications des rations-types devront être les suivantes :

a. *Dans les pays froids*, augmenter considérablement, surtout pour la ration de travail, les viandes et les aliments gras.

b. *Dans les pays chauds*, remplacer les graisses par les hydrates de carbone (féculents, sucre) qui donnent moins de chaleur que les corps gras et sont mieux supportés. Maintenir la ration d'albuminoïdes. La ration d'entretien pourra être plus basse que dans nos climats tempérés à cause de la moindre différence entre la température ambiante et la température physiologique.

c. *Dans les pays hyperthermiques*, augmenter la quantité d'albuminoïdes et diminuer celle des aliments calorigènes.

Les peuples ont senti l'influence de ces nécessités. Les Lapons et les Esquimaux se nourrissent d'huiles et de graisses. Un Anglais consomme 28 kilogrammes

(1) G. Sée. *Op. cit.*, p. 204-205.

de sucre en une année, tandis qu'un Espagnol se contente de 250 grammes du même aliment. La consommation individuelle d'aliments ternaires (graisses et hydrates de carbone) va en diminuant de la Russie à l'Italie, en passant par l'Allemagne et la France. Celle des aliments albuminoïdes suit une marche à peu près circulaire. Enfin les populations voisines des tropiques n'usent guère que de féculents, de légumes, de laitage, prennent peu de matières protéiques et encore moins de graisses.

Quant aux variations saisonnières, elles sont, en France, peu étendues et suivent les oscillations de la température ambiante. Dans les climats continentaux, où les écarts thermiques entre l'hiver et l'été sont très notables, il n'en est pas toujours ainsi et l'alimentation se trouve modifiée plus ou moins profondément par la maturation des céréales, des légumes et des fruits, les goûts et les besoins.

CHAPITRE II

RATIONS ALIMENTAIRES SUIVANT LES PROFESSIONS

Les rations-types dont nous venons de parler se modifient non seulement suivant les races et les climats, mais aussi suivant les professions. On pourrait à cet égard classer immédiatement les professions en deux groupes principaux, les professions laborieuses physiques et les professions intellectuelles. Nous verrons plus loin que l'usure physiologique, dans ce dernier groupe, est aussi intense que dans le premier.

I. — Rations alimentaires de l'ouvrier et du paysan.

La plupart des professions de la ville et de la campagne, de l'atelier, de l'usine et des champs exigent principalement le travail musculaire. Nous avons vu ci-dessus, en étudiant la *ration-type de travail*, que le muscle ne s'usait réellement par le travail que lorsque ce travail était excessif. Dans les circonstances ordinaires, le muscle en activité consomme de l'oxygène et dégage de l'acide carbonique en excès ; autrement dit il *respire* aux dépens des matériaux calorigènes qu'il contient, graisses, matière glycogène ou sucre. En réalité cependant, d'après les recherches de l'école de Munich, si le muscle respire, c'est au détriment de la matière combustible que les aliments lui fournissent, sans que cette oxydation amène jamais la destruction complète des tissus musculaires et la transformation de la *musculine* en urée. Ainsi que nous l'avons dit précédemment, il faudra donc restituer entièrement, par l'alimentation, le combustible (matières grasses et hydrocarbonées) qui aura ainsi été consumé. Quant aux matières protéiques ou albuminoïdes, la ration normale de travail suffira [1].

Les recherches expérimentales et les investigations sur l'alimentation de l'ouvrier et du paysan ont permis de réduire en chiffres les indications précédentes. Souvent ces chiffres sont inférieurs à ce qu'ils devraient être, eu égard à la proportionnalité de chacune des principales substances alimentaires. G. Sée indique, pour un travail intense, la ration suivante :

Albuminoïdes	160 grammes.
Graisses	68 —
Aliments féculents	580 —

Dans la Compagnie des chemins de fer de l'Ouest, la ration alimentaire qui a donné la meilleure production de travail effectif est la suivante :

Viande	600 grammes.
Pain blanc	550 —
Pommes de terre	1.000 —
Bière	1.000 — [2]

Hervé-Mangon, reprenant les études de Le Play sur l'alimentation des ouvriers, est arrivé à déterminer la

(1) G. Sée. *Op. cit.*, p. 184-186.
(2) Dujardin-Beaumetz. *Op. cit.*, p. 125.

quantité de carbone et d'azote consommés par jour et par kilogramme vivant. C'est ce qu'indique le tableau suivant :

	CARBONE	AZOTE
	gr.	gr.
Maréchal ferrant de la Sarthe.	8,268	0,360
Vigneron (Charente-Inférieure).	6,634	0,282
— (Yonne).	4,735	0,210
Cultivateur (Finistère).	8,341	0,380
— (Marne)	7,388	0,336
— (Gers)	5,473	0,236
— (Nièvre)	4,935	0,222
— (Hautes-Pyrénées) .	9,583	0,362
Moyenne.	6,840	0,299

Pour déduire de ce tableau le poids total du carbone et de l'azote consommés, il suffit de multiplier les chiffres précédents par le nombre moyen de kilogrammes que pèse un homme (65 à 70 kilogrammes).

Notons ici que l'alimentation de l'ouvrier est assez différente de celle du paysan en France. Ce dernier est soumis à un régime presque purement végétal et il mange, en conséquence, une quantité beaucoup plus considérable d'aliments. L'ouvrier, surtout dans les grandes villes comme Paris, Marseille, Lyon, se nourrit plus substantiellement. C'est ce qu'indiquent les chiffres suivants, donnés, comme les précédents, par Hervé-Mangon [1]. Par jour et par kilogramme vivant on consomme, en moyenne, en France :

(1) Hervé-Mangon. *Sur la ration moyenne de l'habitant des campagnes en France.* (C. R. de l'Acad. de Sc., 1874, 2ᵉ semestre, p. 932-33.)

10.

	CARBONE	AZOTE
	gr.	gr.
A Paris	5,675	0,320
A la campagne.	5,808	0,275

II. — Rations alimentaires du soldat et du matelot.

Le soldat peut être très justement comparé, en raison des marches et des exercices qu'il exécute, à un ouvrier. Sa ration alimentaire doit donc se rapprocher de celle de ce dernier. En outre, à l'âge où les recrues sont appelées sous les drapeaux, leur croissance n'est pas encore complètement terminée. Ainsi que l'a indiqué le professeur G. Sée, la taille, le périmètre de la poitrine et surtout le cœur se développent jusqu'à vingt-cinq ans. C'est une nouvelle raison pour augmenter et améliorer, comme ration de croissance, la ration normale du soldat.

En France, la ration alimentaire de l'armée est, d'après Kirn [1], la suivante :

	POIDS	AZOTE	CARBONE	GRAISSES
	gr.	gr.	gr.	gr.
Pain	1000	12, 00	300, 0	15, 0
Viande.	300	5, 41	19, 8	3, 6
Légumes frais. . .	100	0, 24	5, 6	0, 1
Légumes secs. . .	30	1, 02	12, 6	0, 6
Total. . .	1430	18, 67	338, 0	19, 3

[1] *L'alimentation du soldat.* (Journal des sciences militaires, octobre 1884.)

Cette ration est supérieure à celle des autres armées.

	AZOTE	CARBONE	GRAISSES
	gr.	gr.	gr.
Arm. austro-hongroise. . .	17,00	363,90	38,80
» anglaise.	17,39	382,10	39,10
» italienne	17,47	363,30	17,12
» allemande.	18,02	283,90	16,42

Bouchardat, dans l'appendice de son grand Traité d'hygiène, a donné la ration alimentaire de nos troupes en campagne. Cette ration est naturellement plus élevée que celle du temps de paix, puisque le soldat est alors appelé à supporter des fatigues beaucoup plus considérables.

Voici cette ration de campagne.

Biscuit. . . . . 735 grammes.
Viande fraiche . . . . 300 — ·

(ou 250 grammes de bœuf salé, ou 200 grammes de lard).

Légumes secs ou riz. . . . . . . 60 grammes.
Sel . . . . 16 —
Sucre . . . . 21 —
Café. . . . . 16 —

Enfin, le soldat doit en outre toucher 25 centilitres de vin ou 6 centilitres d'eau-de-vie.

La ration précédente, comme celle du temps de paix, est cependant insuffisante en albuminoïdes et en graisses et exagérée en hydrates de carbone. Aussi M. G. Sée, qui lui adresse ces justes critiques, déclare-t-il que la ration alimentaire du soldat devrait comprendre :

Matières azotées	140 à 160 grammes
Aliments féculents	500 —
Graisses.	40 à 60 —

Les matelots sont de tous points assimilables aux soldats. Leur ration doit donc être analogue. Toutefois les changements de climat auxquels ils sont soumis ont fait introduire dans leur régime quelques modifications. Voici, d'après M. G. Sée [1], ce régime :

1° 750 grammes de pain ; 2° 300 grammes de viande fraîche, ou un poids équivalent de fromage et de haricots, ou de morue et de pommes de terre, ou 225 grammes de lard salé ou 200 grammes de conserves de bœuf ; 3° 120 grammes de légumes secs, du beurre, de l'huile d'olive ou des graisses de Normandie ; 4° du café, du thé ou des spiritueux, en mer, et en outre des légumes frais ou du jus de citron pour prévenir le scorbut. Ce régime est beaucoup mieux compris que celui des troupes de terre et s'applique plus exactement aux fonctions, à l'âge des matelots et aux variations climatologiques auxquelles ils sont exposés.

A titre de document, nous ajoutons ici la ration alimentaire des marins suédois en station à Stockholm, d'après le docteur Ecklund, cité par Bouchardat [2] :

(1) *Op. cit.* p. 200.
(2) *Traité d'hygiène :* appendice, cxcvi-cxcvii.

ALIMENTS	POIDS en grammes	MATIÈRES AZOTÉES	GRAISSES	HYDRATES de carbone.
Dimanches et jeudis :				
Pain tendre.	850	68,00	12,75	378,2
Bœuf frais.	289	43,35	24,276	»
Pommes de terre . . .	425	6,375	0,425	99,45
Gruau d'orge et herbes potagères.	13	1,599	0,338	7,566
Sel commun.	19	»	»	»
Café	13	»	»	»
Sucre.	13	»	»	12,345
Beurre	81	0,243	73,71	»
Fromage et cumin. . .	60	20,10	14,58	»
Total.	1,763	139,667	56,079	497,761
Samedis :				
Pain tendre.	850	68,00	12,75	378,2
Porc salé.	64	3,84	48,64	»
Hareng salé.	170	33,15	21,59	»
Pommes de terre . . .	510	76,50	0,510	119,34
Pois jaunes.	170	37,4	3,4	90,287
Gruau d'orge	132	16,236	3,432	76,824
Beurre	38	0,114	34,58	»
Café	13	»	»	»
Sucre.	13	»	»	12,545
Sel commun.	11	»	»	»
Lait écrémé.	322	9,982	2,576	15,456
Total.	2,293	245,222	127,478	692,652

Ces rations alimentaires sont parfaitement entendues, bien adaptées aux hommes et au climat. Nous n'en avons cité que deux pour ne pas encombrer ce livre de chiffres. Toutes les autres rations quotidiennes, également variées, tiennent au point de vue du poids brut, de la teneur en matières azotées, en graisses et en hydrates de carbone, entre les deux exemples reproduits ci-dessus.

III. — Ration alimentaire des travailleurs intellectuels.

Le travail physique, musculaire, n'est pas seul à déterminer une dénutrition ; le travail intellectuel agit de même, et avec plus d'énergie encore, si l'on s'en rapporte aux chiffres donnés par Byasson [1]. Voici en effet l'urée produite en vingt-quatre heures :

```
Trois jours de repos . . . . . . . . . .  20 gr. 46
   —     de travail musculaire. . . .  21 gr. 90
   —     de travail intellectuel . . .  23 gr. 88
```

De plus, Moritz-Schiff a constaté que le travail cérébral élevait la température et Burdach qu'il augmentait la quantité d'oxygène comburé. Mais ce qui semble surtout caractériser l'activité du cerveau, c'est, suivant Flint, l'augmentation de la cholestérine dans le sang. Le sang afférent à l'encéphale n'en contient en effet que 0,77 p. 1000 ; le sang efférent en présente 0,80. En outre, l'acide phosphorique augmente et constitue de préférence les phosphates alcalins de l'urine des cérébraux. Il s'ensuit que la dénutrition, à la suite des travaux intellectuels, est aussi marquée sinon plus que celle qui suit les travaux de force ; mais elle en est aussi un peu différente.

Malgré les habitudes sédentaires que possèdent, en général, les hommes adonnés aux travaux de l'esprit, il est donc indispensable qu'ils suivent un régime alimentaire réconfortant. Nous ne parlerons pas ici des exercices physiques qui leur sont si nécessaires ;

(1) *Relation qui existe entre l'activité cérébrale et la composition des urines*, 1868

nous renvoyons à cet égard à l'excellent ouvrage du docteur Lagrange[1]. Nous nous contenterons d'indiquer, d'après le professeur G. Sée, quelle doit être leur ration alimentaire. Cette ration est la suivante : 130 grammes d'albuminoïdes, 100 grammes de graisses, 500 grammes d'hydrates de carbone. En outre, on devra choisir les aliments les plus faciles à digérer, et qui sont, en même temps, les plus nourrissants sous un moindre volume, attendu que la surcharge de l'estomac et des intestins est un obstacle au bon fonctionnement cérébral. Enfin si l'alcool et même le vin, suivant G. Sée, entravent plutôt qu'ils n'activent l'activité cérébrale, il n'en est pas de même du café qui la facilite au contraire. La boisson des intellectuels devra donc être surtout constituée par cette infusion[2].

IV. — Ration alimentaire des prisonniers.

Pour terminer cet article, nous dirons un mot du régime des pénitenciers. En général, la ration a été calculée au minimum de la ration d'entretien, pour les prisonniers travaillant à l'intérieur, et au minimum de la ration de travail pour ceux qui travaillent à l'air libre. En France, la première de ces rations donne 12 grammes d'azote et 240 grammes de carbone; la seconde, dite *supplément de travail*, donne 17 grammes d'azote et 300 à 350 grammes de carbone (Merry-Delabost). Ces rations sont donc suffisantes comme quantité, mais elles s'appliquent à des individus très différents de taille, de force et de dispositions à l'usure physiologique. Aussi n'en retire-t-on pas le maximum de travail effectif possible.

(1) *L'exercice chez les adultes*, p. 259 et sq.
(2) G. Sée. *Op. cit.*, 204.

CHAPITRE III

RATIONS ALIMENTAIRES SUIVANT L'AGE
ET LE SEXE

Les climats et les professions ne sont pas seuls à
faire varier les rations-types. L'âge et le sexe agissent
dans le même sens et on doit en tenir compte pour
régler la ration alimentaire d'un individu donné.
Cette ration se modifie surtout sous l'influence de
l'âge. En effet, Smith a indiqué comme suit la ration
minimum, pour les différents âges, par jour et par
kilogramme :

	CARBONE	AZOTE
	gr.	gr.
Enfance	9,84	0,96
A l'âge de dix ans	6,84	0,40
A l'âge de seize ans	4,27	0,38
A l'âge adulte	3,60	0,20

Mais n'oublions pas que ce sont là des chiffres
strictement minima.

I. — Rations alimentaires des enfants jusqu'à dix ans.

En général ici, sauf pour les cas de puberté précoce, le sexe n'intervient pas pour modifier le régime ou la ration.

Chez les tous jeunes enfants, il ne faut pas seulement réparer les pertes quotidiennes, l'usure physiologique, il faut encore fournir à l'organisme les éléments nécessaires à la croissance et au développement du corps. C'est pourquoi, ainsi que le montre le tableau précédent, l'enfant consomme, par kilogramme vivant, une quantité triple pour le carbone, quadruple pour l'azote, de celles que consomme l'adulte. D'autre part, les déchets organiques que fournit l'enfant sont en quantités plus minimes, proportionnellement, que chez l'homme. Cela tient non seulement à la nature ordinaire de son alimentation, mais encore et surtout à ce que les albuminoïdes, loin d'être comburées, sont en majeure partie fixées dans les organes en voie de développement et deviennent ainsi partie intégrante des tissus. Aussi la quantité d'urée éliminée est-elle, par kilogramme et par jour, de 0^{gr},05 seulement chez le nouveau-né, tandis qu'elle atteint 0^{gr},50 au moins chez l'adulte.

Pendant la première année, sauf indications contraires absolues, l'alimentation du nourrisson est uniforme. Pendant les six premiers mois, il absorbe quotidiennement :

Albuminoïdes	2^{gr},4 à 4^{gr},8
Graisses (beurre)	2 ,8 à 5 ,5
Sucre de lait	2 ,8 à 5 ,7

Vers le cinquième et le sixième mois, il ingère

des quantités supérieures (1,300 grammes de lait de femme, 1,500 de lait de vache), soit, toujours par kilogramme, $7^{gr},4$ d'albuminoïdes, $5^{gr},1$ de beurre, $8^{gr},5$ de sucre de lait. Toutefois, avant cette époque, le lait de vache doit être pour le nourrisson coupé d'eau sucrée.

A l'époque du sevrage, vers le sixième ou le septième mois, le régime additionnel à l'alimentation lactée doit consister surtout en œufs et en viandes légères, pulpeuses. On renoncera aux fécules et aux sucres, moins reconstituants et qui surchargent l'estomac de l'enfant.

A partir de deux ans surtout, les quantités d'azote et de carbone nécessaires à l'enfant diminuent considérablement. Camerer a trouvé, pour un enfant de trois ans et par kilogramme du corps, $3^{gr},4$ d'albuminoïdes, $3^{gr},1$ de graisses et $7^{gr},7$ de matières amylacées. A dix ans, cette quantité n'est plus que $2^{gr},9$ d'albuminoïdes, 2^{gr} de graisses, et $11^{gr},5$ d'hydrates de carbone. Cette quantité plus élevée d'hydrates de carbone est destinée à parer aux combustions musculaires qui s'accomplissent sous l'influence de l'exercice physique. En outre, les oscillations thermiques se produisent plus aisément chez les jeunes ; il faut donc une quantité plus grande de combustible (hydrates de carbone) pour maintenir et fixer la température.

Suivant G. Sée, voici la ration alimentaire d'un enfant de six à dix ans :

Albuminoïdes. . . . . 69 grammes.
Graisses . . . . 21 —
Hydrates de carbone. . . . . . 210 — [1]

____

(1) *Op. cit.*, p. 211.

Vers douze ou treize ans, d'après Voit, on donne :

Albuminoïdes.	79 grammes.
Graisses	35 —
Hydrates de carbone.	251 —

(Ration de l'orphelinat de Munich.)

II..— Rations alimentaires des collégiens et lycéens (de dix à dix-huit ans).

Ces rations doivent beaucoup ressembler, au point de vue de la proportionnalité mais non de la quantité, à celles des jeunes enfants ; il faut en effet pourvoir à la dénutrition et à l'accroissement physique, à l'activité musculaire et intellectuelle, enfin à l'insuffisance d'air et au surmenage dont souffrent si souvent les internes de nos maisons d'éducation. Enfin on ne doit pas oublier que les anémies de croissance sont fréquentes chez les jeunes garçons, à l'âge de la puberté.

Pour pourvoir à ces nécessités, on a imaginé différentes rations alimentaires dont aucune jusqu'à présent ne semble parfaite. Voici, d'après M. G. Sée, la ration, en viandes, d'un des principaux lycées de Paris.

Pour les grands élèves, 100 grammes à midi et le soir ; 34 grammes en sus à midi, trois fois par semaine.

Pour les élèves de seconde et de rhétorique, 85 grammes à midi et le soir, 27 grammes en sus.

Pour les élèves moyens, 70 grammes à midi et le soir, 24 grammes en sus.

Or ces rations représentent à peine 50 p. 100 de leur poids, en chair musculaire pure, débarrassée de ses nerfs, tendons, aponévroses, vaisseaux, tissu cellulaire...

A ces viandes sont associés, le matin, du chocolat, la soupe au lait, le café au lait ; aux repas, des légumes conservés ou secs, des choux, des pommes de terre, des pâtisseries ; le vendredi enfin des œufs ; mais presque tous ces aliments sont en quantité insuffisante. En outre, les viandes sont souvent en sauces, au lieu d'être rôties.

M. G. Sée demande avec raison que l'on augmente notablement, en tenant compte de l'âge et de la croissance, la ration de viande, qu'on y ajoute les viandes rôties surtout, la volaille, le jambon et le poisson, les légumes secs bien préparés, et, comme dessert, le fromage, qui est très nourrissant et facilite la digestion d'un certain nombre d'autres aliments, suivant Rubner. Quant à l'abondance, vin mélangé de 3/5 d'eau et de nature souvent douteuse, il faudrait lui préférer, au moins pour le repas de midi, du thé léger.

Voici une ration alimentaire, usitée dans certains établissements libres, qui semble répondre en partie à ces desiderata. Elle s'applique à des jeunes gens se préparant aux grandes Ecoles.

Matières azotées.	120 grammes.
Graisses	40 —
Hydrates de carbone	470 —

III. — Ration alimentaire des vieillards.

Le vieillard a besoin d'une ration plus faible que l'adulte, mais ses aliments doivent être mieux divisés à cause de la mastication défectueuse et de la difficulté de l'absorption intestinale. Aussi la graisse, moins nécessaire qu'à l'adulte, les choux, la salade, sont-ils peu absorbables. On leur recommandera surtout le lait, les viandes tendres, les volailles, les œufs mous, le pain blanc, les soupes aux pâtes, le cacao, les purées de pommes de terre, les fruits mûrs, de la bière ou du bon vin, mais en quantité modérée, du café ou du thé; pas d'alcool [1].

Leur ration journalière sera donc :

Albuminoïdes.	65 à 80 grammes.
Graisses.	35 à 40	—
Hydrates de carbone . . .	300 à 350	—

IV. — Rations alimentaires des femmes.

Les filles croissent généralement un peu plus vite que les garçons. En même temps certains phénomènes spéciaux apparaissent, qui se continuent et en provoquent d'autres (grossesse, lactation, etc.). C'est pourquoi la ration alimentaire des femmes est parfois différente de celle des hommes. Nous distinguerons la ration alimentaire de la jeune fille de celle des états physiologiques de la femme.

A. RATION DE LA JEUNE FILLE (DOUZE A QUINZE ANS). — La période de la puberté, chez la jeune fille, est souvent marquée par des modifications dans les organes formateurs du sang, et la maladie nommée *chlorose* fait alors son apparition. Quand la menstruation survient, les troubles ne font que s'accentuer. Si la jeune fille perd trop de sang, son anémie s'aggrave; si elle n'en perd pas assez, c'est que son sang n'est pas suffisamment riche en globules, ce qui démontre que la chlo-

(1) G. Sée. *Op. cit.*, p. 226.

rose de la fonction féminine s'ajoute à la chlorose de croissance. Ces affections se rencontrent surtout fréquemment chez les jeunes filles des villes, privées de grand air pur et de mouvement [1].

Pour combattre efficacement ces troubles, il est nécessaire de recourir à un régime azoté. La viande en nature et même en excès, le poisson, les légumes azotés compensent avec avantage l'usage des médicaments ferrugineux. Mais il faut aussi qu'il y ait une oxygénation appropriée. Aussi les jeunes filles qui travaillent en atelier ou qui demeurent dans les couvents et les maisons d'éducation où l'air est insuffisant, ont-elles besoin, plus encore que les autres, d'une alimentation riche en matières azotées.

Voici, d'après le professeur G. Sée, le régime alimentaire du lycée de jeunes filles d'Abbeville. Ce régime doit être considéré comme suffisant et peut servir de modèle aux établissements du même genre :

Le matin, café au lait ou chocolat. Quatre jours par semaine, mouton rôti ou en ragoût, porc rôti, bifteck ; les deux autres jours, bœuf au naturel. Comme deuxième plat de viande, veau ou jambon ; comme hors-d'œuvre, sardines et saucisson ; comme légumes et desserts, haricots, riz, macaroni, pâtisseries, fromages. Le vendredi, poissons frais, lait, œufs... etc. [2]. Cette ration est, pour les jeunes filles, l'équivalent de la ration de croissance pour les jeunes gens, ration que nous avons donnée ci-dessus.

B. RATIONS ALIMENTAIRES DE LA FEMME. — Le sexe n'entraîne, par lui-même, aucune différence dans le régime nutritif ; ce sont surtout les états physiolo-

---

(1) Dr Lagrange. *Hygiène de l'exercice*, p. 138 et sq.
(2) G. Sée. *Op. cit.*, 220-221.

giques, la sédentarité, le défaut d'exercice physique qui imposent à la femme un régime un peu différent.

1° *Menstruation*. — Les pertes normales, auxquelles se surajoutent fréquemment des congestions passives de l'utérus, amènent chez les femmes sédentaires une anémie transitoire, mais régulière, qu'il importe de combattre par une alimentation plus azotée et aussi riche que possible en fer. Les jaunes d'œuf, la purée de lentilles, parfois même les asperges sont, à cet égard, à recommander, ainsi que les viandes. Mais il faut prendre garde que cette alimentation, qui relève les forces, n'augmente pas, d'un autre côté, les pertes sanguines.

2° *Grossesse*. — Dans la grossesse, l'alimentation doit pourvoir à la nutrition de la mère et au développement du fœtus. Le régime normal ne saurait donc suffire. Mais ce régime ne peut être indéfiniment suivi; les voies digestives et absorbantes de la mère ne le pourraient pas supporter. Il est difficile en outre de faire, dans les aliments usuels, une sélection qui puisse efficacement s'adapter au développement de l'enfant. Par conséquent, tout en conservant un régime alimentaire fortifiant, il faudra donner l'avantage aux albuminoïdes qui sont appelées à faire partie intégrante des tissus du nouveau-né. Quant aux graisses et aux hydrates de carbones, ils s'annexent difficilement. On fera donc bien de n'en pas abuser.

3° *Lactation*. — La femme qui nourrit a naturellement besoin d'une ration alimentaire plus considérable que celle des autres. Bien qu'en réalité la quantité et la qualité du lait produit dépendent surtout de l'état de la glande mammaire et non de la richesse de la nutrition, il n'en est pas moins vrai que les cellules de la glande ne peuvent produire le lait qu'à l'aide des sucs nutritifs que leur amène la circulation. Par conséquent quand la glande mammaire sera saine, l'alimentation jouera un grand rôle sur la valeur du lait; mais si la glande est fatiguée ou usée, la nourriture la plus riche ne pourra plus réveiller son fonctionnement.

Dans de telles conditions, il est surtout nécessaire de mettre les organes de la secrétion lactée dans un état satisfaisant. A cet égard, le régime des albuminoïdes sera des plus avantageux; quant aux graisses et aux fécules, elles ne semblent pas, comme l'ont montré les recherches de Boussingault, avoir grande influence sur la richesse en beurre du lait; elles ne semblent agir, et encore à la longue, que sur sa quantité.

Toutefois, quand il s'agit d'une nourrice étrangère, venue de la campagne, on fera bien de ménager la transition entre son régime habituel, surtout riche en carbone, et le régime azoté qui lui est nécessaire. Il faudra aussi se garder au début de trop de vin ou de cidre et lui conserver sa boisson ordinaire [1].

(1) G. Sée. *Op. cit.*, p. 224-225.

QUATRIÈME PARTIE

LES RÉGIMES ALIMENTAIRES
DES MALADES

Depuis que la médecine est entrée dans une voie résolument expérimentale, on a rendu à l'hygiène, qui est tout uniment le recueil des pratiques destinées à conserver la santé, toute l'importance qu'elle doit avoir non seulement pour garantir des maladies, mais encore pour guérir ou au moins atténuer un grand nombre d'entre elles. Avec les découvertes de la bactériologie, les études poursuivies sur la valeur physiologique et anatomique des exercices du corps, du massage, de la balnéothérapie et de l'aérothérapie, l'hygiène s'est transformée et accrue. Aussi la thérapeutique lui emprunte-t-elle de nombreuses et précieuses indications. Sans parler de l'hygiène prophylactique, qui donne le moyen d'arrêter au passage et de détruire les germes des maladies infectieuses, et de l'hygiène physique (ou thérapeutique, — gymnastique, massage, climatothérapie, balnéothérapie, etc.), l'hygiène alimentaire lui fournit des notions de la plus haute importance pour le traitement et la cure d'un certain nombre d'affections, obésité, diabète, albuminurie, maladies de l'estomac et des intestins, phtisie, etc.

C'est donc à l'exposé des régimes alimentaires applicables aux gens atteints de ces diverses maladies, que cette quatrième partie de notre ouvrage est consacrée.

CHAPITRE PREMIER

RÉGIMES GÉNÉRAUX

On a pu dire avec raison qu'il n'y a pas de maladies, qu'il n'y a que des malades. Et on peut ajouter en ce qui nous concerne ici que chaque malade exige un régime alimentaire spécial, proportionné à son tempérament, à son affection, à ses idiosyncrasies. A plus forte raison chaque groupe de maladies, — et de gens qui en souffrent, — exige-t-il des prescriptions différentes que la médecine accommode de nouveau à la constitution du patient. Néanmoins, il existe un certain nombre de régimes hygiéniques d'alimentation qui sont applicables à des maladies parfois différentes. Ce sont ces régimes que nous désignons sous le nom de *régimes généraux*.

Nous distinguerons trois principaux régimes généraux : le *régime lacté*, qui se compose exclusivement de lait ; le *régime insuffisant* que l'on applique surtout au traitement de l'obésité et de la pléthore ; le *régime surabondant*, usité dans le traitement de la maigreur et de la tuberculose ; nous ajouterons enfin le *régime végétal*, uniquement composé non pas seulement de *maigre*, mais d'aliments végétaux, à l'exclusion même des œufs, du lait et du fromage, quoique ce régime, rarement employé, ne soit pas précisément un régime hygiénique. Mais comme il est quelquefois utilisé dans certaines affections de l'estomac, qu'on en a, dans ces derniers temps, vanté outre mesure les avantages et qu'il constitue d'autre part le régime naturel de certaines populations (Indous, Chinois, etc.), et de certaines sociétés (ordres monastiques, pythagoriciens, américains prêcheurs, etc.), nous avons dû en dire quelques mots.

I. — Régime lacté.

Il n'y a pas fort longtemps que le régime lacté est usité en thérapeutique, quoique les qualités alimentaires de ce liquide aient été appréciées dès la plus haute antiquité. Certains peuples en font même un usage à peu près exclusif. puisque, comme nous l'avons vu précédemment, le lait est un aliment complet (cf. p. 27); mais il faut observer que ces populations ont coutume d'y ajouter du pain et du fromage, comme les pâtres des Alpes, du maïs ou *polenta*, comme les Italiens du Nord. C'est cette adjonction seule qui permet aux gens qui font usage de ce régime de fournir un travail effectif réel. En effet s'il ne faut que trois litres de lait pour avoir la graisse de la ration moyenne, il en faut quatre litres pour obtenir la quantité voulue d'albuminoïdes et cinq litres pour celle des hydrates de carbone. D'après Maurel, au-dessous de trois litres de lait les malades perdent du poids et dépérissent : à plus forte raison ceux qui travaillent et se portent bien. D'autre part, cinq litres constituent une quantité de liquide trop forte et presque une suralimentation, d'un usage difficile et peu avantageux, amenànt fréquemment des dilatations. Aussi le régime lacté, à la dose moyenne de trois litres par jour, n'est-il pro-

fitable qu'aux malades vivant au repos, exécutant peu
de mouvements, perdant peu de chaleur. Nous verrons
plus loin les cas précis auxquels ce régime s'applique
de préférence.

L'avantage du régime du lait tient non seulement
à ses qualités éminemment nutritives, mais encore à
sa très grande digestibilité, digestibilité qui provient
de ce que les albuminoïdes (caséine, albumine) et le
beurre se trouvent sous une forme d'extrême division,
très favorable à leur solubilité, à leur émulsion et à
leur absorption. En outre le sucre et les sels sont déjà
dissous dans l'eau que contient le lait. Mais ce n'est
pas tout. Comme l'a fort bien montré le professeur
Ch. Richet, le lait est le grand régulateur de l'acidité
du suc gastrique. Quand cette acidité est trop grande,
la précipitation de la caséine entraîne une partie de
l'acide et corrige ainsi l'acidité exagérée. Quand, au
contraire, l'acidité est trop faible, par suite de l'usure
ou de la destruction des glandes à pepsine, l'acide
lactique, fourni par la transformation du sucre de
lait (lactose), donne l'acidité nécessaire à la digestion
stomacale. Il ne faut pas mettre en oubli, de plus, que
la caséine coagulée exige, pour se peptoniser, une acidité beaucoup moindre que la fibrine et surtout que l'albumine de l'œuf. Cela explique les grands avantages
du régime lacté dans les affections stomacales par
défaut d'acidité. Quand les sécrétions gastriques sont
trop acides, la caséine cependant peut mal se digérer,
n'être pas supportée par l'estomac. Dans ce cas, comme
l'indique M. Dujardin-Beaumetz, on atténue cette
acidité en mélangeant le lait avec des eaux alcalines[1].

Ce ne sont pas encore là les seuls avantages du
régime lacté. Le lait est en outre un des constipants

(1) *Op. cit.*, p. 44.

les plus puissants, puisque, tous ses éléments constitutifs étant absorbables, il ne reste aucun résidu ; il sert donc efficacement à combattre les diarrhées persistantes et les dysenteries chroniques. Enfin par la proportion considérable d'eau qu'il contient (90 p. 100), il est un diurétique très actif, utilisé dans les affections du cœur et des reins.

Le régime lacté peut être exclusif ou mixte.

Le régime lacté exclusif ne comporte pas d'autre aliment que le lait. On le donne alors par doses fractionnées, d'heure en heure, jusqu'à la quantité moyenne de trois litres par jour, quantité qu'un malade doit atteindre et peut même dépasser. Contrairement à Reischmann en effet, M. Dujardin-Beaumetz a prouvé qu'en une heure 500 grammes de lait disparaissent de l'estomac [1]. En restreignant cette quantité à 200 grammes dans le même temps, on reste dans des conditions très favorables pour la digestion de ce liquide. D'ailleurs, si l'estomac est par trop rebelle, on peut faire prendre le lait par quart de verre, tous les quarts d'heure, et même y ajouter une cuillerée à bouche d'eau de Vals ou de Vichy ou d'eau de chaux. M. Malapert du Peux [2] conseille même de le prendre toutes les cinq minutes à l'aide d'un chalumeau. Enfin le lait, plutôt bouilli que cru, peut être pris tiède, à la température ambiante, ou même glacé. Pour augmenter l'appétit et la soif du malade, il est bon parfois de le saler légèrement.

M. Dujardin-Beaumetz préfère le lait cru au lait bouilli, parce que ce dernier, ayant perdu une partie de ses gaz par l'ébullition, est devenu plus lourd ; mais,

---

(1) Il ne faut pas oublier que le lactose pour être assimilé doit se dédoubler en glucose et galactose (Dastre).

(2) *Le lait et le régime lacté*, p. 101-102.

à Paris surtout, à cause des coupages fréquents et douteux auquel il est soumis, le lait bouilli nous semble d'une plus grande sécurité, puisqu'il est ainsi stérilisé (cf. p. 143). En outre Piccard a montré que l'ébullition prolongée peptonisait les albuminoïdes du lait et favorisait ainsi leur digestion [1].

Mais ce régime lacté n'est pas toujours d'une application facile. Bon nombre d'estomacs s'y refusent, tantôt dès le début de la cure, tantôt après un temps plus ou moins long. Jusqu'ici, on n'est pas encore parvenu à triompher, d'une manière rationnelle, de ce dégoût, et on en est réduit à employer des subterfuges plus ou moins heureux. Tantôt on ajoute au lait de la menthe ou de l'anis, tantôt du café noir, du kirsch, du rhum, du cognac, etc. Herzen a proposé des peptogènes et principalement du bouillon, surtout quand il s'agit du régime des jeunes enfants.

Nous avons dit que le lait était un constipant énergique. Aussi la constipation se produit-elle fréquemment, et tenace, pendant la cure. Pour la combattre on ajoute du café noir ou on coupe le lait d'eaux légèrement laxatives ; on peut encore faire prendre quelques fruits laxatifs, particulièrement du raisin débarrassé, si possible, de son enveloppe et de ses pépins. Mais la diarrhée apparaît aussi parfois, provoquée soit par la trop grande quantité de lait ingéré, soit par la qualité de ce lait, trop gras ou trop étendu. Il faut veiller en conséquence à modifier ces conditions. Si la diarrhée continuait, on la réduirait, comme l'indique M. G. Sée [2], par de la purée de viande crue, privée de graisse, et mêlée au bouillon. Ce dernier moyen est justifié par ceci : que la diarrhée doit être, en ces

(1) Dujardin-Beaumetz. *Op. cit.*, p. 46.
(2) *Op. cit.*, p. 237.

circonstances, attribuée à la trop grande acidité de l'estomac qui met obstacle à la digestion de la caséine. Comme la viande exige, pour se peptoniser, une acidité plus grande que la caséine, elle permettra, en utilisant une partie de l'acide chlorhydrique en excès, la parfaite digestion du lait et supprimera du même coup les causes de la diarrhée.

Nous aurons l'occasion de revenir sur le régime lacté, quand nous parlerons des régimes spéciaux ; indiquons seulement que, en raison de ses diverses propriétés, le lait est employé, comme diurétique contre les hydropisies cardiaques ; comme diurétique et reconstituant contre les néphrites ; comme reconstituant et constipant contre les diarrhées et les dysenteries, contre les états diathésiques, arthrite et tuberculose ; enfin comme digeste et producteur d'acide lactique contre l'ulcère de l'estomac, les gastrites, etc. Mais notons aussi qu'il est contre-indiqué dans le diabète, dans l'acidité exagérée (hyperchlorhydrie) et dans certaines dilatations de l'estomac, etc. [1], mais non dans toutes cependant, à la condition qu'il soit administré sous des doses très fragmentées.

Quant au régime lacté mixte, il comporte l'adjonction de certains aliments, œufs, viandes légères, purées de légumes et de fruits. Le lait, dans ce cas, est surtout donné comme boisson, pendant les repas, quelquefois entre les repas, coupé plus ou moins profondément d'eaux minérales diverses.

Enfin il faut dire encore un mot de la cure de petit lait, dont nous avons parlé ci-dessus (cf. p. 28). Ce petit-lait qui contient fort peu de matières albuminoïdes (2. p. 100 au plus, dans le petit-lait de brebis, 1 p. 100, dans le petit-lait de vache), mais renferme

(1) Dujardin-Beaumetz. *Op. cit.*, p. 46-47.

beaucoup de sucre (5 p. 100), est surtout en usage dans le Tyrol autrichien. On en prend d'abord un demi-verre le matin et le soir, puis on élève la dose jusqu'à un litre, un litre un quart. Pendant ce traitement, qui dure une vingtaine de jours, l'alimentation doit rigoureusement se borner à des viandes légères, quelques légumes et des fruits mûrs. Les malades sont en outre astreints à un exercice modéré et surtout à des promenades bien réglées [1]. Nous avons déjà dit que le petit-lait était vanté pour la cure de la phtisie et des affections de l'estomac, particulièrement pour la dyspepsie des gros mangeurs. Mais les bons résultats du traitement doivent dans ce cas-là être surtout attribués, comme le fait très justement remarquer M. Dujardin-Beaumetz [2], à l'air pur que le malade respire, aux promenades régulières qu'il exécute et à son régime alimentaire rigoureux, car le petit-lait est par lui-même dépourvu de toute qualité vraiment thérapeutique.

II. — Régime insuffisant.

Dans la première partie de cet ouvrage, nous avons vue (cf. p. 14) qu'une nourriture insuffisante amène l'*inanisation*, qui ne se distingue de l'*inanition* ou défaut absolu d'aliments qu'en ce que les phénomènes morbides sont beaucoup plus lents à se produire. Mais quelle que soit la rapidité ou la lenteur d'apparition de ces phénomènes, ils restent toujours de même nature. L'homme *inanisé* se mange lui-même ; il devient autophage. Les graisses disparaissent les premières, puis les muscles, enfin le système nerveux

(1) Labat. *La cure de petit-lait*, 1860.

(2) *Op. cit.*, p. 39.

lui-même est atteint, quand la perte de poids du corps dépasse les 4 dixièmes. Le chiffre de l'urée excrétée diminue chaque jour, la température s'abaisse, puisqu'il n'y a plus de combustibles pour l'entretenir, et l'individu succombe au bout d'un temps variable. Dans l'inanisation notamment, ce temps peut être extrêmement long, quand l'écart entre la ration type d'entretien et la ration réellement consommée n'est pas trop considérable.

Cette circonstance, d'une alimentation insuffisante, se rencontre malheureusement souvent dans les classes pauvres. Elle amène rapidement cet épuisement, cette *misère physiologique* qu'a si bien étudiée Bouchardat et livre ainsi l'organisme du patient, presque sans aucune défense, à l'emprise de toutes les maladies.

Et cependant on a appliqué ce régime insuffisant, cette *diète négative*, comme on dit quelquefois, à la cure de plusieurs affections, notamment à celle de l'obésité ; rien en effet de plus logique que l'application de ce régime au traitement de la polysarcie, puisque l'un des premiers effets de l'inanition est de brûler la graisse accumulée dans les tissus. Mais nous reviendrons plus longuement sur ce sujet quand nous traiterons des *régimes spéciaux*.

Le régime insuffisant était autrefois corroboré par des saignées et des purgations fréquentes, comme dans le traitement des anévrysmes de l'aorte, d'après la méthode de Valsalva, comme dans le traitement par résorption des phlegmons périutérins, d'après la méthode de Nonat ; on appliquait aussi la *cura famis*, la diète négative, compliquée de sudation, à la guérison de la syphilis rebelle, à la disparition des tumeurs graisseuses ou lipômes, et enfin à la réduction du volume du fœtus, quand ce dernier a à franchir des bassins rétrécis. Mais ces méthodes sont aujourd'hui abandonnées, car elles ne font qu'affaiblir outre mesure le malade. Il n'y a guère que dans le traitement de l'obésité où l'on emploie comme adjuvants spéciaux les purgatifs légers [1].

Le régime insuffisant peut être de plusieurs sortes. Il est *général* et s'applique à tous les aliments, eau, albuminoïdes, graisses, hydrocarbonés, etc. ; ou *spécial* et n'atteint alors qu'une certaine espèce de substances nutritives.

Comme exemple typique du régime insuffisant général, on peut citer celui du médecin anglais Harvey, qui l'appliquait au traitement de l'obésité. Ce régime consistait en 170 grammes d'albuminoïdes, 10 de graisses, 80 d'hydrates de carbone et 1,300 grammes de liquides. Le régime de Valsalva comprenait encore moins d'aliments solides, puisque le malade ne devait ingérer qu'environ 450 grammes de soupe. Les anti-mercurialistes employaient, contre la syphilis, un régime presque aussi sévère, consistant en pain, bouillon de poulet et raisin.

Parmi les régimes insuffisants spéciaux, il faut surtout citer celui de Dancel, qui, tout en fournissant une quantité suffisante d'aliments solides, supprimait tous les aliments trop aqueux, tels que les soupes, et réduisait la boisson à une quantité qui ne dépassait jamais 400 grammes. Le régime de Harvey, par la faible quantité de graisses (10 grammes par jour) qu'il accorde, peut encore être rangé dans cette même catégorie, ainsi que le régime antiobésitique d'OErtel, si célèbre en Allemagne. Ce régime comporte environ 700 grammes d'aliments solides, — dans lesquels

(1) Lagrange. *Op. cit.*, p. 136 et suiv. — cf. aussi *Médication par l'exercice*, p. 276 et sq.

la graisse entre à peine pour 3,5 p. 100 — et 650 à 700 grammes de liquides [1].

Comme autres régimes spéciaux, nous citerons encore le *régime végétal exclusif*, sur le compte duquel nous reviendrons plus loin (cf. p. 206), le *régime ternaire exclusif*, composé d'hydrocarbonés et de graisses, à l'exclusion des albuminoïdes, régime qui ne peut suffire à entretenir longtemps l'existence et n'est pas usité ; et enfin le *régime azoté exclusif*, qui ne semble temporairement praticable que chez les carnivores. Mais, même dans ce cas-là, ainsi que nous l'avons dit plus haut, la quantité normale d'albuminoïdes doit être considérablement augmentée.

Ainsi qu'on le voit, les régimes insuffisants spéciaux d'alimentation, hormis ceux qui restreignent l'eau et les graisses, ne sont guère applicables, même le régime végétarien qui peut aboutir, comme le dit très bien G. Sée, à un véritable désastre. Il est donc inutile de donner ici leur formule qui constitue plutôt une expérience physiologique, telle qu'on en institue dans les laboratoires, qu'un traitement réellement hygiénique. Ce sont là en tout cas les conclusions de l'heure présente. Peut-être sera-t-il possible plus tard de trouver une application thérapeutique à ces régimes, mais cela n'est guère probable en raison même des nécessités de la nutrition humaine.

III. — Régime surabondant.

Le régime surabondant comporte, comme son nom l'indique, une ration alimentaire plus forte que la ration type. Il se distingue surtout de la ration d'entretien et de la ration de travail, en ce que l'augmen-

(1) Dujardin-Beaumetz. *Op. cit.*, p. 132-139.

tation porte sur un aliment spécial, et plus particulièrement, quand il s'agit d'un régime fortifiant ou reconstituant, sur les matières azotées.

Comme le régime insuffisant, le régime surabondant peut être cependant général ou spécial.

En fait de régime surabondant général, il faut citer le régime fortifiant qu'indique le professeur G. Sée [1], régime destiné à la reconstitution du sang et à l'augmentation de l'activité des fonctions organiques. Il s'applique donc aux débilités et à ceux qui souffrent de misère physiologique.

Voici surtout en quoi consiste ce régime : 1° en fait d'albuminoïdes : consommé traditionnel, bœuf rôti ou mouton rôti ou porc rôti dégraissé, ou bien pulpe de viande, débarrassée des tendons, aponévroses, vaisseaux, parties grasses, etc. Les chairs de veau et de volailles ne sont pas à prendre, en raison, surtout le veau, de la quantité considérable de gélatine qu'elles contiennent. Il faut leur préférer le poisson. On peut enfin compléter cette alimentation azotée par du lait, du fromage et des œufs. Toutes ces substances ont en outre l'avantage de contenir une proportion assez élevée de fer. Tel qu'il est, ce fer a la propriété, d'après Nasse, d'augmenter la teneur des éléments solides du sang et le nombre des globules rouges. Cette alimentation a donc l'avantage d'amener souvent, sans l'adjonction de produits pharmaceutiques, la guérison ou tout au moins l'amélioration notable des anémies et des chloroses.

2° En fait de graisses, si elles sont bien tolérées par les organes digestifs, une forte proportion s'impose, surtout à l'état de division, comme dans le lait et le jaune d'œuf, car alors l'émulsion des matières

(1) *Op. cit.*, p. 244 et suiv.

grasses est rapidement accomplie. Pour les débilités, cette alimentation grasse surabondante est une nécessité, car, ainsi que l'a démontré Voit, la perte des graisses de l'économie est plus dangereuse que celle des albuminoïdes, parce que le corps est moins riche en graisses qu'en albuminoïdes et que les albuminoïdes, chez les amaigris et les miséreux physiologiques, se détruisent plus rapidement en raison même de l'absence des graisses. Nous verrons du reste plus loin (cf. p. 226 et sq.) en parlant du traitement de la maigreur, l'application de ce régime.

3° En fait d'hydrates de carbone, il faut donner la préférence aux purées de légumes secs qui contiennent une proportion élevée de matières azotées. Le pain aussi, surtout bien cuit, doit être employé ; mais il faut éviter les pommes de terre, les salades, les herbes, hormi celles qui sont riches en sels toniques (phosphates).

4° Enfin en fait de boisson, des vins rouges de Bordeaux surtout ; puis des vins du Beaujolais et de Bourgogne. Comme c'est ici la richesse en tannin qu'il faut chercher et non la teneur en alcool, on évitera les vins liqueurs et l'alcool. La bière, le café, le thé ne sont pas défendus.

Si l'on réduisait en formule les indications qui précèdent, on aurait pour la ration quotidienne :

Albuminoïdes.	160 à 180 grammes.
Graisses.	80 à 100 —
Hydrates de carbone. . .	400 à 450 —

Mais il ne pas oublier que ces aliments doivent être réduits au format le plus petit possible et administrés sous la forme la plus digeste. Pour cela on emploie souvent soit les farines azotées de Beneke et Hamarsten, soit les poudres de viandes, sur lesquelles nous reviendrons, soit les *laits de poule*, faits de lait non écrémé et de jaunes d'œuf battus, aromatisés avec du madère sec ou du rhum.

Quant aux régimes surabondants spéciaux, nous n'en dirons rien ici, car nous aurons à en reparler, quand nous traiterons de l'hygiène alimentaire des tuberculeux, des maigres (suralimentation grasse), des anémiques, des neurasthéniques, des anorectiques (suralimentation azotée, gavage), etc. Mais nous ne pouvons terminer ce chapitre sans dire un mot du régime des convalescents.

Ce régime doit être reconstituant puisqu'il s'agit de réparer les éléments de l'économie usés ou détruits par la maladie. Mais ce n'est que graduellement qu'on peut l'amener à cet état, car l'appareil digestif, habitué pendant la maladie à une diète relative, à une alimentation légère et liquide, ne supporte pas un régime copieux et robuste. Il peut alors se produire des indigestions et des retours de fièvre.

Bien que le régime de convalescence doive principalement dépendre de la nature de la maladie antérieure, du tempérament et de l'appétit du malade, etc., on peut néanmoins indiquer, d'une manière générale ses lignes principales.

D'abord tant que l'usure des albuminoïdes se montre dans la proportion élevée d'urée que rejette le malade, l'alimentation doit être restreinte : on se bornera à des farineux au lait demi-consistants, à des œufs. Renek indique 750 à 1000 grammes de lait, quatre œufs, 500 grammes de soupe grasse. — Il est bien entendu que la température du convalescent est devenue normale, surtout le matin et le soir. Ce n'est que plus tard, quand les matières azotées ingérées ne sont plus entièrement éliminées par l'urée et que la reconstitution organique commence, que l'on dónne la viande hachée, surtout de la viande crue, à la condition qu'elle soit parfaitement saine, des tranches très minces de jambon, et même, si le malade a de l'inappétence, des viandes froides en petits morceaux à la vinaigrette. On peut aussi donner du porc, du poisson, des volailles, du veau ; mais le premier de ces aliments est chargé de graisse, les autres contiennent trop de gélatine. On adjoindra des hydrates de carbone destinés à réparer les pertes de graisse subies par le corps [1].

Voici le régime alimentaire, indiqué par le docteur A. Robin, dans la convalescence de la fièvre typhoïde. Il peut servir de type moyen aux régimes de convalescence des maladies fébriles et inflammatoires.

1° Aussitôt que la température est tombée, matin et soir, au-dessous de $+ 38°$ C., deux potages au tapioca et à la semoule.

2° Le troisième jour, si la teneur des urines en urée a diminué, ajouter au potage un œuf sans pain et un peu de gelée de viande.

3° Le quatrième jour, augmenter le jus de viande. De plus, donner le matin une demi-douzaine d'huîtres et quelques pruneaux bien cuits à titre de dessert.

4° Le cinquième jour, permettre du poisson léger (le merlan, par exemple) et une pomme bien cuite, dont on enlèvera les pépins.

5° Enfin du sixième au huitième jour, autoriser la côtelette.

Aux repas, du vin de Bordeaux ou de Bourgogne, coupé d'eaux gazeuses naturelles. Entre les repas du lait.

(1) G. Sée. *Op. cit.*, p. 382-391.

Pour terminer ce qui a trait aux régimes reconstituants, il faut dire un mot du régime alimentaire des hôpitaux, qui se rapproche également du régime de convalescence.

Voici, d'après le professeur G. Sée [1] le régime des hôpitaux de Paris :

1° Diète simple : des bouillons, puis deux potages gras et du vin.

2° Régime au premier degré : deux potages gras, 100 à 120 grammes de pain, 120 grammes de viande rôtie, — ou un œuf frais, de la volaille, 80 grammes de poisson ; 25 centilitres de lait ; 18 à 24 centilitres de vin, le soir.

3° Régime au deuxième degré : même régime, mais augmenté de 50 à 100 grammes de pain, et en outre le matin, des œufs ou du riz au lait, le soir des légumes de saison ou des pommes de terre. Ce régime s'augmente ensuite en quantité, sans que la qualité varie.

Mais Regnard [2] a montré que ce régime n'était presque jamais donné aux malades dans les hôpitaux et les hospices de province. Ce qui y amène, en outre de la mauvaise aération des bâtiments généralement vieux et mal conçus, une très forte mortalité. Aussi M. Dujardin-Beaumetz demande-t-il que les malades, soumis au régime complet, aient, dans les hôpitaux, au moins 300 grammes de viande par jour. Malheureusement il est très difficile d'obtenir de l'administration cette ration de viande, et encore plus d'obtenir celle du lait si nécessaire aux gastriques, aux intestinaux, aux cardiaques, aux albuminuriques.

(1) *Op. cit.*, p. 391-92.
(2) *Progrès médical*, 1866, p. 489.

IV. — Régime végétarien ou végétarisme.

Le régime *végétarien* qui, d'après le docteur Bonne-joy, ne veut pas dire végétal mais fortifiant, quoi qu'il en apparaisse, consisterait à se nourrir exclusivement d'herbes et de fruits, d'huile et de vin. Mais on y ajoute d'ordinaire d'autres aliments d'origine animale, surtout le lait et les œufs, parce que, suivant les axiomes fondamentaux du végétarisme, l'aliment ne peut être reconstituant que s'il est tiré des substances dans lesquelles la vie est elle-même à l'état potentiel (graines, œufs, etc.). Les partisans de cette alimentation lui attribuent le pouvoir de conserver la santé de l'homme jusqu'à un âge avancé, parce que l'homme, disent-ils, est, par nature, végétarien [1]. Mais cela est loin d'être exact. Si l'homme a été originellement frugivore, aux âges tout à fait préhistoriques, comme tendraient à le prouver quelques particularités de son système dentaire, il ne l'a jamais été que par circonstances, pourrait-on dire, comme sont encore végétariennes aujourd'hui certaines populations. Il est en réalité polyphage ou omnivore, non seulement par l'ensemble de ses dents, mais aussi par son appareil intestinal et surtout, comme l'a bien fait remarquer M. Dujardin-Beaumetz, par le développement de son pancréas. Sa parenté zoologique avec les anthropoïdes n'est pas une preuve non plus de sa nature végétarienne, car si les anthropoïdes sont normalement frugivores, ils peuvent à l'occasion devenir de redoutables carnassiers. En tout cas

(1) Dr Bonnejoy. *Principes d'alimentation rationnelle.*

la plupart s'accommodent fort bien d'un régime carnivore.

D'ailleurs, ainsi que nous l'avons montré plus haut, en parlant des aliments, les végétaux ne contiennent pas une quantité suffisante d'albuminoïdes et de graisses pour constituer, au profit de l'homme, un aliment complet; ou bien alors il faut soit en absorber des quantités considérables, soit y ajouter certaines substances azotées tirées du règne animal.

Quelque insuffisant qu'il semble ainsi au premier abord, le régime végétal est cependant parfois usité en diététique, notamment dans le traitement de certaines affections de l'estomac. Il est enfin employé par des populations qui ne trouveraient pas autrement le moyen de se nourrir. Il faut donc l'exposer brièvement ici.

Nous avons dit que le régime végétal consiste essentiellement en herbes, racines, fruits (frais ou secs) et vin. Mais ce régime conduit promptement, pour les raisons indiquées plus haut, à l'inanition. Aussi les *légumistes* y ajoutent-ils des légumes secs, lentilles, pois, haricots, etc., riches en matières azotées. Dans un kilogramme de légumes de ce genre, on trouve la quantité d'albuminoïdes exigée par la ration d'entretien. L'huile ou le beurre, les fromages, les œufs, le lait complètent bientôt cette alimentation à tous égards suffisante.

Le seul inconvénient que présente ce régime c'est que, si ses principes nutritifs sont en réalité les mêmes que ceux du régime animal, ils ne se comportent pas de la même façon à l'égard des voies d'absorption. Leur *assimilabilité* est moindre. En effet, tandis que les albumines animales ne donnent qu'un déchet de 3 p. 100 dans les excrétions, les principes

alimentaires végétaux en donnent un de 17 p. 100[1].
Pour atteindre le degré voulu de réparation, il
faut donc ingérer une plus grande quantité d'aliments végétaux. D'autre part, au point de vue nutritif et calorigène, la graisse est à la fécule comme
2,5 est à 1. Or la graisse est dans presque tous
les aliments végétaux, sauf les noix, les amandes,
l'olive, etc., en très petite proportion. Les hydrates
de carbone seront donc appelés à jouer le rôle des
graisses et comme leur pouvoir calorigène est très
inférieur, il faudra en absorber des quantités relativement énormes. Ces indications suffisent à préciser
la valeur alimentaire générale du régime végétarien
exclusif. Nous verrons plus loin ses applications thérapeutiques.

Le *maigre*, le régime de *carême* et le *jeûne* se rapprochent du régime dont nous traitons ici. Mais ces
formes diverses d'abstinence ne comportent pas strictement que des aliments végétaux. On y adjoint en
effet des œufs, du lait, des sucreries, des fromages,
tous les poissons, les coquillages et les crustacés, et
même certains gibiers d'eau, comme la sarcelle. Dans
un tel régime, les principes azotés sont aussi nombreux que dans les régimes ordinaires. Il n'en est pas
tout à fait de même du *vrai jeûne* qui ne permet que
30 grammes de pain, associés à du café ou à du chocolat à l'eau le matin, et 90 grammes le soir, associés à
des légumes à l'huile. A midi, on peut manger à sa
faim, même du poisson, mais les aliments doivent
être préparés sans graisses, beurre ni lait. Dans le
jeûne vrai, les œufs sont également défendus.

Pour terminer ce qui a trait au végétarisme, nous

(1) G. Sée. *Op. cit.*, p. 241.

allons emprunter quelques menus à l'ouvrage du docteur Bonnejoy.

Voici par exemple :

1° Le matin, soupe aux œufs, haricots blancs, marmelade de pommes ; le soir, fromage, poire et beurre. Comme boisson, lait ou cidre ou vin *naturel*.

2° Le matin, soupe au riz, *pois jaunes*, choucroute ; le soir, fruits ou salades, pain grillé et beurre. Comme boisson, bière coupée d'eau pure.

3° Le matin, soupe au gruau, pommes, pain et lait, 150 grammes environ ; le soir, pommes de terre au four, oignons, pudding aux fruits, raisin, 150 grammes aussi. Ce menu est anglais. Par le poids qu'il représente, on voit qu'il conduirait tout droit à l'inanition.

Enfin pour terminer ce qui a trait aux menus végétariens, citons celui du repas, ou de la *réfection*, que le docteur Bonnejoy, l'infatigable et enthousiaste apôtre du végétarisme, offrit le 4 juillet 1886, en son château du Mégalithe à Chars-en-Vexin. Voici ce menu que nous dépouillerons pour la circonstance des enjolivements voulus du style.

Radis rouges, beurre de Tréguier, œufs verts de canard (*sic*) à la coque, sommités de houblon sauvage à la sauce blanche et aux œufs durs ; artichauts à la sauce crème ; saccharine de riz caroline à la crème et au caramel ; cerises et mérises du pays, pain de méteil. — Comme boissons, eau pure, lait, cidre, vin de Bordeaux, café [1].

Enfin voici une ration alimentaire végétarienne très simple, indiquée par M. Pivion [2], et qui présente

(1) Dr Bonnejoy. *Le végétarisme*, 318-323.

(2) *Le régime de Pythagore : le végétarisme et ses avantages*, 1885.

les quantités d'azote et de carbone respectives et voulues pour la nutrition de l'homme.

	AZOTE	CARBONE
	gr.	gr.
500 gr. de pain de munition. . . .	6,00	150
500 — de lentilles, pois ou haricots.	14,74	214
500 — de lait (un demi-litre). . .	3,30	40
30 — de fromage de gruyère . .	1,65	13
1530 gr. TOTAL. . . .	25,69	417

CHAPITRE II

RÉGIMES SPÉCIAUX

Bien qu'il soit applicable, dans sa diversité, au cours de l'évolution de toute maladie, le régime alimentaire néanmoins ne semble positivement curatif que pour un certain nombre d'affections, désormais nettement définies. C'est le régime alimentaire spécial de ces affections que nous allons maintenant étudier d'une manière plus complète, car les indications précédemment fournies et relatives aux régimes généraux s'appliquent particulièrement aux maladies pour lesquelles le régime alimentaire n'est pas thérapeutiquement actif. Il ne sert, comme nous l'avons exposé, — et le régime de convalescence en est un exemple, — qu'à restituer au patient tous les éléments organiques usés ou détruits pendant la crise morbide.

I — Régime alimentaire des obèses.

Parmi les maladies ou plutôt les *imminences morbides* sur lesquelles le régime alimentaire a un effet curatif, il faut citer l'obésité. A la vérité le régime alimentaire ne suffit pas à lui seul, la plupart du temps, pour faire disparaître la polysarcie ; on doit le combiner ingénieusement avec les exercices physiques, comme nous le verrons plus loin.

L'obésité ou polysarcie résulte d'un vice de la nutrition en vertu duquel les *tissus de réserve* se produisent en *excès*. Ces tissus de réserve, dont nous avons déjà parlé à propos de la nutrition (cf. p. 5), proviennent des matériaux alimentaires non utilisés pour boucher un vide ou remplacer les combustibles brûlés. Ils s'emmagasinent alors dans des organes particuliers, et servent à parer à des dépenses exagérées, à un travail excessif, à une fièvre, à une alimentation insuffisante. Mais on ne tire un bénéfice réel de ces tissus que s'ils sont en quantité modérée. Quand ils prennent des proportions considérables, ils peuvent rapidement amener des troubles graves de la santé. La graisse, qui représente la majeure partie des matériaux épargnés, s'accumule en masse dans le ventre et les muscles, gêne le jeu des poumons et du cœur, s'accole même à leurs parois ou bien s'infiltre dans leurs fibres, modifie leur structure et compromet leur solidité. L'infiltration graisseuse, la dégénérescence du cœur devient ainsi la conséquence la plus redoutable de l'obésité. Toutefois il faut distinguer, avec Ebstein, l'obésité proprement dite, qui est un simple dépôt graisseux dans les tissus, de la dégénérescence graisseuse des organes qui est leur transformation en graisse.

En tête des causes qui produisent l'obésité, il faut citer l'hérédité. Il y a des familles de gens obèses, et le professeur Bouchard déclare que, sur 100 cas, il en a trouvé quarante-six fois la transmission héréditaire. Cette propension à l'embonpoint paraît chez des enfants de quelques mois et même de quelques jours ; on l'observe assez souvent entre quinze et vingt ans, maïs son maximum de fréquence se montre à la quarantaine.

Le sexe semble avoir aussi une influence réelle sur la production de la polysarcie et les femmes y sont plus sujettes que les hommes. Cela tient à leur genre de vie, qui est sédentaire, où l'exercice physique ne vient pas comburer les tissus de réserve en excès ; de leur tendance à l'anémie, car l'anémie, quelque paradoxal que cela puisse paraître, est une cause d'engraissement, puisque l'anémie est une diminution des globules du sang et de leur hémoglobine. Or cette hémoglobine fixe l'oxygène. N'étant plus en quantité suffisante, elle fixe moins d'oxygène, lequel à son tour ne peut plus comburer la graisse et les combustibles en excès. Enfin des influences sexuelles, telles que les troubles menstruels, la stérilité et la ménopause, quelquefois les hémorragies et les tumeurs fibreuses de l'utérus, toutes circonstances qui développent souvent l'anémie.

Enfin, en dehors de la sédentarité, la polysarcie provient d'une alimentation trop riche, trop surabondante ; mais tous les matériaux alimentaires peuvent la produire, les matières grasses, comme l'ont prouvé les expériences de M. Debove, les hydrocarbures, comme en témoigne la zootechnie, enfin les albuminoïdes, ainsi que l'a démontré Henneberg [1]. Il faut y ajouter l'alcool, sous sa forme toxique l'alcoolisme, qui transforme facilement les tissus du cœur, des artères, des muscles, du foie, des reins en tissus fibro-graisseux.

Ebstein a divisé en trois périodes l'invasion de l'obésité : la période de corpulence, la période de grosseur et la période d'infirmité, répondant chacune à

(1) Dujardin-Beaumetz. *Op. cit.*, p. 134.

un dépôt de graisse de plus en plus puissant. Il faut y ajouter cette forme extérieure de l'obésité, que Brillat-Savarin appelait la *gastrophorie* et dans laquelle le ventre seul est gros et proéminent, le reste du corps gardant une sécheresse relative. Dans ce cas, la graisse se dépose dans les épiploons et les parois abdominales, et sous l'influence de cette surcharge, les muscles abdominaux se détendent alors et se relâchent.

Bien qu'on traite l'obésité à la fois par les moyens pharmaceutiques, gymnastiques et alimentaires, nous parlerons surtout ici de ces derniers, qui rentrent seuls dans le programme de ce livre.

Toutefois, il est impossible de ne pas dire quelques mots des moyens gymnastiques curatifs de cette affection. Ainsi que l'indique très bien le Dr Lagrange, dans sa *Médication par l'exercice*[1], la cure gymnastique de l'obésité doit être guidée par deux indications très distinctes : la première visant à faire perdre du poids à l'obèse, la deuxième tendant à lui faire recouvrer certaines aptitudes fonctionnelles perdues. Pour obtenir l'amaigrissement, on aura recours aux exercices physiques généraux, de telle sorte que la quantité de travail musculaire soit considérable, mais reste adéquate à la résistance des organes et à la capacité respiratoire du malade. Pour arriver à ce résultat, en outre de la gymnastique proprement dite, le professeur Œrtel a proposé la marche ascensionnelle progressive ou *cure de terrain*. Pour rendre au malade ses aptitudes fonctionnelles, il faut faire exécuter à l'obèse les mouvements qui lui sont le plus pénibles, mais avec une progression prudemment ménagée. A cet égard, M. Lagrange recommande surtout les mou-

(1) Cf. p 281. — Cf. aussi 276 sq.

vements de flexion, rotation et circumduction du tronc, qui aident à la résorption des masses adipeuses de la cavité abdominale et facilitent la circulation sanguine dans le système de la veine-porte, siège de congestions passives qui compromettent la régularité des fonctions digestives.

Mais la pratique de ces exercices est très difficile à l'obèse, et pour trois raisons. D'abord le cœur et la circulation périphérique sont gênés par les masses graisseuses qui compriment les organes et affaiblissent leur calibre ; de là des troubles circulatoires qui font des obèses extrêmes des *cardiaques*. En second lieu, le poumon, qui souffre déjà de l'insuffisance de la petite circulation, est en outre entravé par les masses adipeuses qui doublent les parois thoraciques, infiltrent les viscères abdominaux et mettent obstacle au jeu du diaphragme. Enfin à cette faible capacité fonctionnelle du cœur et du poumon, il faut ajouter la surcharge de poids que procure à l'obèse le développement du tissu adipeux. Tel obèse supporte jusqu'à 100 livres de *poids mort* et à chaque pas qu'il fait doit exercer un effort analogue à celui d'un homme qui porte sur ses épaules un fardeau de 50 kilogrammes. De là cet essoufflement rapide chez les obèses, essoufflement qui constitue vite un danger si l'exercice physique n'est pas ordonné avec tous les ménagements possibles. Aussi le Dr Lagrange recommande-t-il, quand l'obésité est portée à un degré extrême, de commencer par le massage, les mouvements *communiqués* ou passifs, de continuer par des mouvements actifs locaux, le malade étant assis ou couché.

Ce n'est qu'après quelques jours de ces exercices préparatoires que l'on pourra essayer la *marche en plaine*, lente et longue plutôt que rapide. Enfin la sudation à l'étuve et le drap mouillé seront d'utiles adjuvants de l'exercice.

Quel est maintenant le régime alimentaire de l'obèse ? C'est le régime insuffisant, ainsi que nous l'avons précédemment laissé à entendre. Sous la forme variable que lui ont donné les différents auteurs qui se sont occupés du traitement de la polysarcie, il tend toujours à produire l'autophagisme, comme le montre le tableau suivant, en partie emprunté au Dr C. Paul [1].

AUTEURS	MATIÈRES ALBUMINOÏDES	MATIÈRES GRASSES	HYDRATES DE CARBONE
Voit	118	40	150
Harvey.	170	10	80
Ebstein.	100	85	50
Œrtel	155	40	110
G. Sée	120	130	300
Ration normale. .	124	55	435

Mais il faut entrer dans quelques détails et exposer le régime alimentaire des principaux auteurs. Nous empruntons ce qui suit soit aux mémoires et travaux originaux, soit à l'*Hygiène alimentaire* du Dr Dujardin-Beaumetz et au *Régime alimentaire* du professeur G. Sée, ouvrages dans lesquels nous avons déjà puisé de nombreux renseignements.

Dancel, médecin militaire français, fut le premier qui donna à la cure de l'obésité une base scientifique, par l'étude de l'obésité chez les chevaux. Son régime

---

(1) *Du Traitement de l'obésité*. (Bull. de la Soc. méd. des hôpitaux, 1886.)

consiste essentiellement dans la diminution des boissons et la suppression des aliments aqueux. Il ne permet qu'un verre ou deux à chaque repas, soit quotidiennement de 400 à 800 grammes de liquide, interdit les soupes, les aliments riches en eau comme les légumes verts, les graisses et les fécules ; enfin il purge fréquemment ses malades.

Harvey, qui institua la méthode de Banting (du nom du malade qu'il soigna), diminua encore la ration que tolérait Dancel, lequel permettait au patient de manger à sa faim des aliments qui ne lui étaient pas défendus. Voici en effet son régime :

1° A 9 heures du matin, 155 grammes de bœuf, ou de mouton, ou de poisson grillé, ou de lard fumé, mais pas de veau ; 31 grammes de pain grillé ; une grande tasse (279 grammes) de thé ou de café, sans lait ni sucre.

2° A 2 heures, 155 grammes de poisson (hormis saumon, hareng, anguille) ou de viande (hormis porc et veau), 90 à 100 grammes de légumes (hormis pommes de terre, panais, betteraves, navets et carottes), 30 à 60 grammes de fruits ou de pudding non sucré, 31 grammes de pain grillé, enfin 2 verres de bon vin (hormis Champagne, Porto et vins de liqueur), soit 310 grammes ; la bière est défendue.

3° A 6 heures du soir, 60 à 90 grammes de fruit cuit, 30 grammes d'échaudé, une grande tasse (279 grammes) de thé, sans lait ni sucre.

4° Enfin, à 9 heures du soir, 100 à 120 grammes de viande ou de poisson, et un bon verre (217 grammes) de vin rouge coupé d'eau. — A l'heure du coucher le malade pouvait encore prendre un verre de vin rouge ou de grog sans sucre (217 grammes).

Ce régime comporte donc, en tout, 770 grammes d'aliments solides (voir pour la proportion de principes alimentaires qu'ils contiennent le tableau précédent) et 1,300 grammes de liquide. Dans ce régime la diminution porte donc surtout sur les aliments solides.

Ebstein, tout en restreignant également la ration normale, donne la prédominance aux matières grasses, qui, peu assimilables, calment l'appétit, diminuent la soif et empêchent ainsi les obèses de trop boire ou de trop manger. Son régime est le suivant [1] :

1° Au déjeuner, 50 grammes de pain grillé chargé de beurre, 250 grammes de thé sans lait ni sucre.

2° Au dîner, une soupe à la moelle de bœuf, 120 grammes de viande à la sauce grasse, 50 à 70 grammes de légumes (hormis féculents et légumes sucrés) ; 300 à 400 grammes de vin blanc léger, 200 grammes d'infusion de thé noir, sans lait ni sucre.

3° Au souper, un œuf ou 60 grammes de rôti garni de graisse, 30 grammes de pain beurré, 250 grammes de thé sans lait ni sucre.

En tout 600 grammes environ d'aliments solides et 1,100 grammes de liquide.

Le régime alimentaire d'Œrtel s'applique plutôt aux obèses atteints de troubles circulatoires et par conséquent *cardiaques* qu'aux polysarciques proprement dits. Nous aurons donc l'occasion d'y revenir en traitant du régime alimentaire des cardiaques (cf. ci-après, p. 295 et sq.) ; néanmoins exposons brièvement ce régime d'après Mass [2].

1° Le matin, 75 grammes de pain, 150 grammes de thé ou de café au lait.

2° A midi, 100 à 200 grammes de viande peu grasse, bœuf, veau, gibier ou volaille ; 60 à 80 grammes de

(1) *L'obésité et son traitement*, éd. fr., 1883.
(2) *Die Schwenninger-Kur.*, 1885.

poisson maigre ; salade ou légume léger, quelquefois jusqu'à 100 grammes de farineux ou 25 grammes de pain ; 100 à 200 grammes de fruits frais. A défaut de fruits, 250 grammes de vin léger.

3° Dans l'après-midi, 170 grammes de thé et 25 grammes de pain.

4° Au souper, un ou deux œufs à la coque, 150 grammes de viande, 25 grammes de pain, un peu de fromage, de la salade ou des fruits, 200 grammes de vin coupé par un huitième d'eau.

Toutefois les malades n'ayant pas éprouvé de troubles du côté de la circulation peuvent augmenter la dose de liquide et prendre, au repas de midi, 200 à 300 grammes de vin, et le soir, 350 à 400 grammes de vin coupé par 250 grammes d'eau.

Schwenninger appliqua la méthode d'Œrtel au traitement du fils de Bismarck, mais il supprima la boisson aux repas, et ne la permit que deux heures après. Le malade peut même alors boire abondamment. Toutefois dans certains cas, comme celui d'Anvers, que cite Schleicher, il permet la boisson aux repas, mais il fractionne ces derniers. Voici en effet son régime :

1° A 7 heures du matin, une côtelette de mouton ou de veau, ou un demi-filet de sole.

2° A 8 heures, une tasse de thé sucré.

3° A 10 heures 1/2, un demi-petit pain fourré de viande ou de saucisse.

4° A midi, viandes ou œufs, légumes verts, fromage, orange, mais pas de soupe ni de pommes de terre ; deux verres de vin blanc.

5° A 4 heures du soir, une tasse de thé sucré.

6° A 7 heures, un petit pain avec fromage ;

7° A 9 heures, viande froide, œufs, salade ; deux et même trois verres de vin.

Toutefois, à aucun des repas, la quantité d'aliments solides ne doit dépasser 200 à 250 grammes.

Toutes ces méthodes ont cela de commun que, s'inspirant des idées de Dancel, elles restreignent l'usage des boissons et réduisent celles-ci au strict nécessaire.

Nous allons examiner maintenant un régime, celui du professeur G. Sée, qui s'en éloigne complètement en ce que, loin de proscrire les boissons, il les conseille au contraire, et le plus abondamment possible.

Voici quelles sont les raisons qu'invoque à l'appui de son système le savant clinicien :

L'eau chaude aromatisée, dit-il, a l'avantage de précipiter le passage de la masse alimentaire dans l'intestin, car ce liquide ne séjourne point dans l'estomac qu'il ne fait que traverser rapidement. C'est donc dans l'intestin que l'eau est absorbée ; mais elle ne forme jamais dans le sang une pléthore séreuse ou hydrémie ; elle n'y séjourne du reste pas et s'élimine rapidement par la perspiration cutanée, la respiration pulmonaire et surtout par les reins. D'après Schmiedeberg, les oxydations sont augmentées sous l'influence d'une eau de boisson abondante ; en outre cette eau lave profondément les parenchymes, dilue les déchets nutritifs que son insuffisance n'avait pas permis d'entraîner normalement, et amène ainsi une élimination, temporairement exagérée, de ces déchets, urée, acide urique, phosphates,... etc. Cette action de l'eau, bien que passagère, augmente la dénutrition, ainsi que tendent à le prouver les expériences de Bischoff et de Genth, qui ont constaté que l'abondance des boissons aqueuses amène une considérable destruction des albuminoïdes, constatée par l'augmentation de la quantité d'urée éliminée. Donc, dans la cure de l'obésité, il ne faut pas restreindre les boissons, bien au contraire [1].

Mais ce n'est pas tout. L'eau abondante favorise la digestion ; elle facilite le passage de la graisse, si réfractaire à l'estomac, 'dans l'intestin ; elle dilue aussi le chyle et tend à produire son absorption plus rapide. La contre-épreuve de cette opinion est fournie par les expériences d'Ewald et de Mayer qui déclarent que la digestion intestinale est rapidement enrayée quand l'eau vient à manquer. Le pouvoir diluant, dissolvant de l'eau s'ajoute à tous ces avantages. Les reins des obèses goutteux contiennent de l'acide urique et des urates peu solubles, et ces produits d'une combustion incomplète peuvent s'y trouver sans que les urines en décèlent quelque chose. L'eau abondante seule, dissolvant lentement ces matériaux peu solubles, peut les entraîner au dehors et éviter ainsi ces cas de néphrite et d'albuminurie que Rosenfeld a signalés dans le traitement par la diète liquide.

Mais quelles boissons employer ? M. G. Sée indique avant tout les boissons aromatiques, telles que le thé et le café, dont l'alcaloïde (caféine ou théine) jouit de propriétés identiques. Et s'il choisit ces boissons, c'est qu'il est prouvé, d'après les expériences de Guimaraës et celles plus récentes de M. C. Paul, que, si le café à petite dose est un aliment antidéperditeur, il devient au contraire, pris à dose massive, un moyen de favoriser la dénutrition ou tout au moins d'augmenter l'activité des échanges et des combustions organiques Le café et le thé dilué, en abondance, conviennent donc de tous points au traitement des obèses, même de ceux affectés de troubles circulatoires et de dégénérescence graisseuse du cœur, l'action excitante de ces

(1) G. Sée. *Op. cit.*, p. 538-541.

boissons, qui produisent parfois en effet au début des palpitations et de l'insomnie, disparaissant rapidement.

Telles sont les raisons sur lesquelles le professeur G. Sée étaie sa méthode de traitement de l'obésité. Voici maintenant le régime alimentaire qu'il impose en conséquence :

1° Les albuminoïdes ne doivent pas dépasser la ration normale (120 à 130 grammes), car la viande en excès se dédoublant donnerait elle-même de la graisse.

2° Si le malade supporte bien les corps gras, on peut en donner à la dose de 60 ou 90 grammes.

3° Les hydrocarbures seront réduits au minimum, 50 à 80 grammes. Quant aux légumes herbacés, ils ne contiennent rien de nutritif.

4° Les boissons seront augmentées pour faciliter la digestion stomacale et activer la nutrition générale. On donnera des liquides caféiques et des infusions chaudes et légères de thé. Enfin on proscrira le vin, les boissons alcooliques, la bière surtout, mais on peut permettre les eaux minérales salines de Carlsbad, Marienbad et Brides [1].

Il semblait très difficile de concilier ces divers traitements, en ce qui concerne la dose des boissons à administrer. Chacun d'eux avait réussi dans certains cas et échoué dans d'autres. C'est le docteur A. Robin qui chercha à débrouiller ce chaos et à fixer, d'une manière scientifique, le régime des boissons chez les obèses.

Il reconnaît d'abord, en expérimentant sur lui-même, que les boissons abondantes augmentent la

(1) G. Sée. *Op. cit.*, p. 554-555.

quantité d'urée éliminée. Puis, en mesurant la quantité d'urée sécrétée journellement, il divise les obèses en deux groupes : ceux qui dépassent la moyenne, et dont, par conséquent, l'assimilation est considérable, lesquels sont dits obèses *par excès*, et ceux qui ne l'atteignent pas, ou obèses *par défaut*, chez lesquels la désassimilation est diminuée. Quand l'élimination de l'urée reste moyenne, il recherche alors le rapport qui existe entre les matériaux solides de l'urine et la quantité d'urée ; c'est ce qu'il appelle le *coefficient d'oxydation*. Un coefficient plus élevé que la normale fait ranger le malade parmi les obèses par excès ; un coefficient moins élevé au contraire parmi les obèses par défaut. Dans tous les cas où il y a obésité par excès, il faut diminuer la dose des boissons ; dans tous les cas où il y a obésité par défaut, il faut l'augmenter[1]. A ce régime liquide, qui comprend 1,700 grammes de boissons pour les obèses par défaut, et 700 grammes seulement pour les obèses par excès, M. A. Robin ajoute un régime solide composé de 300 à 700 grammes de viande, 50 à 100 grammes de légumes verts et 100 à 150 grammes de pain.

En définitive, et abstraction faite de la quantité variable des boissons permises, tous ces traitements aboutissent à une réduction de la ration journalière, à un régime d'inanisation. C'est ce que constate justement M. Dujardin-Beaumetz.

« Si Ebstein conseille les graisses, dit-il, c'est parce qu'elles diminuent la sensation de faim et que, par le dégoût qu'elles produisent, comme l'avait dit Hippo-

---

(1) **A.** Robin. *De l'influence des boissons sur la nutrition et dans le traitement de l'obésité.* (Bull. et. mém. de la Soc. méd. des hôpitaux, 22 janvier 1886, p. 25.)

crate, elles empêchent l'obèse de trop manger. Si Dancel repousse les sauces et tous les condiments, c'est que les mets bien préparés excitent le désir de manger. Si d'autres, comme Bouchard, ordonnent un régime exclusif d'œufs et de lait, c'est parce que l'uniformité même du régime amène une certaine fatigue et un certain dégoût. Si Schwenninger défend de boire aux repas, c'est parce qu'il sait bien qu'il est difficile de manger sans prendre de boissons [1]. »

Mais puisqu'il en est ainsi, ce régime ne saurait être appliqué dans beaucoup de cas où l'obésité n'est que secondaire ; si la maladie déterminante n'est pas curative par ce même régime, le patient en éprouvera plus de mal que de bien. Il en est de même pour les obèses atteints de dégénérescence graisseuse du cœur, car le régime d'inanisation a l'inconvénient d'affaiblir le cœur, ce qui peut déterminer un brusque et prompt désastre. L'âge aussi joue un rôle considérable dans le pronostic du traitement. Vers trente ans, les malades ont grande chance de guérir ; il n'en est pas de même à partir de quarante-cinq à cinquante ans, parce que l'organisme n'a plus la même souplesse, est déjà fatigué et usé et réagit en conséquence moins énergiquement. Enfin le tempérament n'a pas moins d'action. Certains obèses sont forts et vigoureux, grands mangeurs et grands buveurs ; d'autres ont les chairs molles, sont débiles et possèdent relativement peu d'appétit. Le même traitement ne saurait convenir à ces deux groupes. Le premier supportera le régime d'inanisation ou de réduction et tous les accessoires qu'il comporte (exercices, purgatifs, eaux alcalines, iodures, etc.) et s'en trouvera bien. Le second au contraire n'en retirera que de tristes effets

____

(1) *Op. cit.*, p. 142-143.

et s'affaiblira davantage. Il appartiendra donc au médecin d'approprier le régime aux différents cas.

Ceci établi, l'obésité étant primitive et sans dégénérescence du cœur, voici le régime qu'a institué M. Dujardin-Beaumetz et dont nous avons constaté, à plusieurs reprises, les excellents résultats :

1° A 8 heures du matin : 25 grammes de pain (pain en flûte, léger, dont la croûte forme la plus grande partie ; *flûte de Peters*) ; 50 grammes de viande froide (rosbif, jambon, veau, poulet) ; 200 grammes de thé léger, sans sucre.

2° A midi : 50 grammes de pain ; 100 grammes de viande ou de ragoût ou deux œufs (l'œuf privé de sa coque pèse de 45 à 50 grammes) ; 100 grammes de légumes verts ; 15 grammes de fromage ; fruits. Un verre et demi (300 grammes) de vin rouge ou blanc, coupé d'eau de Vals ou de Vichy.

3° A 7 heures du soir : 50 grammes de pain ; 100 grammes de viande ou de ragoût ; 100 grammes de légumes verts ; salade ; 15 grammes de fromage, fruits. 300 grammes de boisson, comme au repas de midi.

Si le malade ne boit pas à ses repas, il peut prendre, deux heures seulement après avoir mangé, du thé léger sans sucre et la quantité qui lui sera nécessaire en s'en rapportant aux indications de M. A. Robin. On peut autoriser du café noir après le déjeuner pour combattre certaines somnolences.

Sont défendus : la soupe et tous les potages, tous les féculents trop riches et surtout la pâtisserie, les vins liquoreux, les liqueurs, les eaux-de-vie et la bière [1].

Enfin pour terminer ce qui a trait au régime ali-

______

(1) *Op. cit.*, p. 145.

mentaire des obèses, il faut ajouter deux observations de la plus grande importance.

1º Le malade doit peser avec le plus grand soin tous ses aliments solides et même liquides (s'il n'a pas, pour ces derniers, de mesures exactes), et se tenir rigoureusement aux poids que son médecin lui a fixés. Cette règle s'applique non seulemeut au traitement de l'obésité mais encore à celui de toutes les affections dont nous traiterons ici. A cet égard, un régime alimentaire bien établi ne peut absolument pas se passer de l'usage constant de la balance. C'est là une habitude qu'il appartient au médecin de savoir faire prendre à ses clients.

2º Quelque fatigue que le malade éprouve du régime qui lui est imposé, il ne doit jamais, même un seul jour, perdre de vue les prescriptions de son médecin, car alors tous les efforts, si difficilement faits, seront en pure perte et il faudra tout recommencer. Son intérêt lui commande donc d'obéir scrupuleusement à la rigueur des ordonnances, non seulement en ce qui regarde le régime alimentaire proprement dit, mais encore en ce qui touche aux purgatifs, aux remèdes et aux exercices physiques réguliers et progressifs qui lui auront été ordonnés.

II. — Régime alimentaire des maigres

Pour la maigreur comme pour l'obésité, l'hérédité et le tempérament particulier du sujet jouent un rôle des plus importants. Il y a des gens qui n'engraisseront jamais ou dont l'embonpoint sera des plus raisonnables. Quoi qu'on fasse et qu'on prescrive, jamais les tissus adipeux n'apparaîtront dans leur économie, à cause des combustions rapides qui s'y produisent.

On peut donc distinguer, avec Gubler, trois sortes de maigres : la première dérive de l'insuffisance de l'alimentation, ou *maigreur famélique;* la seconde de l'usure excessive des tissus par les oxydations considérables de l'organisme ou *maigreur consomptive;* la dernière enfin résulte d'une disposition le plus souvent héréditaire, c'est la *maigreur constitutionnelle.*

Pour ces trois sortes de maigres, le traitement différera peu et sera surtout l'effet d'une alimentation spéciale et continue. On y ajoutera un traitement pharmaceutique, s'il y a lieu, et surtout l'arsenic, et on modérera les exercices physiques qui, comme nous le savons, accroissent en général la dénutrition en augmentant l'intensité des combustions organiques.

Mais il ne faut pas cependant négliger entièrement les exercices physiques qui sont à la vérité une occasion de pertes, mais constituent aussi une cause d'acquisitions. Sans parler du développement qu'il donne au pouvoir respiratoire du poumon et par conséquent à l'introduction plus considérable dans le sang de l'oxygène, *aliment gazeux* indispensable à la réparation des tissus vivants, l'exercice physique, par la dépense qu'il amène dans les matériaux organiques, appelle immédiatement une réparation plus active ; l'appétit augmente, la digestion devient plus parfaite, l'absorption et l'assimilation se font mieux[1]. En conséquence, le budget de la nutrition se solde par un surcroît de recettes et le corps du malade augmente de poids. Chez les maigres, les débilités, tous ceux qui sont, pour une cause ou pour une autre, frappés de misère physiologique, il faut donc commencer, comme le prescrit le Dʳ Lagrange, par activer la

(1) Cf. Dʳ Lagrange. *Op. cit.*, p. 293.

respiration. Ce résultat est obtenu par un travail général des muscles, dont la *quantité*, dans ce cas, est plus efficace que la violence ou la vitesse. Les exercices de vitesse, en effet, produisent plus de pertes que de gains ; ils amènent rapidement l'essoufflement ; on fera donc bien de les éviter. On conseillera par conséquent, en outre du massage et des mouvements actifs ou passifs du début, la marche, surtout la marche en montagne (mais en évitant les transpirations trop fortes), l'aviron aux allures lentes. Quant aux jeux, escrime, paume, qui sollicitent l'intérêt des malades, ils ne sont point à recommander, car ils amènent des dépenses exagérées et poussent les joueurs, par émulation, à dépasser la mesure [1].

A l'égard des maigres, une difficulté spéciale surgit. Nous pouvons produire, chez les animaux, par la stabulation, par le repos forcé, un engraissement assez rapide, pourvu que la race s'y prête. Mais chez l'homme, il n'en est pas ainsi, parce que si nous pouvons, à la vérité, lui imposer le repos, l'immobilité relative, les effets de ce repos sont détruits par l'activité cérébrale qu'il nous est impossible de restreindre et d'annihiler.

Ainsi que nous l'avons vu en effet (cf. p. 178), le travail intellectuel produit une dénutrition aussi intense, sinon plus, que le travail musculaire. Et chez les individus condamnés à la stabulation, ce travail devient d'autant plus énergique qu'il est, en quelque sorte, la seule occupation et la seule distraction qui restent au malade. Cette circonstance inévitable crée, à la guérison de la maigreur excessive, chez les gens qui n'ont pas de prédisposition héréditaire à cet égard, une difficulté presque insurmontable. Toute-

____

(1) Dr Lagrange, *op. cit.*, p. 297.

fois nous avons vu d'assez bons résultats être obtenus par l'administration modérée des bromures de potassium et de sodium, qui calment le système nerveux et endorment le malade. En outre, il ne faut pas oublier que le traitement de la maigreur a pour but, non de rendre le maigre gras et obèse, mais simplement de lui restituer ce qui lui manque (maigreur famélique) ou de modérer les combustions exagérées de l'organisme ou tout au moins d'y pourvoir par une alimentation appropriée (maigreur consomptive).

Au point de vue du régime alimentaire, il faut distinguer les maigres qui mangent de ceux qui sont frappés d'anorexie ou dont l'estomac repousse les aliments fournis par la bouche.

Dans le premier cas, on doit conserver la ration moyenne d'albuminoïdes, mais il faut augmenter considérablement la dose des graisses et des hydrates de carbone.

En tête des aliments gras, il importe de recommander les huiles de foie de morue (surtout dans la maigreur consomptive), riches en brome, en iode, en soufre et en phosphore, et dont les effets thérapeutiques ont été justement vantés par le professeur S. Jaccoud. Ces huiles agissent non seulement comme corps gras, mais aussi, quoique à un moindre degré qu'on ne l'avait cru tout d'abord, par l'iode, le brome et les matières organiques diverses qu'elles contiennent. Elles amènent rapidement, dans toutes les affections consomptives, une augmentation de poids du corps du sujet. On doit préférer, aux huiles brunes, les *huiles vierges*, parce que l'estomac les supporte en général beaucoup mieux. Cependant certains enfants ont si bien pris l'habitude de cette huile, qu'ils regardent comme une privation de n'en pas avoir. Ce n'est pas là toutefois le cas général, et beaucoup de gens répugnent à l'usage de cet aliment. On a donc cherché divers subterfuges pour permettre son ingestion. Le seul pratique, dans la cure de la maigreur, est la conserve de sardines à l'huile de foie de morue. Pour le traitement de la scrofule et de la tuberculose, on peut employer l'huile de foie de morue à l'iodoforme (0 gr. 25 p. 100 grammes d'huile) ou à l'eucalyptol (1 p. 100).

Quant à la dose, elle est variable. M. Jaccoud en a fait prendre jusqu'à 300 grammes. Avec M. Dujardin-Beaumetz, nous croyons que 2 à 3 cuillerées à chacun des repas (24 à 36 grammes) sont suffisantes ; elles sont beaucoup moins bien supportées à jeun et amènent parfois des vomissements.

Parmi les autres aliments gras indiqués dans la cure de la maigreur, citons le beurre, le lard frais, les pâtes d'amandes, puis les rôtis gras, porc, mouton et bœuf, le jaune d'œuf, tous les fromages, et surtout celui de Neufchâtel qui contient 41 p. 100 de matières grasses. Les poissons gras, tels que l'anguille et le hareng, sont aussi recommandables.

Parmi les hydrates de carbone, il faut donner la préférence au riz, au maïs et au pain de froment ou de seigle. Les gâteaux de riz, les crêpes et les galettes de maïs, sucrés ou non, sont d'un bon usage, ainsi que les farines de lentilles. Mais la pomme de terre, beaucoup moins riche en fécule, n'a pas la même utilité.

Enfin on prendra des soupes et des potages très liquides. En ce qui regarde les boissons, elles sont abondamment permises, l'eau surtout, les vins naturels, et s'il n'y a pas de contre-indication la bière et surtout la bonne bière allemande. Il en est de même du café. Quant à l'eau-de-vie et aux liqueurs, il faut en

user avec beaucoup de précautions et seulement pour
activer, à la fin du repas, la digestion de la masse
alimentaire. On devra aussi fractionner ces repas de

manière à ne pas surcharger outre mesure
l'appareil digestif.

Dans le cas d'anorexie
et d'inappétence complète, dans le cas de
vésanie cérébrale, ou
bien quand l'estomac
repousse les aliments
qu'on lui donne par la
bouche, on est obligé de
recourir au *gavage*. Les
travaux de M. Debove
et ceux de M. Dujardin-Beaumetz prouvent
en effet que les aliments amenés directement dans l'estomac ne
sont pas rejetés par les
vomissements aussi souvent que ceux que l'on
introduit par la bouche.

Le gavage proprement
dit s'applique donc aux
cas où l'estomac intolérant repousse les aliments qu'on veut lui
administrer. Il se fait à
l'aide d'une sonde de

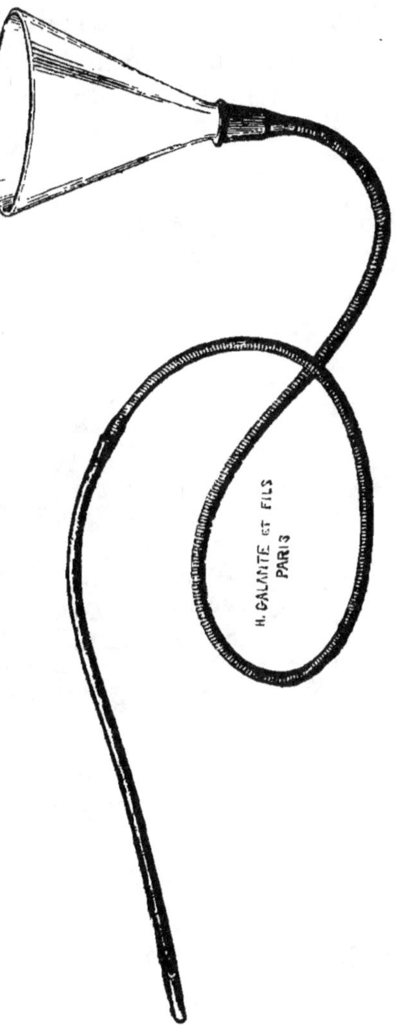

Fig. 17.
Tube de Debove (gavage).

petit calibre que l'on introduit par les fosses nasales
ou au moyen du tube de Debove, opération qui se
pratique sans difficulté grâce à la cocaïne. Il n'est pas

d'ailleurs nécessaire de faire pénétrer le tube jusque dans l'estomac ; il suffit qu'il arrive à la moitié supérieure de l'œsophage.

Par ce tube, on introduit des mélanges très liquides de poudres de viande, de lait, de vin ou de bouillon. Ces poudres de viande ont des avantages qui résultent

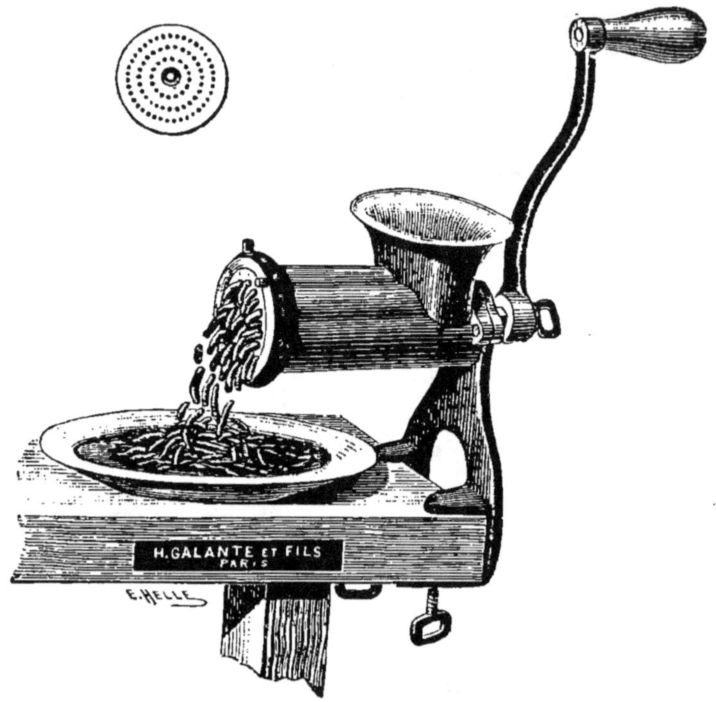

Fig. 18. — Pulpeur de Galante.

de leur divisibilité, qui rend leur peptonisation facile, et de leur nutribilité plus grande sous un petit volume puisqu'elles sont à peu près privées d'eau. On trouve ces poudres de viande dans le commerce, où elles ont toujours une odeur qui répugne au malade, mais ce malade peut lui-même les fabriquer. Voici comment, d'après M. Dujardin-Beaumetz : on prend du bouilli, complètement dépourvu de graisses et de tendons; on le hache très menu, puis on le dessèche complètement au bain-marie. Enfin on réduit en poudre fine à l'aide d'un moulin à café ou du *pulpeur* de Galante. Le gavage doit se pratiquer trois ou quatre fois par jour.

D'ailleurs les poudres de viande ne servent pas que dans le gavage; on les emploie aujourd'hui couramment dans la suralimentation, même quand le malade peut avaler ses aliments. Dans ce dernier cas, on use surtout de trois préparations différentes : les potages à la purée de lentilles et à la poudre de viande; le chocolat à la poudre de viande; enfin le grog à la poudre de viande. Dans tous les cas, il faut deux cuillerées de poudre de viande.

Voici comment se prépare, d'après M. Dujardin-Beaumetz[1], le grog à la poudre de viande qui est, de tous ces mets, le plus agréable. Dans un bol, on met deux cuillerées à bouche de poudre de viande, puis trois cuillerées à soupe de sirop de punch, et enfin la quantité de lait ou d'eau nécessaire pour faire du tout un mélange très liquide.

La dose de ces poudres doit être au début de 100 grammes, mais elle peut aller jusqu'à 300, 400 et même 500 grammes, que l'on fait prendre en deux, trois ou quatre fois dans la journée.

Cette suralimentation donne les meilleurs résultats dans le traitement des maladies consomptives, surtout dans la phtisie dont elle permet de vaincre les vomissements. Les travaux de Dujardin-Beaumetz, de Debove, de Broca et Wims et de Pennel prouvent qu'on peut ainsi obtenir une amélioration générale, une augmentation de poids et même un arrêt dans la marche de la tuberculose. Ce dernier résultat a été

(1) *Op. cit.*, p. 154.

obtenu en France, et s'est vu confirmé par les expériences directes de Peiper à la clinique de Greifswald. Ce régime combiné avec l'ingestion des huiles de foie de morue et un traitement antiseptique approprié (créosote, eucalyptol, iodoforme, sels de cuivre de Lutton et Filleau, etc.) est le seul qui ait réussi, dans certains cas, à enrayer les progrès de la phtisie.

III. — Régime alimentaire des goutteux.

C'est généralement à une alimentation confortable, riche surtout en viandes noires, en gibiers, en foie gras et en vins capiteux que l'on attribue la goutte. Mais cette appréciation est tout au moins en partie fausse, puisque les ouvriers en plomb, peintres, laqueurs et cérusiers, certains ouvriers de Londres, les « tamisiers », entre autres, y sont fort sujets. En dehors de l'influence *héréditaire* qui est, dans les manifestations goutteuses, bien souvent prépondérante, c'est à une cause plus générale que l'excès de nourriture qu'il faut reporter la goutte proprement dite et ses fréquentes accompagnatrices, les *gravelles* et la *lithiase biliaire*.

Avant d'indiquer cette cause générale, rappellons, au point de vue de l'action héréditaire, que Scudamore a trouvé la goutte par hérédité directe chez 331 malades sur 515. En outre, dans ce cas, la goutte a souvent des débuts précoces ; sur 200 goutteux, le professeur G. Sée a reconnu que 60 avaient subi des attaques avant vingt ans, ce qui éloigne toute origine alimentaire, car, dans les lycées et pensions, l'alimentation ne pèche point par la richesse. Il faut signaler en outre la rareté de la goutte chez la femme, hormis à l'époque du retour d'âge. Les observations de Lecorché et de Garrod confirment ces données, et ce n'est que par suite d'une confusion entre l'*arthrite noueuse* et les manifestations articulaires de la goutte qu'on a pu attribuer à la femme une fréquence goutteuse. G. Sée [1] reporte cette anomalie, encore peu expliquée, non à la sobriété plus grande des femmes, mais à l'ovulation, qui détourne pour ainsi dire à son profit, utilise et combure complètement, en les transformant en urée, et non en acide urique, tous les éléments nutritifs.

C'est en effet à l'*uricémie*, à l'abondance, à l'excès de l'acide urique dans les diverses humeurs de l'économie qu'est due la goutte, excès provenant lui-même soit d'une alimentation trop azotée, soit d'une oxydation incomplète des matières albuminoïdes. Mais Garrod, qui formula le premier cette théorie générale, y ajouta une autre cause, l'imperméabilité du rein, qui, empêchant le passage à l'extérieur des déchets de la combustion, favorise leur accumulation dans l'organisme. C'est qu'en effet l'acide urique est beaucoup moins soluble que l'urée ; il faut 10,000 parties d'eau pour en dissoudre une partie. Un peu plus soluble dans l'eau chaude, soluble dans les sels acides de lithine, il forme avec la soude, la potasse, la chaux, des sels à peu près insolubles qui se déposent dans les tissus des goutteux, et provoquent les phénomènes inflammatoires de la *crise*.

Aujourd'hui deux nouvelles théories sont en présence pour expliquer l'uricémie et par conséquent la pathogénie de la goutte. L'une attribue cette affection au ralentissement de la nutrition qui empêche l'élaboration complète des matières albuminoïdes ; l'autre au contraire la reporte à une exagération des fonctions nutritives.

(1) Cf. *Op. cit.*, p. 430.

La première de ces théories, brillamment soutenue par le professeur Bouchard [1], part du principe que les acides de l'économie sont le résultat d'une destruction incomplète, trop lente, des substances organiques, et que l'acide urique n'a pas à cet égard une autre origine que les autres acides. Et la présence de ces acides donne lieu à la *diathèse acide*, dont la goutte et les gravelles acides sont les manifestations. Mais d'où viennent ces acides ? Ils proviennent soit des aliments, soit des fermentations vicieuses qui s'accomplissent dans le tube digestif, particulièrement sous l'influence des dilatations de l'estomac. Aussi, d'après le professeur Bouchard, ces dilatations jouent-elles un rôle considérable dans la production de la goutte. Une fois formés et quand les fonctions sont normales, ces acides s'éliminent soit par la sueur (acide formique, butyrique, valérique), soit par l'intestin (acide cholalique, etc.), soit surtout par les urines (acides urique, hippurique, oxalique). Mais si les fonctions sont, par une circonstance quelconque, troublées, et que l'élimination ne puisse plus avoir lieu, les acides s'accumulent immédiatement dans l'organisme et les accidents goutteux apparaissent aussitôt.

La seconde théorie, défendue par M. Lecorché, dans son remarquable *Traité théorique et pratique de la goutte*, est toute différente. Lecorché, en effet, adopte complètement la théorie cellulaire de la nutrition dont nous avons dit précédemment quelques mots (cf. p. 58, 150, 165). Rappelons en deux mots cette théorie. La cellule vivante modifie elle-même les principes albuminoïdes, assimile les uns, rejette les autres, transforme en un mot les matériaux de

---

(1) Cf. *Maladies par ralentissement de la nutrition*, p. 265.

nutrition suivant ses propres besoins et ses affinités. Elle se comporte donc absolument comme un ferment figuré, et, ainsi que tendent à le prouver les remarquables travaux de Pasteur et de Gautier, la nutrition devient de la sorte une fermentation. On voit combien cette conception modifie profondément les idées qui avaient cours autrefois sur la nutrition.

Ce n'est qu'après que la cellule s'est *nourrie* au détriment des matières albuminoïdes, — phénomène analogue à celui qui se produit quand la levure transforme le sucre en alcool, — que l'oxygène entre en action. Les déchets de la fermentation des albuminoïdes, les leucomaïnes, sont comburés par l'oxygène que portent les globules rouges et éliminés par les divers émonctoires de l'organisme.

Dans cette théorie, comme on le voit, le rôle de l'oxygène n'est plus que secondaire, tandis que dans l'ancienne manière de voir, il avait au contraire un rôle primordial, puisque c'est lui seul qui faisait subir, aux différents matériaux, une combustion plus ou moins complète. Actuellement sa fonction se borne tout uniment à balayer et à détruire les déchets de la nutrition.

Or, dans la théorie pathogénique de la goutte que soutient M. Lecorché, les cellules organiques sont en suractivité, produisent une dissociation exagérée des matériaux azotés, de telle sorte que l'oxygène ne suffit plus à comburer complètement les déchets, qui demeurent dans les humeurs de l'économie, principalement sous forme d'acide urique, d'acide oxalique, etc. Ce serait donc, contrairement à la théorie de M. Bouchard, l'hypernutrition cellulaire, et non son ralentissement, qui produirait la goutte.

Il était indispensable de faire connaître ces théories toutes récentes parce qu'elles expliquent les moyens thérapeutiques employés aujourd'hui pour le traitement des maladies dont nous nous occupons ici. Pourtant, que la goutte soit due, comme le veut M. Bouchard, à la nutrition ralentie, ou bien, comme le pense M. Lecorché, à l'hypernutrition, tout le monde est d'accord pour admettre que l'augmentation notable de l'acide urique dans l'économie est la cause essentielle de la goutte et que, pour diminuer et supprimer cette augmentation, un régime alimentaire approprié est indispensable. A l'égard même de ce régime alimentaire, que nous allons maintenant examiner, les auteurs sont presque unanimes dans leurs prescriptions.

Mais avant de parler du régime alimentaire des goutteux, il importe de remarquer que la goutte peut présenter quatre formes cliniques distinctes, ainsi que l'expose M. G. Sée [1], formes dont le traitement, bien que similaire, n'est pas complètement identique.

A. Forme articulaire et gravelle urique. — C'est la goutte ordinaire, qui se traduit d'emblée ou après quelques avertissements par une douleur brusque et violente dans les articulations, surtout aux gros orteils. Il se produit dans les tissus, cartilages articulaires, ligaments, tendons, synoviales, etc., des dépôts d'urate de soude et de chaux cristallisés, des *tophi*, qui se présentent non seulement aux jointures, mais aussi sur le pavillon de l'oreille, les ailes du nez, les paupières, les joues, etc. Les crises articulaires, d'abord éloignées, se rapprochent de plus en plus, et donnent bientôt des déviations des doigts et des membres et des ankyloses : c'est la goutte chronique

(1) *Op. cit.*, p. 433 et suiv.

articulaire. A ces phénomènes se joignent souvent, mais non nécessairement, des manifestations du côté du rein, la *gravelle urique*. Cette dernière peut exister, indépendamment de la goutte articulaire ; elle peut aussi coexister avec elle, ce qui est beaucoup plus rare. Aussi M. Lécorché dit-il que les graveleux sont des goutteux à des degrés divers, et que, quand ils cessent de l'être, c'est que la goutte va devenir articulaire.

Quel est donc maintenant le régime alimentaire de cette forme de la goutte ?

La première nécessité est de réduire la ration et d'empêcher les abus de table. Pour cela, M. G. Sée [1] indique, pour la ration quotidienne, 240 grammes de viande (représentant 120 grammes de matières albuminoïdes), 70 grammes de graisses et 500 grammes de matières féculentes ou sucrées (représentant 250 grammes d'hydrates de carbone).

Quant au détail de cette diététique, le voici, d'après Bouchardat et M. Dujardin-Beaumetz [2] :

a. — Comme viandes, des viandes blanches, des volailles, malgré la quantité élevée de gélatine qu'elles contiennent ; à la rigueur du bœuf et du mouton, mais en quantité moins grande. Pas de gibiers; peu d'œufs et de poissons ; pas de mollusques ni de crustacés; pas de fromages trop avancés, coulants, à cause de la présence de l'acide butyrique. Très peu d'aliments gras.

b. — Comme aliments végétaux, presque tous les légumes, chicorée, laitue, artichaut, salsifis, cardons, céleri, carotte, radis, et particulièrement radis noir, des salades, laitue, romaine, escarole, chicorée, barbe,

___

(1) *Op. cit.*, p. 458-459.

(2) Bouchardat. *Traitement hygiénique de la polyurique.* — Dujardin-Beaumetz. *Op. cit.*, p. 165-169.

pissenlit, etc. Pas d'oseille, ni d'épinards à cause de la quantité considérable d'acide oxalique qu'ils contiennent, peu de choux et de choux-fleurs; enfin peu d'aliments féculents, pois, haricots, lentilles. Le pain doit être d'un usage modéré, mais on peut le remplacer, ainsi que l'a proposé Bouchardat, par la pomme de terre cuite à l'eau. Pas de truffes, ni de champignons, ni de condiments (poivre, piments, etc.). Quant aux fruits, ils sont tous bons, les fraises principalement et le raisin, parce qu'ils facilitent les évacuations et sont légèrement laxatifs. Peu importe, en effet, par où le podagre se débarrasse des déchets de sa nutrition, pourvu qu'il s'en débarrasse. C'est pour cela que la cure de raisin est recommandée aux goutteux et donne souvent d'excellents résultats.

c. — Le chapitre des boissons est très important dans le régime des goutteux, car ces liquides ont pour but de dissoudre l'acide urique et de laver le rein. On doit donc conseiller des quantités assez considérables de boissons, surtout des eaux légèrement alcalines, et aussi Vichy, Carlsbad, Contrexéville. On peut autoriser le vin, quoique la goutte soit souvent, ainsi que le disait déjà Sydenham, l'effet des excès de vins généreux. Parmi les vins, les Bordeaux légers et vieux, peu chargés en tannin, et les vins blancs d'une faible teneur alcoolique sont les seuls dont on puisse modérément user. Pas de Bourgognes trop capiteux, pas de vins-liqueurs (Madère, Xerès, Porto, Marsala, etc.). Il ne faut pas non plus user des eaux trop gazeuses, comme l'eau de seltz artificielle. Pas de bières, et surtout de bières anglaises (porter, stout) fortement alcoolisées; pas de cidres, ni de poirés, malgré l'avis de Dumont de Caen et malgré les propriétés diurétiques de ces boissons, parce qu'elles sont fréquemment adultérées et alcoolisées, tout comme les bières d'exportation. Pas d'eau-de-vie, de liqueurs, ni d'apéritifs (absinthe, bitter, amer, vermout, etc.) d'aucune espèce. On peut prendre du café en infusion légère. Quant au thé, il y a divergence absolue. M. Dujardin-Beaumetz l'interdit absolument à cause de la forte proportion d'acide oxalique qu'il contient (3 gr. 75 p. 1,000 gr.). M. G. Sée le recommande au contraire, mais à très forte dose et à température élevée. Dans une telle occurrence le médecin doit apprécier ce qu'il faut faire, eu égard aux dispositions et à l'état de son malade. Enfin pas de chocolat, parce que le cacao contient jusqu'à 4 gr. 5 d'acide oxalique pour 1,000.

En ce qui regarde les repas, ils doivent être *sobres*, c'est-à-dire ne consister qu'en une seule sorte de plat, avec des légumes ou des fruits. On peut répéter ce repas trois et même quatre fois par jour, si besoin en est. Mais il faut que le podagre mange lentement et mastique bien sa nourriture. L'heure des repas devra être rigoureusement fixée, de même, si possible, que le menu, afin que l'appétit du goutteux ne soit pas excité par la variété et la succulence des mets. Ce n'est pas en effet sans raison qu'on a dit : « On guérirait la goutte si l'on pouvait guérir la gourmandise. » A ces prescriptions bromatologiques, il est indispensable que le goutteux joigne des exercices physiques, proportionnés à son état. Comme le dit fort bien le docteur F. Lagrange, les exercices musculaires favorisent la combustion complète des matières albuminoïdes et par conséquent la transformation de l'acide urique en urée, plus soluble et qui ne se dépose ni dans les articulations, ni dans le rein.

Chez le goutteux, en effet, le *coefficient d'oxydation des matières organiques est inférieur à la normale*, et son organisme se présente ainsi à nous comme un appareil de chauffage à *tirage lent* qui ne dépense pas assez d'oxygène, suivant la théorie de Bouchard. Or l'exercice, pratiqué à la suite d'un entraînement méthodique, élève ce coefficient d'oxydation, active le tirage de la machine humaine, et diminue par conséquent l'acidité des humeurs et l'abondance de l'acide urique. Mais il est très important que la pratique des exercices physiques soit très méthodiquement réglée, car les exercices de début violents, la *courbature de fatigue* [1] augmentent momentanément l'acidité des humeurs et provoquent l'accès de goutte consécutif. Il faut donc pratiquer l'entraînement, au bout duquel la fatigue n'est plus à craindre et qui a l'avantage de produire un travail musculaire considérable, sans arriver à augmenter la production de l'acide urique. Il n'y a de contre-indications formelles, pour l'exercice, qu'au moment des accès de goutte. Dans ce cas, il faut éviter non seulement l'exercice actif, mais aussi les mouvements passifs et même le massage [2].

Enfin, pour terminer ce qui a trait au régime des goutteux, il importe au plus haut point de veiller au bon fonctionnement de tous les émonctoires, puisque c'est par là que s'échappent les déchets de la nutrition. Le goutteux devra donc aller régulièrement tous les jours à la garde-robe, et, s'il ne le peut, qu'il prenne des laxatifs légers, une cuillerée de sel de Seignette, par exemple, comme le conseille Bouchardat, ou un verre d'eau purgative. Il devra aussi vider sa vessie régulièrement, et ne jamais attendre que le besoin l'en presse. Enfin il lui faudra se lotionner tous les matins, des pieds à la tête, afin d'entretenir

(1) Lagrange : *Physiologie des exercices du corps.*

(2) Lagrange : *la Médication par l'exercice.* Le traitement de la goutte, p. 282 et sq.

en bon état les fonctions de la peau. Le massage aussi sera très utile, ainsi que les bains aromatiques.

B. LA FORME STOMACALE, INTESTINALE OU HÉPATIQUE est beaucoup plus rare que la forme articulaire. Dans la forme stomacale proprement dite, la goutte se manifeste tantôt par une pseudo-dyspepsie qui précède l'accès, tantôt par une dyspepsie catarrhale aiguë qui l'accompagne. La dyspepsie uricémique s'annonce brusquement par une douleur vive, des crampes d'estomac, des hoquets et du pyrosis suivi de vomissements quelquefois avec le faciès du péritonisme : ce sont là les caractères d'une véritable intoxication produite par l'acide urique en excès qui tend à s'éliminer par la muqueuse stomacale[1]. Dans ce cas, il n'y a pas toujours détente du côté des articulations. Quant à la goutte intestinale, elle est plus rare encore que la goutte stomacale et ne se manifeste guère que par l'atonie musculaire, le catarrhe muqueux du gros intestin, signalé par Barthez, ne semblant pas lié aux manifestations goutteuses. Cette atonie intestinale est caractérisée par de la constipation avec flatulence et des coliques sèches compliquées ou provoquées parfois par les hémorroïdes. Beaucoup plus fréquente est la gravelle ou goutte hépatique, sur laquelle nous allons nous arrêter quelques instants.

Cette gravelle est déterminée par la présence de la cholestérine dans les voies biliaires. La cholestérine est une graisse non saponifiable, produite surtout, d'après Flint, par la désassimilation du système nerveux. Elle se précipite dans les canaux efférents et dans la vésicule biliaire, et forme des calculs où figurent aussi des pigments de la bile. Les causes

(1) G. Sée. *Op. cit.*, p. 435-436,

de cette précipitation dérivent ou de l'excès de la cholestérine dans la bile, — excès qui peut provenir soit d'une alimentation trop grasse, soit d'une suractivité du système nerveux, — ou d'une modification du liquide biliaire qui détermine cette précipitation. Dans ce dernier cas, Ménard a noté que la cholestérine se précipite quand l'alcalinité de la bile diminue sous l'influence d'un régime trop animal.

Le régime alimentaire des goutteux intestinaux et hépatiques ne diffère pas sensiblement. Cependant les podagres, dont les crises stomacales précèdent et accompagnent les crises articulaires, rentrent dans la catégorie des goutteux ordinaires dont nous avons ci-dessus indiqué le régime. Quant aux hépatiques, voici le leur :

Toutes les viandes sont admises, pourvu qu'on en rejette les parties grasses ; on doit donner la préférence aux viandes blanches et maigres, et ne pas en faire toutefois un usage exclusif. Ne pas trop manger d'œufs (jamais plus d'un par jour, dit M. Dujardin-Beaumetz), ni de poissons gras (anguille), ni de crustacés. Tous les légumes verts et les salades sont autorisés. Repousser absolument les féculents, surtout les pois qui contiennent un corps gras analogue à la cholestérine (phytostérine); repousser également les carottes, malgré le préjugé populaire, car les carottes contiennent, en outre du sucre et des hydrocarbures, de la *carottine* et de l'*hydrocarottine* qui n'est que de la cholestérine, d'après Arnaud. Les pommes de terre sont permises ainsi que les fruits, recommandés d'ailleurs par Bouchardat. Mais il faut éviter les fruits trop sucrés, le pain et la pâtisserie. Quant aux boissons, il suffit de se reporter à ce que nous avons dit précédemment. En tout cas, le vin léger doit toujours être coupé par des eaux alcalines de Vals ou de Vichy. Enfin il importe de veiller aux selles régulières des malades et à un usage bien entendu des exercices physiques.

C. Les FORMES GRAVELEUSES sont ou alcalines (gravelles calcaire et ammoniacale) ou acides (gravelle oxalique).

Les premières dépendent en général de causes locales : la gravelle calcaire ou phosphatique, la phosphaturie, la gravelle ammoniacale sont déterminées par des affections de la vessie ou du bassin. Dans la gravelle ammoniacale notamment, la fermentation de l'urine dérive d'une maladie de la muqueuse vésicale. Dans ce cas, comme l'a montré M. Guyon, c'est le régime lacté, et, s'il y a pyélites et cystites suppurées, le régime lacté exclusif qui donne les meilleurs résultats. Il en est de même souvent pour la phosphaturie, ou diabète phosphatique, dans laquelle, en l'absence de diabète sucré, il faut recommander non seulement le lait, mais la viande et le poisson. (Teissier, Ménard.)

Quant à la gravelle oxalique, appelée aussi *gravelle du pauvre*, parce qu'elle semble favorisée par un régime végétal et insuffisant, elle est rapportée à deux causes différentes. Garrod, Rolfe et même le professeur G. Sée considèrent que la diathèse oxalique est de tous points comparable à la diathèse urique, et qu'elle provient par conséquent d'une oxydation incomplète des aliments sucrés et amylacés, Lecorché et Esbach soutiennent au contraire que l'oxalurie dérive toujours des acides introduits par l'alimentation, et l'expérience clinique tend à confirmer cette manière de voir. Quoi qu'il en soit du reste, le régime, dans les deux hypothèses, ne varie point, comme le fait remarquer M. Dujardin-Beaumetz, et consiste surtout à repousser de l'alimentation tout ce qui contient de l'acide oxalique.

Le régime alimentaire de l'oxalurique sera donc celui-ci : toutes les viandes sont permises, mais non d'une manière exclusive : il en est de même des farineux, sauf les haricots blancs et surtout le son (pain de son), aussi faudra-t-il éviter les pains grossiers. Toutes les herbes sont également permises, même les tomates ; il faut faire une exception absolue pour l'oseille et les épinards, peut-être aussi pour la betterave ; il en est de même des fruits, sauf les figues sèches. Les condiments sont également interdits, hormis le cerfeuil, le persil, etc. Mais on devra s'abstenir rigoureusement de thé et surtout de chocolat qui renferment une proportion élevée d'acide oxalique. Le café en contient beaucoup moins ; on pourra donc en user, mais avec ménagement. Quant aux boissons, elles sont permises abondantes, mais avec les restrictions précédemment faites relatives à l'alcool, aux liqueurs, etc. Ce régime se renforcera enfin de prescriptions hygiéniques relatives aux exercices.

L'exercice en effet n'est pas moins utile dans les gravelles que dans la goutte et pour les mêmes raisons. Aussi faut-il énergiquement combattre, à cet égard, les préjugés des malades qui attribuent souvent à un exercice violent l'explosion de leur colique néphrétique et le considèrent ainsi comme un danger. S'il est vrai que les secousses et les détentes musculaires brusques peuvent détacher un calcul du rein et l'engager dans l'uretère, cette circonstance n'est pas pour cela redoutable, puisqu'elle ne fait que mettre en évidence une maladie depuis longtemps en évolution, hâter l'explosion d'une crise devenue ainsi inévitable et empêcher enfin les crises ultérieures en s'opposant à la formation des calculs. Il n'y a de contre-indication à l'exercice qu'au cours même de ces crises néphrétiques (Lagrange).

D. LES FORMES CARDIAQUES de la goutte sont multiples. Quand elles apparaissent c'est que l'uricémie est devenue générale et diffuse et a produit tantôt l'athérome et la sclérose des artères — amenant une dilatation et une hypertrophie compensatrice du cœur, — tantôt un rétrécissement ou une oblitération des artères coronaires, ce qui détermine une anémie du cœur et par suite la douleur poignante de l'angine de poitrine. Dans ces divers cas, ce n'est pas l'uricémie qu'il faut tout d'abord combattre, mais bien la sténocardie, c'est-à-dire le danger le plus immédiat. Lorsque ce danger est écarté, le régime du goutteux ordinaire trouve tout naturellement et obligatoirement son emploi. Nous ne parlerons donc pas ici du régime alimentaire des goutteux cardiaques, puisque ce régime est celui des cardiaques vrais, que nous examinerons plus loin.

IV. — Régime alimentaire des diabétiques.

C'est à Cl. Bernard que nous devons de connaître d'une manière scientifique la pathogénie du diabète. Ce grand physiologiste démontra en effet que, à l'état physiologique, chez l'homme et les autres mammifères, on trouve du sucre dans le sang ; c'est là la *glycémie physiologique*. Mais quand ce sucre devient trop abondant, quand il atteint et dépasse 3 p. 1000, il apparaît dans les urines et détermine la *glycosurie* ou diabète sucré.

Quelle est l'origine de la glycémie physiologique ?

Ce sucre, analogue au sucre de raisin ou glucose, provient soit des aliments, soit du foie. Nous savons en effet que la ptyaline de la salive et l'amylapsine ou ferment spécial du pancréas transforment les matières amylacées en glucose ; les sucres, directement ingérés, puis intervertis par ce ferment inversif intestinal, arrivent également dans le torrent circulatoire sous forme de glucose. A l'état normal ce sucre, comme celui du foie (pouvoir glycogène), est entièrement comburé et transformé en acide carbonique qui s'élimine par les poumons. Il est encore douteux, après les recherches contradictoires de Seegen et d'Obelès, que le sucre s'élimine en partie par les reins et existe normalement dans les urines. Quoi qu'il en soit, la combustion du sucre simplement et uniquement fourni par les aliments a des limites ; quand sa quantité est trop élevée, n'étant plus entièrement comburé dans l'économie, le chiffre de la glycémie physiologique est dépassé et on a alors de la *glycosurie alimentaire*.

Quant à la fonction glycogène du foie, découverte par Cl. Bernard, voici en quoi elle consiste. Le glucose, dérivé des aliments nutritifs, passé dans le sang, et amené par la veine porte, se transforme, dans le foie, en matière glycogène, laquelle à son tour se retransforme en glucose sous l'action du ferment hépatique. Mais ce ne sont pas les aliments amylacés ou féculents qui donnent lieu seuls à cette formation de sucre. Les albuminoïdes aussi peuvent produire du glucose, au cours de leurs modifications organiques qui les dédoublent en urée et en hydrates de carbone. Il en est de même des graisses, d'après Seegen, qui se transforment en sucre. Qu'arrive-t-il ensuite ? Le glucose ainsi produit est versé à son tour dans le torrent circulatoire ; il est entièrement comburé, si sa quantité reste normale ; si, au contraire, il est en excès, le foie, jouant vis-à-vis de lui le rôle de régulateur, l'emmagasine et le sucre n'apparaît pas dans les urines. Qu'alors l'alimentation soit momentanément dépourvue de matières féculentes et par conséquent de sucre, le foie supplée à cet inconvénient en versant dans le sang la quantité de glucose nécessaire à l'économie. Ce fonctionnement reste ainsi équilibré tant que les échanges cellulaires et la digestion interstitielle ne sont pas troublés. Mais si une circonstance nerveuse porte atteinte à ce fonctionnement, la glande glycogène entrera en suractivité, et bien loin alors d'emmagasiner le sucre, en versera des quantités de plus en plus élevées dans le sang. La glycémie physiologique se trouvant ainsi dépassée, le sucre apparaîtra dans les urines; il y aura de la glycosurie. On sait que Cl. Bernard a vérifié expérimentalement cette théorie et a provoqué le diabète en piquant certains points du quatrième ventricule et de la moelle allongée. N'oublions pas enfin que la fonction glycogénique, au moins en ce qui regarde la transformation des albuminoïdes en urée et en sucre, n'est pas absolument localisée dans le foie et que les muscles semblent jouir en partie de cette propriété, surtout lorsque la glande hépatique fonctionne mal ou que l'organisme a subi la diète absolue.

Mais la théorie de Cl. Bernard a été récemment modifiée en plusieurs points. Schiff et Seegen notamment prétendent que le glycogène du foie fait, non du sucre, mais de la graisse ; Lecorché croit qu'il y a, dans le diabète, exagération d'activité du foie et par conséquent hypersécrétion d'urée — ce qui est en effet fréquent dans la glycosurie, — urée produite au détriment des albuminoïdes et des propres muscles du diabétique, qui se dédoublent en urée et en sucre. Le professeur S. Jaccoud, qui adopte cette manière de voir, décrit en effet, à la période avancée de la glycosurie, un *diabète azoté* ou azoturie concomitante. Le professeur Bouchard considère le diabète comme une maladie due au ralentissement de la nutrition. Pour lui, l'hyperglycémie est due à ce que l'organisme n'utilise pas tout le sucre produit par le foie. Le foie donne en effet par jour environ 2 kilogrammes de sucre, dont 798 grammes seulement sont normalement comburés par la respiration. Les 1,200 grammes qui restent ne peuvent donc être utilisés que par les tissus, ce qui arrive en effet dans l'état physiologique. Mais si un trouble survient qui modifie les échanges moléculaires, la nutrition ne peut plus utiliser le sucre en excès et la glycosurie apparaît. Enfin Esbach envisage d'une façon nouvelle l'origine du diabète. Le foie diabétisé, sous l'influence d'une action nerveuse ou par vice circulatoire annexe, donne naissance à un glucose qui n'est plus destructible dans l'organisme, c'est le *diabétose*, tandis qu'à l'état normal ou physiologique, le sucre ou *assimili-glucose* jouit de la propriété d'être aisément comburé [1].

Quoi qu'il en soit de ces diverses théories, il est aujourd'hui prouvé que la déperdition du sucre par les urines est proportionnée à la richesse des aliments en matériaux féculents, et par conséquent qu'elle augmente ou diminue suivant la quantité ingérée de ces aliments. Autrement dit, le diabétique a perdu le pouvoir physiologique de brûler le sucre, de le transformer en acide carbonique et en eau, et ce sucre inutilisé est alors éliminé par les urines. Et, en effet, Kühn a pu, chez un diabétique, constater la présence

(1) Esbach. *Le diabète sucré ou névrose assimilatrice du foie*, Paris, 1886.

du sucre dans les urines une demi-heure ou une heure après un repas féculent. Le passage de ce sucre détermine quelquefois des irritations des tubes urinifères et la chute de leur épithélium, ce qui donne lieu à une albuminurie, qui ne provient que très rarement d'une inflammation concomitante du rein. Enfin dans le diabète avancé des cachectiques, il se produit parfois de l'*acétonurie*. L'acétone est un produit d'oxydation des albuminoïdes ; sa formation et sa pénétration dans le sang donnent lieu, d'après Jaksh et Rupstein, au coma mortel des glycosuriques cachectiques.

Des considérations pathogéniques qui précèdent, il résulte que le diabétique détruit incomplètement ou même pas du tout le sucre venu du dehors ou des tissus de l'économie, et que souvent ce sucre se produit aux dépens des matériaux albuminoïdes. Le traitement de la glycosurie comporte donc deux conditions essentielles : réduire au minimum ou supprimer complètement les aliments qui donnent naissance au glucose dans l'organisme, et d'autre part activer autant que possible la combustion du glucose formé dans l'économie. M. Dujardin-Beaumetz, auquel nous empruntons cet exposé, ajoute avec raison : « Le pronostic du diabète est entièrement tiré des effets du régime alimentaire antidiabétique rigoureusement suivi. Ce n'est pas la quantité du sucre rendu journellement dans les urines qui fait la gravité du pronostic dans le diabète ; elle réside tout entière dans la résistance que met le sucre à disparaître sous l'influence d'un régime approprié [1]. »

Étudions maintenant ce régime. Toutefois, avant d'exposer le régime alimentaire mixte si heureuse-

---

[1] Dujardin-Beaumetz. *Op. cit.*, p. 178.

ment institué par Bouchardat, disons un mot du régime carné et de la diète lactée.

Le régime carné et gras exclusif, préconisé par Cantani, se compose uniquement de viandes fraîches ou salées, de poissons et de graisses ; tous les légumes, les féculents et les œufs sont interdits. Cantani joint à ce régime de l'acide lactique pur (1 à 2 grammes) ou un lactate alcalin (lactate de soude) qui doit être pris toutes les heures ou les deux heures ; il y ajoute parfois un jeûne rigoureux de 24 heures. Ce régime, adopté en partie par Seegen à Carlsbad, offre plusieurs inconvénients : il répugne vite aux malades qui se lassent de cette nourriture univoque ; il augmente l'azoturie et dispose à l'acétonurie ; enfin il aggrave la gravelle urique. Aussi a-t-il peu de prosélytes.

La diète lactée a été imaginée par Dongkin pour le traitement du diabète. Ce médecin donne à ses malades, au début, de 2,250 grammes à 3,400 grammes de lait écrémé ; il va ensuite jusqu'à 6,800 grammes. Mais, dans ce dernier cas, 4,500 grammes sont pris liquides ; le reste est absorbé sous forme de lait caillé. Le lait liquide doit être à la température de $+$ 38 à 40° C. Ce régime semble avoir également de sérieux inconvénients ; d'abord il augmente la polydypsie (puisque le lait est un diurétique puissant) ; ensuite il introduit une quantité de sucre très notable dans l'économie. Aussi Bouchardat et, après lui, Dujardin-Beaumetz, G. Sée, Forster, Pavy, etc., repoussent-ils le lait du régime alimentaire des diabétiques.

Le régime mixte de Bouchardat n'a aucun de ces inconvénients ; il ne produit jamais l'inanisation et il a donné constamment d'excellents résultats. C'est pour cela qu'il est aujourd'hui universellement adopté et suivi.

Voici d'abord les prescriptions générales que nous empruntons à son *Traité du diabète sucré* [1] :

Manger modérément et lentement, bien mastiquer les aliments ; — tant qu'il y aura de la diurèse supérieure à 2 litres par jour, boire le moins possible et toujours à petits coups ; — pour combattre le sentiment de la soif, mâcher longuement des olives ou des grains de café torréfiés ; — faire deux repas seulement par jour, le premier à dix heures, l'autre à six ; éviter le sommeil après les repas ; faire une bonne promenade en sortant de table, et y ajouter d'autres exercices proportionnés à l'état ; — se coucher 4 à 5 heures après le dernier repas ; — s'abstenir de fumer ou fumer le moins possible.

Quant au régime alimentaire proprement dit, voici les indications qu'il comporte.

a. — Peu d'aliments très liquides, au moins pendant la période polydypsique, bouillons, consommés, potages. Cependant on peut permettre le bouillon aux œufs pochés, le potage aux choux, à l'oignon, les juliennes (mais sans navets ni carottes), la soupe aux poireaux et aux pommes de terre ; mais défense absolue des bouillies, des panades, des soupes au lait, aux pois cassés, aux haricots, aux pâtes, même aux pâtes dites de gluten, qui contiennent, comme l'a démontré Boussingault, 7 à 8 grammes de sucre par assiette de potage.

b. — Toutes les viandes sont permises, bœuf, mouton, agneau, veau, volailles et gibiers, porc, charcuterie, saucisson, jambon, viandes salées et fumées (hormis, parmi ces dernières, celles préparées au

---

(1) Bouchardat. *De la glycosurie ou diabète sucré*, 4e édit. Paris F. Alcan, 1890.

sucre). Sont également permis tous les poissons, frais ou fumés, les mollusques et les crustacés. Toutefois on doit interdire les viandes préparées avec des sauces contenant de la farine (roux), du lait ou de la crème (sauces blanches) ; il en est de même pour les poissons frits roulés dans la farine.

c. — Tous les aliments gras sont permis ; on peut même en augmenter la dose pour fournir à l'organisme les hydrocarbures qui lui sont nécessaires. On doit recommander le beurre, l'huile d'olive comme assaisonnement (sardines à l'huile, chou à l'huile, hareng à l'huile, etc.), le foie gras, la graisse d'oie, le gras de jambon et le caviar. Les œufs et les fromages sont également autorisés.

d. — En revanche, les féculents sont tous interdits, sauf la pomme de terre, qui peut avantageusement remplacer le pain. Le pain en effet est la grande difficulté du traitement pour le diabétique, qui jouit généralement d'un bon appétit et est accoutumé à l'usage du pain. La privation de cet aliment répugne souvent aux malades, qui maigrissent, s'affaiblissent et deviennent ainsi une proie facile pour la tuberculose, si fréquente à la période avancée de la glycosurie. Malheureusement le pain contient beaucoup de matières amylacées et de sucre et son usage est par conséquent impossible. La croûte à cet égard, comme l'a montré Esbach, est encore plus dangereuse que la mie. Bouchardat, pour remplacer le pain de froment, a introduit le pain de gluten dans l'alimentation des diabétiques. Le pain de Cormier surtout est préparé dans les conditions voulues ; malheureusement son goût déplaît souvent aux malades ; les autres pains de gluten ne sont pas bien préparés et contiennent toujours une teneur assez élevée de principes amylacés. L'échaudé doit être également repoussé, car il contient de l'amidon ; les pains d'amandes sont préférables, mais ils ne sont pas d'un usage pratique avec nos habitudes et ne constituent pas du reste un aliment. Il faut donc préférer à toutes ces préparations, soit la pomme de terre bien cuite à l'eau, soit surtout le *pain de soya* qui a un goût agréable et présente neuf fois moins de matières amylacées que la pomme de terre et le pain de gluten pur. En outre, la farine de soya contient une proportion très élevée de matières protéiques, d'après Lecerf, proportion qui la met au-dessus même de la viande. C'est donc, comme le dit M. Dujardin-Beaumetz, le pain de soya qu'il faut employer, si on le peut, de préférence au pain de gluten et même à la pomme de terre. On peut également user de *fromentine* ou farine d'embryons de blé. Quant aux autres féculents, riz, maïs, farines de blé, de seigle, d'orge, de sarrasin, d'avoine, etc., pois, lentilles, haricots, châtaignes, etc., ils doivent être rigoureusement interdits, de même que toutes les préparations culinaires qui en contiennent, si peu que ce soit, par exemple toutes les pâtisseries (hormis certaines, indiquées par Bouchardat et préparées au gluten). L'arrow-root, le sagou, le tapioca, le macaroni, les semoules, etc., rentrent encore dans cette catégorie absolument défendue aux glycosuriques.

e. — Beaucoup de légumes verts sont néanmoins permis, notamment les épinards, les haricots verts, les choux, les choux-fleurs, les salsifis, les asperges, l'oseille, le céleri, et toutes les salades, même crues, laitue, cresson, endives, raifort, etc. Il faut user modérément de l'oignon, du poireau, des artichauts, et supprimer absolument les betteraves, carottes, navets, etc., à cause du sucre qu'ils contiennent. Les légumes sont indispensables dans l'alimentation du diabétique, non seulement parce qu'ils varient les menus et empêchent l'appétit de se lasser, mais aussi parce qu'ils contiennent des proportions assez considérables de potasse, élément des plus utiles dans la glycosurie comme dans toutes les dénutritions.

f. — Les fruits, suivant M. Dujardin-Beaumetz, doivent tous être proscrits en raison de leur teneur élevée en glucose. Le savant médecin ne fait exception, — et encore! — que pour les groseilles. Bouchardat autorise cependant les amandes, les noisettes, les noix fraîches, les pistaches, les olives. Dickinson est plus large encore. Il permet les poires et les pommes. On peut dire, en résumé, que les figues, les prunes et surtout les fruits secs (prunes, figues, raisins) et confits sont et demeurent seuls absolument interdits. La cause en est dans le sucre que renferment ces fruits. Mais certains malades ne peuvent réellement pas se passer d'aliments sucrés. On peut alors leur accorder de la *saccharine*, dont ils se servent pour sucrer le café et le thé dont ils font usage. Cette saccharine, bien étudiée au point de vue thérapeutique par M. Dujardin-Beaumetz, a un pouvoir sucrant 280 fois supérieur à celui du sucre de canne; mais comme elle est très peu soluble dans l'eau, on la combine avec du bicarbonate de soude et de potasse et on en forme des pastilles de la grosseur d'une lentille, dont une seule suffit à sucrer un verre d'eau. Toutefois la saccharine détermine assez souvent chez l'homme des troubles plus ou moins graves du côté de l'estomac. Aussi faut-il en restreindre le plus possible l'usage et ne jamais dépasser la dose de 10 centigrammes par jour.

g. — Le chapitre des boissons est des plus importants dans le régime des diabétiques, à cause de la polydypsie dont ces malades sont tous frappés. En outre, affaiblis par leur glycosurie, ils croient se remonter et se donner des forces en absorbant des vins généreux, des liqueurs et des alcools, et ils deviennent ainsi parfois alcooliques, quoiqu'ils semblent, de prime abord, présenter à cette intoxication une résistance supérieure à la moyenne, en raison de l'activité fonctionnelle de leurs reins, qui leur permet d'éliminer facilement l'alcool. En outre beaucoup sont incapables de résister à la soif qui les dévore perpétuellement et se laissent aller à boire toutes sortes d'apéritifs, absinthe, amers, bitters, qui sont pour tous des plus dangereux. Le point essentiel, pour le diabétique, est de s'abstenir de boissons alcooliques. Quant au rationnement des boissons, il est indiqué de la manière suivante par Bouchardat [1]. « Dans les 24 heures, un litre de vin au plus pour un homme, un demi-litre pour une femme. » On doit couper toujours ce vin avec de l'eau alcaline naturelle, de l'eau de Vals par exemple, et, si cela est possible, ne jamais boire entre les repas. Les vins permis sont les vins rouges et blancs de Bordeaux et de Bourgogne, certains vins des côtes du Rhône, de la Moselle et du Rhin. On doit s'abstenir radicalement de Champagne, de vins mousseux, de vins de liqueurs sucrés, Porto, Lunel, Frontignan, Syracuse, etc. On doit s'abstenir également de bières et de cidres, de limonades et de liqueurs. Toutefois certains alcools dépourvus de sucre, cognac, rhum, whisky, sont quelquefois autorisés, bien que rarement et toujours en très petites quantités. Le café et le thé sont permis, sans sucre ni lait, surtout si le malade ne peut se dispenser de boire entre ses repas. Dans ce dernier cas, on peut aussi lui prescrire des tisanes de quassia amara ou de quinquina. Si le cacao pur n'est pas interdit, il en est autrement du chocolat qui contient du sucre. Quant au lait et même au petit-

(1) *Op. cit.*, p. cxcix.

lait, ils sont défendus à cause du sucre qu'ils renferment et de leurs propriétés diurétiques, mais cette
défense ne s'applique naturellement pas aux diabétiques albuminuriques, auquel cas c'est au médecin de
décider laquelle de ces deux maladies doit être la première traitée[1].

Pour terminer ce qui a trait au régime des diabétiques, il faut mentionner l'importance des soins de la
bouche. La gingivite existe en effet souvent chez les
diabétiques et peut favoriser, surtout si elle est puru-
lente, l'infection par les micro-organismes qui se rencontrent en grand nombre dans la cavité buccale. Il
importe donc de recommander, outre les soins spéciaux du dentiste, le rinçage de la bouche, immédiatement après le repas, avec des solutions antiseptiques (acide borique, acide phénique, thymol, etc.).

Quant aux exercices physiques, ils sont non moins
indispensables que dans la goutte et l'obésité, puisque
le muscle fonctionne aux dépens, non de sa propre substance, mais du sucre existant normalement dans le
sang et dans le glycogène musculaire qu'il transforme en acide carbonique et en eau. Les exercices
musculaires bien réglés sont donc le meilleur moyen
de brûler le sucre en excès que charrie le sang des
diabétiques. Mais il faut que cette musculation soit
adaptée à l'état du malade et qu'on ne lui impose pas
des exercices disproportionnés. On a vu dans ce dernier cas, en effet, la mort survenir. Toutefois l'*azoturie* ou hypersécrétion de l'urée ne se produit que consécutivement à un surmenage excessif, chez l'homme
sain ; chez le diabétique où le surmenage est évité,
l'azoturie n'est point notablement aggravée par l'exer-

______

(1) Dujardin-Beaumetz. *Les nouvelles médications*, 2e sér., p. 109-110.

cice, car les glycosuriques fournissent le travail musculaire par la combustion de leur sucre et non de leurs tissus azotés. C'est là ce que démontre, dans sa *Médication par l'exercice*, le docteur F. Lagrange.

V. — Régime alimentaire des albuminuriques.

On a volontiers rapproché l'albuminurie du diabète, et Gubler, en particulier, considérait que l'albuminurie est due à une hyperalbuminose — ou augmentation des principes albuminoïdes du sang, — tout comme le diabète est dû à une hyperglycémie. Aussi le savant professeur désignait-il la maladie qui nous occupe sous le nom de *diabète leucomurique*. Mais il semble, d'après les derniers travaux, qu'il n'y ait là que d'assez lointaines analogies et que, en réalité, le diabète sucré et le diabète albumineux sont fort différents.

En effet, dans l'albuminurie, le point capital est dans l'état du rein. Bien que la composition du sang agisse directement sur la nature et la qualité des urines, néanmoins, à l'état normal, le rein ne laisse jamais filtrer l'albumine du sang, quelles que soient les quantités d'albumine ingérées. Si donc, à un certain moment, l'albumine apparaît dans les urines, c'est que le filtre rénal a été modifié. L'apparition, dans les urines, d'albumine directement injectée dans le sang ne pourra rien contre cette théorie, car dans ce cas cette albuminurie artificielle ne saurait être assimilée à une maladie. Mais on a soutenu que cette albumine, comme celle des brightiques (mal de Bright), était inassimilable et jouissait d'une diffusibilité beaucoup plus grande que les autres. D'où l'opinion défendue par le professeur Semmola que l'albumine des albuminuriques est éliminée par l'intestin, la bile, la salive, surtout par la sueur de la peau : comme conséquence naturelle, que nous examinerons plus loin, surgit la nécessité, pour les albuminuriques, d'entretenir avec soin la perspiration cutanée[1]. Tout cela revient à admettre, comme le voulait Bright et comme le pense Stokvis, une altération primitive du sang dans l'albuminurie.

Cependant cette altération semble douteuse, comme cause provoquante, puisque ce n'est pas la quantité d'albumine éliminée qui indique la gravité des cas. Certains malades peuvent rendre 10 grammes et davantage d'albumine sans être dans un danger immédiat, tandis que d'autres, chez lesquels on trouve simplement des traces d'albumine, présentent les symptômes d'une urémie mortelle.

C'est donc à l'état même du rein qu'il faut reporter la pathogénie de l'albuminurie. Cet état du rein dépend d'ailleurs d'une foule de causes. Les calculs, les lésions de l'uretère, les cystites, l'alcool, le plomb, le mercure, la cantharidine, la diphtérie, la pyohémie, la fièvre scarlatine, la syphilis, la tuberculose, le froid, les troubles fonctionnels de la peau, — sans parler de la réaction réciproque des affections cardiaques et rénales — produisent des néphrites. Les unes sont temporaires et disparaissent avec leur cause efficiente ; les autres demeurent et constituent la néphrite brightique. Dans ce cas, les lésions sont accusées et profondes. Sous l'influence du passage des albumines (sérine, globuline et paraglobuline), le rein s'altère et se désorganise ; il devient impropre à ses fonctions normales. L'urine ne se produit plus, ou

----

(1) Semmola. *Gaz. des hôpitaux*, 1861. — *Arch. de phys. norm. et pathol.*, 1884. — *Acad. de médecine*, 7 sept. 1886.

en quantité minime ; le taux de l'urée diminue, ce qui entraîne la non-élimination des déchets organiques, des ptomaïnes produites par l'usure des tissus, et de l'*urotoxine*, ainsi que le dit le professeur Bouchard. L'urémie ainsi déterminée donne lieu à une intoxication mortelle, et constitue la période terminale des albuminuries.

Le régime des albuminuriques est entièrement subordonné aux données qui précèdent. On doit leur imposer, d'une manière générale, la diète albumineuse. Cette diète n'est pas cependant absolument rigoureuse ; elle se borne à éviter les excès. En effet, le régime le plus sûr, dans tous les cas graves, celui dont on a tiré les meilleurs résultats, est le régime lacté exclusif. Or le lait, nous le savons, est riche en albuminoïdes. Mais outre que le brightique ne peut pas plus que les autres se passer de ces aliments, le lait a le grand avantage d'être un diurétique, et par conséquent de combattre l'anurie et l'urémie, de faire disparaître les hydropisies, s'il s'en produit, et de supprimer l'albuminurie, quoique, à la vérité, la diète lactée soit impuissante à régénérer les glomérules de Malpighi et les tubes du rein, altérés ou détruits dans les néphrites.

Cette diète lactée doit consister en 3 à 4 litres de lait par jour, pris par doses fractionnées, par exemple une tasse ou un verre toutes les heures. Puis, lorsque le malade aura vu son état s'améliorer, ou qu'il ne pourra, par idyosyncrasie, supporter un régime aussi sévère, on y mêlera divers aliments, tous préparés au lait, potages, tapioca, riz au lait, chocolat au lait, fromage frais au lait. Ces aliments serviront de passage à un régime mixte.

Ce régime se composera principalement de végétaux, féculents, légumes verts, fruits, unis aux graisses et au lait. La viande blanche et principalement les volailles pourront être permises, mais en petites quantités et plutôt braisées que rôties. La viande de porc, le rôti froid et gras en particulier, sont aussi autorisés par M. Dujardin-Beaumetz. L'oignon, que Serres, Claudot et Pautier recommandent dans le mal de Bright, peut être largement autorisé, associé au lait et à la soupe. Quant aux œufs, ils doivent être proscrits, surtout crus ou à la coque, car leur albumine incuite passe sans modifications dans les urines. Il n'en est peut-être pas de même des œufs très cuits, si l'on s'en rapporte aux expériences de Stokvis et de Brown-Séquard, contredites du reste par l'expérience personnelle de Cl. Bernard. Aussi vaut-il mieux, comme le dit M. Dujardin-Beaumetz [1], repousser l'emploi des œufs, même très cuits, chez les albuminuriques. Enfin les poissons, les moules, les crustacés et les fromages faits semblent augmenter la proportion urinaire des albumines, et d'ailleurs renferment toujours, de même que les gibiers faisandés, des toxines dangereuses qui déterminent dans l'organisme des phénomènes toxiques, toutes les fois qu'il y a insuffisance rénale.

Quant aux boissons, c'est encore au lait qu'il faut donner la préférence pour les raisons indiquées plus haut ; on peut y ajouter une cure de petit-lait, de koumys et même de raisin, comme l'indique M. G. Sée. Si le lait répugne au malade d'une façon absolue, on peut autoriser la bière ou le vin, surtout tannique, mais toujours coupé d'eaux alcalines de Vals ou de Vichy. On permettra aussi quelquefois des infusions légères de thé et de café. En revanche, on interdira

(1) *Op. cit.*, p. 196.

rigoureusement le vin pur, de quelque nature qu'il soit, les liqueurs, les eaux-de-vie et les bières. Enfin les repas devront être nombreux et peu copieux, car les repas copieux augmentent la quantité urinaire d'albumine.

En résumé, le régime des albuminuriques comporte de préférence une alimentation végétale et lactée. En outre, toutes les fois que la maladie est dans une période avancée, on tâchera de suppléer, pour éviter les accidents uricémiques, aux fonctions rénales et cutanées, troublées ou abolies, par des purgations fréquentes qui donneront issue, d'une manière détournée, aux matériaux toxiques accumulés dans l'organisme.

A ces indications diététiques, il faut en joindre quelques autres relatives aux soins de la peau. Semmola a démontré en effet que, dans la maladie de Bright, la peau subit toujours des altérations plus ou moins profondes, notamment une atrophie de la couche de Malpighi et des glandes sudoripares. On doit donc recommander des frictions sèches et répétées, le massage, des bains de vapeur et des exercices musculaires modérés et appropriés à l'état du malade. Il faut cependant repousser l'hydrothérapie froide, — surtout s'il y a des troubles cardiaques, — et la musculation exagérée. Les albuminuriques doivent enfin rechercher de préférence, comme le dit Semmola, et à cause de leur impressionnabilité très vive, un climat sec, doux et égal, le voisinage des forêts à résine. L'air de l'océan et des montagnes leur convient moins que celui du littoral méditerranéen. On peut ajouter à tout cela des inhalations d'oxygène et des bains d'air comprimé, qui activent les fonctions nutritives, achèvent les combustions organiques et augmentent le taux de l'urée.

VI. — Régime alimentaire des gastriques et des intestinaux.

A. Des gastriques. — Il est impossible ici de donner, comme nous l'avons fait dans les articles précédents, la pathogénie des diverses et multiples affections de l'estomac. Ces recherches nous entraîneraient dans des développements que ne comporte pas le cadre de ce livre. Rappelons seulement que l'estomac tire toute son importance des fonctions physiologiques qu'il est appelé à remplir. Or ces fonctions dépendent, comme nous l'avons montré en parlant de la physiologie de la digestion (cf. p. 61 et sq.) de l'état du sucgastrique, ou, pour parler plus exactement, de son degré d'acidité et de l'état du ferment pepsique. C'est donc de ce côté que porte désormais l'exploration clinique, et grâce aux procédés préconisés surtout par Leube en Allemagne, et par Laborde en France (pompe stomacale, explorateur gastrique, éponge d'Edinger, etc.), on peut désormais savoir, d'une manière précise, l'étendue et la gravité des troubles dont l'estomac est le siège. L'étude directe du liquide gastrique ramené et les réactions diverses qu'il donne, par la trapéoline, le violet de méthyle et le réactif de Gunzbourg, en sont la clef.

En se basant sur ces procédés et ces recherches, le professeur G. Sée a pu diviser les affections stomacales en deux groupes, qui ont l'un et l'autre pour origine commune une *opération chimique défectueuse* de l'estomac [1]. Le premier de ces groupes comprend les affections où l'acide chlorhydrique de l'estomac est en

____

(1) G. Sée. *Op. cit.*, p. 267.

excès (dyspepsie hyperchlorhydrique). On les traite par l'alcalinothérapie, sous forme de 5 à 6 grammes de bicarbonate de soude trois heures après le repas, et par un régime azoté riche en graisses, mais dépourvu de féculents. Le second groupe est réservé aux affections où l'acide chlorhydrique fait défaut (dyspepsie achlorhydrique). On les traite par un régime végétal et par l'emploi de l'acide chlorhydrique à 5 p. 1000, dont on donne 8 à 10 gouttes dans 200 grammes d'eau.

Pour Leube, le point capital est la durée de la digestion, qui, dans un estomac sain, ne doit jamais se prolonger au delà de sept heures, hormis chez les femmes ayant leurs règles, cas dans lequel ce temps peut être plus long. C'est sur la durée, variable suivant l'affection stomacale, de cette digestion que le medecin allemand base son régime général, après avoir pratiqué le lavage de l'estomac.

Ce régime général comporte quatre régimes particuliers que l'on applique successivement. Voici ces régimes :

1° Bouillon, solution de viande, lait, œufs mollets et crus ; eau pure ou légèrement chargée d'acide carbonique (catarrhe chronique de l'estomac) ;

2° Cervelle de veau bouillie, ris de veau bouilli, poulet bouilli, pigeon bouilli, pieds de veau bouillis et bouillies au lait ;

3° Bifteck saignant, râpé et au beurre, et jambon cru ;

4° Poulet et pigeon rôtis, chevreuil, perdreau, rosbif saignant froid, veau rôti, macaroni, vin en petite quantité, très peu de légumes, de salades et de compotes de fruits.

M. G. Sée a fait justement remarquer que ces régimes, qui se superposent ou peuvent se superposer l'un à l'autre, ne sont pas suffisants et constituent, surtout les deux premiers, une ration d'*inanisation*. Aussi leur emploi n'est-il pas fréquent en France, et à juste titre.

Ces indications générales données, nous allons passer en revue, et rapidement, le régime alimentaire des principales affections de l'estomac, en suivant les grandes lignes indiquées à cet égard par M. Dujardin-Beaumetz et par M. Bouchard et en rappelant que la plupart des maladies gastriques sont tributaires d'un régime hygiénique et non d'agents pharmaceutiques dont le rôle est secondaire ou douteux.

a. *Cancer de l'estomac.* — Il est caractérisé, suivant von den Valden, par une complète achlorhydrie ; en outre, les fonctions digestives paraissent conserver leur intégrité. Suivant le siège, la nature et la marche plus ou moins rapide de l'affection, les indications thérapeutiques varient, et on peut dire, d'une manière générale, qu'il n'y a pas d'hygiène alimentaire du cancer de l'estomac. Etant données les dispositions parfois singulières de l'estomac des malades [1], on peut leur laisser une certaine liberté dans le choix de leurs aliments, mais il faut que ces aliments soient pris sous forme de purées. En outre, il faut restreindre l'alimentation azotée et grasse, puisque le suc gastrique, dépourvu d'acide chlorhydrique, perd la propriété de digérer les matières albuminoïdes, et donner largement la préférence aux aliments végétaux et féculents.

b. *Ulcère de l'estomac.* — C'est Cruveilhier qui a indiqué, dans ce cas, le régime lacté absolu, régime qui donne les meilleurs résultats, pourvu qu'on le

____

(1) Cf. Dujardin-Beaumetz. *Du pronostic dans le cancer de l'estomac.* (Soc. méd. des hôpitaux, 1886.)

suive rigoureusement, car la moindre infraction peut amener des hémorrhagies mortelles. Dans l'ulcère, l'acidité gastrique persiste et par conséquent le suc stomacal conserve la propriété de digérer les matières albuminoïdes, ce qui pourrait entraîner l'autodigestion de l'estomac aux points frappés par l'ulcère. Pour combattre ce danger et atténuer l'acidité gastrique, Debove donne 30 à 40 grammes de bicarbonate de soude par jour, et Lucca coupe le lait avec de l'eau de chaux seconde. Nous savons déjà en quoi consiste le régime lacté absolu ; il est donc inutile d'y revenir à nouveau. Quand l'amélioration est constatée, on revient progressivement à une alimentation normale, en commençant par les féculents et les poudres de viande.

c. *Catarrhe chronique de l'estomac, gastrite des buveurs.* — Cette affection dérive d'excès alcooliques ; elle se manifeste d'abord par une hyperchlorhydrie, une exagération des sécrétions acides, puis par la cessation de la sécrétion gastrique et l'abondance des mucus, ce qui donne lieu aux *pituites*. Dans les deux cas, il faut employer le régime lacté absolu ; on aura soin cependant, au début du traitement et pour éviter les troubles nerveux que la suppression brusque et complète des boissons alcooliques peut produire, d'user de laits fermentés (kéfyr, koumys, galazime) qui contiennent une faible proportion d'alcool ; en outre, le lait du régime devra être coupé par des eaux alcalines ou additionné de bicarbonate de soude. Pour revenir à l'alimentation ordinaire, on peut suivre les régimes de Leube que nous avons précédemment indiqués (cf. p. 265). Mais même alors il faut interdire rigoureusement toute boisson alcoolique et cela pendant de longues années, sous peine de rechutes graves. Enfin il importe de donner la préférence au lait pour les boissons à prendre pendant les repas.

d. *Dilatation de l'estomac.* — Cette affection est aujourd'hui à la mode et il est bien peu de gastriques qui n'aient été traités de *dilatés*. Elle est fréquente néanmoins et tire son origine de causes multiples : rétrécissement du pylore, lésions des parois stomacales, neurasthénie, atonie et dyspepsie intestinales, hérédité, mauvaise alimentation de l'enfance, etc. Elle se manifeste par le séjour anomal des substances introduites dans l'estomac, la distension gazeuse. De plus, le séjour prolongé des aliments dans l'estomac donne lieu à des fermentations qui amènent la production de ptomaïnes. Ces ptomaïnes, entraînées, dans le tube digestif, sont absorbées par l'organisme dans lequel elles déterminent des phénomènes toxiques, causes de la série de phénomènes morbides que présentent les dilatés [1] ; elle frappe les individus affaiblis et épuisés et quelquefois des gens d'apparence vigoureuse. Chomel, qui l'appelait la *dyspepsie des liquides*, la combattait par la diète sèche. Il en est de même de M. Huchard, qui, pour son traitement alimentaire, repousse les aliments aqueux, les soupes, les fruits, ne permet au malade qu'un verre et demi de boisson à chaque repas, et ne donne que des viandes rôties, des œufs et des féculents.

C'est le professeur Bouchard qui a fixé d'une manière définitive le régime alimentaire des dilatés. Ce régime le voici :

Deux repas seulement par jour : l'un à dix heures, l'autre à 7 heures; ne jamais les prendre plus rapprochés. Tous les aliments sont permis, sauf les graisses qu'il faut soigneusement éviter. On ne doit manger que de la croûte de pain ou du pain grillé. Quant aux boissons, 375 grammes seulement à chaque repas.

(1) Bouchard. *Leçons sur les auto-intoxications*, 1887, p. 167.

Elles doivent se composer d'un quart de vin blanc lé-ger, d'un tiers de bière ou d'une cuillerée d'eau-de-vie, coupés d'eaux minérales de table ; pas de vins rouges, ni de liqueurs ; ne jamais boire entre les repas.

M. Dujardin-Beaumetz prescrit un régime peu différent ; le voici, tel qu'il l'ordonne à ses malades[1] :

Petit déjeuner à 7 heures du matin ; déjeuner à 11 heures ; dîner à 7 heures 1/2 ; ne jamais manger entre les repas.

On recommandera surtout les aliments suivants : viandes très cuites et plutôt braisées que rôties, bœuf à la mode, veau en gelée, volaille en daube, poulet au riz, etc. ; — mais on doit supprimer tous les aliments capables de favoriser la production des toxines, gibiers faisandés, poissons, mollusques, crustacés, fromages avancés[2] ; — œufs très peu cuits ; féculents en purées (purées de haricots, de lentilles, de pommes de terre), macaroni, nouilles ; légumes verts très cuits ou en purées (purées de carottes, de navets, de petits pois frais, haricots verts, salades cuites, cresson cuit, épinards, etc.) ; fruits en compote, sauf fraises et raisins ; pain grillé ; pas de soupes. Comme boissons, 300 grammes (1 verre 1/2) de vin blanc à chaque repas, coupé avec de l'eau d'Alet ; ni thé, ni café au lait ; pas de vin pur, pas de liqueurs ; ne jamais boire entre les repas.

On joint à ce régime des purgatifs légers pour les dilatés constipés : pour tous de l'hydrothérapie et des exercices modérés. Le lavage de l'estomac ne se pratique que lorsque la dilatation est trop considérable.

---

(1) Cf. *Op. cit.*, p. 216-217.

(2) Dujardin-Beaumetz. *Les nouvelles médications*, 2ᵉ série, p. 49.

e. Dyspepsies stomacales. — Elles sont multiples et dépendent rigoureusement de la maladie primitive dont elles constituent le symptôme. Dans son *Hygiène des maladies de l'estomac*, M. Dujardin-Beaumetz les groupe en trois catégories : dyspepsies par exagération de sécrétion du suc gastrique ; dyspepsies par défaut de sécrétion du suc gastrique ; dyspepsies avec troubles du sympathique (vertige stomacal, etc.).

Pour les premières, il faut un régime végétal, composé de féculents, de légumes et de fruits ; du lait comme boisson, quelquefois de la bière, mais jamais de vin ni d'alcool.

Pour les secondes, il faut au contraire recommander le bouillon et les viandes. Mais ces viandes doivent être en poudres ou en pulpe, et il faut en proportionner la quantité à la puissance digestive du malade. Le lait, à cause de l'acide lactique qui augmente l'action digestive de l'estomac, doit être ordonné ; il en est de même du vin. On peut permettre aussi, pour augmenter l'acidité du suc gastrique, une faible quantité d'eau-de-vie. Enfin, si le malade les supporte, on peut ordonner les peptones commerciales.

Pour les dernières enfin, il faut autant que possible diminuer les excitations nerveuses qui résultent de l'irritation de la muqueuse stomacale. Dans ce but, c'est encore le régime végétal qu'il faut employer. Voici en quoi consiste ce régime (déjà indiqué pour les dyspepsies par exagération de sécrétion gastrique), d'après M. Dujardin-Beaumetz[1] :

Croûte très cuite de pain ou pain grillé du commerce ; purées de pommes de terre, de haricots, de lentilles, farine de maïs, fécule de marron, purée de

(1) Cf. *Op. cit.*, 218-219.

châtaignes, gruau d'avoine, gruau d'orge, pâtes alimentaires, macaroni, nouilles, accommodés au gras et au maigre. Quelquefois des œufs, mais très peu cuits ; légumes verts très cuits, julienne en purée, purée de petits pois, haricots verts, épinards, oseille, salades cuites ; tous les fruits cuits et en compote, sauf le raisin. Comme boisson, de la bière légère plutôt que du vin ; mais pas d'alcool. Enfin veiller à la régularité dans les repas.

Les exercices physiques du traitement des dyspepsies (gastriques ou intestinales) sont évidemment surbordonnés à l'origine même des troubles digestifs et au processus suivant lequel ces troubles ont pris naissance. Quand la dyspepsie dépend d'un ralentissement ou d'une suractivité anomale des échanges moléculaires, d'un processus diathésique (dyspepsie arthritique) ou même d'une perversion générale des fonctions d'innervation, il faut recourir aux effets *généraux* de l'exercice qui stimulent les grandes fonctions vitales. Les effets *locaux* seront au contraire plus particulièrement curatifs des obstructions par séjour prolongé des résidus alimentaires (constipation), des troubles de la motilité (dilatation de l'estomac, atonie intestinale, faiblesse des muscles abdominaux, entéroptose)... etc. Les exercices physiques destinés à produire ces divers effets sont, pour les *généraux*, la marche, le jardinage, la course, les jeux de *plein air*, l'équitation, l'escrime, etc. et même le massage d'ensemble et la vectation (promenades en voiture, en chemin de fer, etc.) ; — pour les *locaux*, le massage abdominal, les mouvements du tronc et les mouvements des membres inférieurs. Mais à l'égard de ces derniers exercices, nous ne pouvons ici entrer dans tous les détails que comporte leur usage. Nous renvoyons donc ceux qui voudraient se renseigner plus complètement à l'ouvrage du Dr Lagrange : la *Médication par l'exercice*, p. 325 à 343. Toutefois ces exercices sont contre-indiqués dans l'état aigu inflammatoire et dans les cas d'hémorrhagie gastro-intestinale. Ce que nous avons dit précédemment de l'action du travail musculaire sur les phénomènes circulatoires explique les causes de cette contre-indication. En outre, toutes les fois qu'il y a *douleur* accentuée, on supprimera les mouvements actifs, mais il n'en sera pas de même des mouvements passifs ou communiqués qui constituent au contraire de puissants et précieux moyens de sédation [1].

B. DES INTESTINAUX. — Les affections intestinales ne sont pas moins nombreuses que les affections stomacales et elles reconnaissent une foule de causes différentes. Il nous est impossible, étant donné le caractère de cet ouvrage, d'entrer ici dans le détail de leur pathogénie. Nous allons simplement passer en revue le régime alimentaire de quelques-unes de ces affections les plus communes.

a. *Les dyspepsies intestinales* sont des indigestions chimiques, comme l'a exposé le professeur G. Sée ; elles sont dues à des aliments irritants par leur quantité ou leur qualité, à des productions exagérées de mucosités, ou à des modifications dans la composition des sucs iléo-pancréatiques. Ces transformations d'ailleurs sont soumises à l'influence des bactéries intestinales, qui vont en augmentant en nombre de la région pylorique au rectum, avec un maximum vers le cæcum. Ces bactéries ont, d'après Pasteur, un rôle physiologique dans la digestion proprement dite, mais si ce rôle vient à être modifié les catarrhes intes-

---

(1) Cf. Dr F. Lagrange. *La Médication par l'exercice.*

tinaux apparaissent. Ce sont donc là des maladies d'origine bactéridienne.

Leur régime alimentaire en découle naturellement. Il doit se composer de lait, de viande en poudre, en pulpe ou hachée très menu et débarrassée de ses tendons et de sa graisse, de légumes réduits en purée. On doit interdire le sucre qui n'est pas absorbé par l'intestin malade, les légumes frais qui se décomposent facilement, surtout les graisses qui ne trouvent plus une quantité suffisante de bile et de stéapsine pour les émulsionner [1].

Comme adjuvant à ce régime alimentaire, — adjuvant qui obtient même la prépondérance dans les cas d'embarras gastriques graves ou de diarrhées putrides, — il faut placer en première ligne l'*antisepsie intestinale*. Cette antisepsie a pour but de détruire ou de rendre inoffensifs tous les poisons de l'organisme, qu'ils proviennent, ces poisons, de la destruction des cellules, de la désassimilation, de la putréfaction, de la sécrétion, ou des microbes pathogènes. Et si ces poisons sont dangereux, c'est que leur absorption se fait le long du tube intestinal, où, comme nous le savons, ils abondent. Pour obtenir cette antisepsie intestinale, il faut, comme le dit le professeur Bouchard [2], employer une substance non absorbable et qui puisse être administrée à des doses efficacement antiseptiques, sans déterminer par elle-même d'actions toxiques sur l'organisme. On doit donc s'adresser aux antiseptiques insolubles. Ces antiseptiques sont de plusieurs sortes, le salicylate de bismuth, l'iodoforme (Vulpian), la naphtaline (Rossbach), le calomel, puis l'eau chloroformée et l'acide chlorhydrique (4 p. 1000,

(1) G. Sée. *Op. cit.*, p. 349.
(2) *Leçons sur les auto-intoxications. p.* 105.

d'après Bouchard). On a aussi employé le charbon pulvérulent. Ainsi, dans le traitement de la fièvre typhoïde, le professeur Bouchard[1] obtient l'antisepsie intestinale par un mélange de 100 grammes de poudre de charbon végétal, 1 gramme d'iodoforme et 5 grammes de naphtaline. Cette antisepsie d'ailleurs s'applique non seulement aux dyspeptiques intestinaux, mais encore aux dyspeptiques gastriques, aux dilatés, aux constipés, etc. Il importe donc au plus haut point d'entretenir les prescriptions générales qui sont devenues aujourd'hui, où l'on connaît le mécanisme des auto-intoxications, d'un usage courant et bienfaisant.

A ces dyspepsies il faudrait joindre les dyspepsies parasitaires, déterminées par la présence des ténias, des ascarides, des oxyures et de divers infusoires (cercomonas intestinalis, paramœcium coli, trichomonas intestinalis, ankylostome duodénal, etc.). Mais leur traitement est surtout dépendant d'indications pharmaceutiques appropriées.

Quant à la dyspepsie mucino-albumineuse, caractérisée par des matières glaireuses ou mucineuses enveloppant les matières fécales durcies, par des déjections blanchâtres, filamenteuses ou vermicellées, analogues au blanc d'œuf dur, voici par quel régime il faut la traiter :

Viande crue et en pulpe délayée dans du bouillon, viande de bœuf rôtie, poisson cuit à l'eau, légumes secs en purées. Le lait et les œufs sont parfois mal supportés ; ces derniers surtout, à cause du degré élevé d'acidité du suc gastrique qu'ils réclament, doivent être évités. Il en est de même des crudités, salades, fruits acides, condiments acides, sucres et

____

(1) Cf., *op. cit.* p. 236.

mets sucrés, qu'il faut interdire. Comme boissons, du vin de Bordeaux coupé avec de l'eau de Pougues ; quelquefois du thé, un verre de vin d'Espagne pur et sec à la fin du repas, ou un verre de liqueur non sucrée (eau-de-vie, rhum, gin ou whisky). A ces indications, il faut joindre des purgatifs légers, surtout de la manne et de la graine de lin, et des douches ascendantes pour produire la désobstruction[1]. Enfin nous avons vu précédemment, en parlant des dyspepsies, le genre d'exercices physiques qui s'impose ici.

b. *Les dyspepsies acholiques* sont produites par divers états morbides du foie qui amènent la diminution ou la suppression de l'action de la bile, — que la bile soit sécrétée en moins grande quantité, ou qu'elle soit retenue par des calculs dans les canaux excréteurs. Ces acholies se manifestent par une constipation opiniâtre, la décoloration et la putréfaction intense des matières fécales, la non-digestion des graisses qui se retrouvent dans les selles, quelquefois (dyspepsie ictérique) par des nausées et des vomissements. Dans tous les cas, le régime alimentaire est sensiblement le même.

La viande est indispensable, mais les malades la tolèrent difficilement ; il faut alors recourir à tous les subterfuges : viande réduite en pulpe mêlée ou non au bouillon, poudres de viande, viande froide assaisonnée d'épices diverses, viande salée ou fumée, charcuterie sans lard ; à défaut absolu de viande, des œufs crus ou cuits, et même du lait chaud ou froid, malgré la quantité élevée de beurre qu'il contient. Le beurre, la graisse, les huiles sont en effet interdits à cause de l'absence ou de la diminution de la bile. On doit recommander quelques légumes

____

(1) G. Sée *Op. cit.*, p. 353.

frais, en purée principalement, et même tolérer des féculents, des légumes secs décortiqués. Ces derniers doivent être cependant proscrits dans l'acholie sans ictère. Quant aux boissons, des eaux de Vichy et de Carlsbad, des eaux gazeuses, des boissons à la glace et de la bière ; mais pas de vins purs, ni de liqueurs alcooliques [1].

En outre la *gymnastique abdominale* constitue souvent un excellent moyen préventif de toutes les affections des voies biliaires. L'aviron, le jeu de paume, la gymnastique aux appareils donnent de très bons résultats non seulement dans les acholies et les dyspepsies ictériques, mais encore dans les coliques hépatiques [2].

c. *Les hémorroïdes* déterminent souvent l'atonie intestinale, par conséquent la constipation, le ballonnement du ventre et le tympanisme, les douleurs lombaires, etc. Aussi a-t-on souvent confondu ces phénomènes avec ceux produits par les dyspepsies gastriques. En réalité, ils proviennent de la parésie déterminée par la gêne mécanique apportée au cours des matières fécales par les bourrelets hémorroïdaux.

Le régime alimentaire des hémorroïdaires comporte : les potages liquides, les viandes dégraissées, le poisson, les légumes verts, les fruits ; le lait peut donner parfois de bons résultats, ainsi que les sauces grasses et les pâtes ; comme boissons, du thé, le vin rouge même pur, la bière ; certains poivres ont été aussi recommandés comme curatifs. Comme désobstruant, on peut donner du pain de son, des graines de lin, et, de temps à autre, une petite quantité

(1) G. Sée. *Op. cit.*, p. 356-357.

(2) Cf. Dr Lagrange. *La Médication par l'exercice*, 1894, p. 321. (F. Alcan.)

d'huile d'olive ou de ricin ; enfin des laxatifs à base de magnésie, combinés ou non avec le soufre [1].

d. *Constipation.* — Nous venons d'indiquer ci-dessus les régimes qui tendent à combattre la constipation dans des cas spéciaux. Voyons maintenant le régime alimentaire général qui convient à l'importante classe des *constipés*, où les femmes surtout figurent en grand nombre. La constipation, qui prolonge le séjour des matières fécales dans l'intestin, peut ainsi donner lieu à des phénomènes toxiques, dus à l'empoisonnement par les toxines ; et les périodes de diarrhée qui succèdent souvent aux périodes de constipation ne sont que la *décharge* de l'organisme, se débarrassant des déchets toxiques. Il importe donc de favoriser et de régulariser ces *décharges.*

La règle essentielle, indiquée à cet égard, est d'augmenter la quantité des matières fécales de manière à déterminer mécaniquement l'évacuation. Les matières fécales étant constituées par les déchets de la nutrition, il suffit de fournir, pour cela, des aliments riches en matières inassimilables, comme la cellulose. On ordonnera donc, d'après M. Dujardin-Beaumetz [2], du pain de son, des légumes verts, des salades, des épinards, des soupes à l'oseille, du pain d'épice, des fruits et surtout du raisin. La cure de raisin donne, en effet, les meilleurs résultats et produit toujours la diarrhée. Les eaux de Vals et de Vichy mélangées aux jus d'orange et de citron produisent des résultats identiques. On doit éviter en revanche les viandes noires, les vins généreux et les liqueurs fortes. La graine de lin, que l'on doit préfé-

(1) G. Sée. *Op. cit.*, p. 365.
(2) *Op. cit.*, p. 219-220.

rer à la graine de moutarde blanche, est aussi un excellent auxiliaire. On la prend au moment du repas, une cuillerée à bouche dans un peu d'eau. L'exercice joue aussi un rôle efficace pour combattre la constipation, car les mouvements et les contractions des muscles abdominaux favorisent la progression et l'expulsion des matières. Pour les détails que comporte ce traitement, nous renvoyons aux intéressants ouvrages du docteur Lagrange.

e. *Les diarrhées chroniques*, dont nous nous occuperons seulement ici, comportent un régime alimentaire exclusif, le régime lacté. Ce régime, rigoureusement suivi, sans la plus légère infraction, guérit radicalement toutes les diarrhées, sauf une, la diarrhée tuberculeuse. Il faut donc tenir la main à ce que la diète lactée soit scrupuleusement observée, car les malades ont une tendance naturelle à l'enfreindre, sitôt qu'ils se sentent mieux, ce qui perpétue la maladie et augmente son intensité. Pour accroître les propriétés constipantes du lait, on peut encore l'additionner d'eau de chaux. Ce régime s'applique d'ailleurs également aux diarrhées de l'enfance, même à la diarrhée verte, auquel cas on adjoint l'acide lactique à 2 p. 100, à la dose d'une cuillerée à café un quart d'heure après la tétée (Hayem).

Voici, d'après M. Dujardin-Beaumetz [1], l'ordre qu'il faut suivre dans l'application du régime alimentaire au traitement des diarrhées chroniques. Après le lait, coupé ou non d'eau de chaux, et au bout d'un certain temps, on peut donner des laits de poule, de la crème américaine (2 jaunes d'œufs crus battus avec du sucre en poudre et additionnés de quelques gouttes de kirsch ou de rhum, ou de vin d'Espagne, sans eau).

____

(1) *Les nouvelles médications* (2ᵉ série), p. 83.

des œufs à la coque. Au bout d'un nouveau temps, on autorise les féculents, mais sous forme exclusive de purées, les bouillies au gruau de blé, de riz, d'orge, de maïs et d'avoine, les panades passées, le racahout, la revalescière, et enfin les pâtes alimentaires, nouilles et macaroni. Si l'amélioration continue et si le régime est bien toléré par le malade, on permet enfin les légumes verts, principalement sous forme de purées. Ce n'est que lorsque tous ces aliments ont été bien supportés qu'on peut autoriser l'usage des viandes et on commence toujours par les plus cuites, veau en ragoût ou en gelée, poulet au riz, bœuf à la mode, ragoût de mouton, volaille en daube, etc. L'usage des grosses pièces saignantes, comme le bœuf ou le gigot, est réservé à la période de la pleine guérison.

Quelquefois, pour hâter l'amélioration de l'état du malade, on emploie la viande crue réduite en pulpe et les poudres de viande, surtout ces dernières. On peut aussi donner des peptones, comme le veut Feris, unies ou non au régime lacté. Enfin certains aliments, jouissant de propriétés constipantes, peuvent être également recommandés : la gelée de coing, les artichauts, le blanc d'œuf, etc. On doit éviter tous les irritants et surtout les boissons alcooliques.

VII. — Régime alimentaire des fiévreux.

Sans entrer ici dans la pathogénie des fièvres éruptives (scarlatine, rougeole, variole), pneumoniques ou typhiques, il importe d'indiquer les effets généraux de l'hyperthermie sur l'appareil digestif et la nutrition. Cela nous permettra de comprendre le rôle du régime alimentaire imposé aux fiévreux.

La fièvre modifie d'abord profondément les sécrétions du tube digestif ; elle diminue la sécrétion du suc gastrique et altère sa composition ; les autres sécrétions du tube digestif subissent une influence parallèle. D'autre part l'hyperthermie fébrile résulte d'une désintégration organique suractivée ou d'une exagération des combustions. Les partisans de la théorie cellulaire de la nutrition (cf. p. 236), qui considèrent l'urée comme un produit de dédoublement des matières albuminoïdes, adoptent la première manière de voir ; la seconde est admise par ceux qui regardent l'urée comme le résultat direct et extrême des combustions organiques. Cette hyperthermie d'ailleurs est sous la dépendance de plusieurs centres *thermogènes* de la moelle qui agissent sur le centre vaso-moteur, lequel à son tour règle le resserrement ou la dilatation des vaisseaux.

Quoi qu'il en soit du reste, les produits de désintégration organique s'accumulent dans l'économie au cours de la fièvre, ainsi que l'a démontré M. A. Robin, puisque, dans la fièvre, le sang peut contenir de 7 à 9 p. 100 de matériaux extractifs, alors qu'il n'en contient que 4 à 4,5 p. 100 à l'état normal. Ces déchets s'éliminent par les sueurs, les matières fécales, surtout par les urines, et la malignité ou la bénignité de la fièvre dépend de la facilité plus ou moins grande avec laquelle se fait cette élimination. Mais, ainsi que l'ont montré Bouchard et Lépine, ces déchets ne sont pas seuls à empoisonner l'organisme ; il faut y joindre les alcaloïdes, (cf. p. 102 et sq.) provenant des phénomènes septiques qui s'accomplissent dans le tube digestif et de la présence, dans ce même appareil, des bactéries. Il en résulte que, dans la fièvre, le tube digestif, en raison des modifications subies par ses sécrétions, se prête difficilement à la digestion et à l'absorption des matières albuminoïdes, et en second lieu que les déchets, les ptomaïnes et les leucomaïnes, s'accumulent dans l'organisme et y produisent des phénomènes toxiques [1]. Le but général du régime alimentaire dans la fièvre sera donc de faciliter l'absorption des albuminoïdes par la nature des aliments préparés, et de fournir en outre des aliments réparateurs en sels, dynamophores, riches en eau pour faciliter l'élimination des matériaux usés et toxiques.

A. DES FIÉVREUX EN GÉNÉRAL. — Autrefois, et surtout à l'époque du triomphe de l'école de Broussais, on imposait une diète absolue aux malades frappés de fièvre. Brown, dès 1780, avait protesté contre cette manière de voir et d'agir, mais son système, qui consistait à donner aux fiévreux une médication stimulante et tonique, ne triompha en France qu'après les beaux travaux de Trousseau et de Monneret. Todd enfin (1860), puis Béhier achevèrent le mouvement de réaction en prescrivant l'alcool.

Les considérations générales de la page précédente expliquent, sans qu'il soit besoin d'entrer dans plus de détails, les raisons qui militent en faveur de cette alimentation tonique des fiévreux. Sans aller jusqu'à l'abus, il est nécessaire avant tout de soutenir les forces des malades et de parer aux pertes qu'accuse la désintégration organique exagérée. Nous avons déjà indiqué, en parlant du régime des convalescents (cf. p. 203) un régime alimentaire propre à cette reconstitution. Voici le régime qu'indique, pour les fébricitants, le professeur G. Sée [2].

---

(1) Bouchard. *Les Auto-intoxications dans les maladies.*
(2) *Op. cit.*, p. 388.

. Des bouillons, surtout des bouillons concentrés de veau ; des bouillons de bœuf additionnés de gelée (thé de bœuf), des consommés aux œufs bien délayés, de la viande râpée, mêlée au bouillon, légèrement grillée et dépourvue de graisse ; enfin à une période moins aiguë de la fièvre, des potages féculents, des purées très liquides. Comme boisson, de l'eau surtout. Si le malade a grand, soif, donner par petites doses fréquemment répétées, même plusieurs fois par heure. On peut aussi donner de la limonade, des tisanes aromatiques, une décoction de riz ou d'orge, du lait coupé. Le malade préfère souvent de l'eau vineuse ou alcoolisée, de la bière, du cidre. On peut les lui permettre, ainsi que le thé ; mais leur *force* sera subordonnée à l'état du patient et à la cause de sa fièvre.

B. DES TYPHOÏQUES. — Dans la fièvre typhoïde ou *dothiénentérie*, les troubles digestifs sont encore plus profonds. Le réseau lymphatique et les ganglions du mésentère sont pris ; le fonctionnement des chylifères est donc presque complètement aboli et par suite l'absorption des matières albuminoïdes peptonisées et des graisses émulsionnées ne peut plus se faire dans la plus grande partie de l'intestin. Il n'y a plus que les boissons qui puissent pénétrer dans l'économie par le réseau de la veine porte. Ces conditions indiquent le régime alimentaire de ces malades ; si les typhoïques sont obligés d'user leurs propres substances albuminoïdes et graisseuses, l'alimentation cependant leur fournira l'eau nécessaire à l'entretien des tissus et à l'élimination des déchets organiques et les sels indispensables pour réparer *l'inanition minérale*, comme dit M. A. Robin, qui se produit avec une grande intensité dans la fièvre typhoïde. M. A. Robin soutient en effet que, dans la fièvre typhoïde, il y a surtout exagération de la désintégration organique. Comme les oxydations sont moindres, les déchets qui résultent de la désintégration ne peuvent pas se comburer et demeurent dans l'économie qu'ils empoisonnent, leurs différents émonctoires étant atteints ou troublés.

En premier lieu, il faut donc prescrire le bouillon, riche en eau et en sels, puis le lait (contrairement à l'opinion de Bouchard) qui agit moins par les matériaux albuminoïdes et hydrocarbonés qu'il contient, que par son action diurétique et ses sels ; puis les tisanes et surtout la limonade, en raison des effets antithermiques du limon (Maglieri) et enfin le vin et les alcools. C'est Todd, nous l'avons dit, qui institua la médication alcoolique afin de « soutenir la force vitale dans les maladies aiguës, celles-ci suivant une évolution naturelle vers la guérison [1] ». Ce régime a donné, en effet, les meilleurs résultats dans le traitement de la pneumonie, même chez les enfants (Bennet, Gingeot), dans celui de la fièvre paludéenne (Burdal), dans celui de la fièvre typhoïde (Fournier). Mais où ce traitement agit surtout merveilleusement, c'est dans les formes adynamiques de la fièvre, chez les vieillards, enfin chez les alcooliques, où des symptômes graves apparaissent, au cours d'affections aiguës, si l'on supprime brusquement l'alcool. Quant à savoir la cause de cette action de l'alcool, les avis sont partagés. Pour Gubler, il est un dynamophore, qui soutient les forces du malade ; pour A. Robin, il s'oppose à la désintégration organique et augmente la quantité d'oxygène inspiré ; pour d'autres il est un antithermique et un aliment. M. Dujardin-Beaumetz

(1) Dujardin-Beaumetz. *Op. cit.*, p. 230.

croit qu'en réalité l'alcool agit à la fois de toutes ces manières, comme dynamophore, tonique, antidéperditeur et antithermique. Il prescrit donc l'alcool, non sous forme de la célèbre potion de Todd, mais sous celle de vin d'Espagne, de Madère, de Portugal, de Sicile. Puis, au fur et à mesure que la convalescence s'établit, il introduit dans l'alimentation des principes albuminoïdes, mais toujours sous la forme liquide.

Voici maintenant le traitement des typhoïques appliqué à Lariboisière, dans le service de M. Bouchard, traitement de la période aiguë qui a donné des résultats tels que la mortalité est tombée de 25 p. 100 à 11,7 et même à 7 p. 100. En dehors des purgatifs (15 grammes de sulfate de magnésie tous les 3 jours, 40 centigrammes de calomel par jour) des antiseptiques intestinaux (poudre de charbon, iodoforme, naphtaline, lavement phéniqué), des bains (huit par jour, à + 38° C. au début, et pouvant s'abaisser par dixième de degré toutes les minutes, jusqu'à + 30° C., jamais au-dessous), de la quinine (à la dose massive de 50 centigrammes de demi-heure en demi-heure, quand la température rectale est de + 40° le matin et 41° le soir), M. Bouchard prescrit, au point de vue alimentaire, du bouillon cuit avec de l'orge (1 litre 1/2 à 2 litres par jour), la limonade au citron et vineuse, 50 grammes de peptones associés à 200 grammes de glycérine [1]. Cette glycérine forme d'ailleurs l'enveloppe du mélange antiseptique intestinal dont nous avons parlé ci-dessus. Contrairement à celui du Dr Robin, ce traitement, comme on le voit, s'applique à la période aiguë de la fièvre typhoïde. Lorsque la convalescence survient, on le modifie conformément à l'abaissement de la température et à la diminution de l'élimination

(1) Cf. Bouchard. *Les Auto-intoxications*, p. 234 et sq.

des déchets organiques. Rappelons que nous avons indiqué précédemment (cf. p. 204) le traitement du docteur A. Robin, dans la convalescence de la fièvre typhoïde. C'est à ce moment surtout qu'il importe de surveiller rigoureusement le malade, en proie à une faim insatiable. Il avale sans mâcher, précipitamment et s'encombre ainsi le tube digestif, ce qui peut occasionner une rupture intestinale, suivie d'une péritonite mortelle. L'alimentation devra donc être surveillée, donnée sous un état qui facilite constamment l'absorption, et réglée suivant l'intensité ou la diminution du processus fébrile. Enfin quand la convalescence est définitivement établie, on a recours au régime général dont il a été amplement parlé ci-dessus.

VIII. — Régime alimentaire des phtisiques.

La phtisie ou *tuberculose* est une maladie parasitaire et virulente, qui peut être héréditaire ou acquise. L'acquisition se fait de deux manières : ou bien les bacilles sont respirés avec l'air et, se cultivant dans le poumon, donnent naissance à la phtisie pulmonaire, ou bien ces bacilles sont ingérés avec le lait des vaches pomelières ou même la viande mal cuite d'animaux tuberculeux, et on a alors la tuberculose abdominale primitive, si fréquente surtout chez les enfants.

A l'égard de la phtisie, comme à l'égard de toutes les maladies virulentes, nous avons déjà indiqué, dans la deuxième partie de cet ouvrage, les mesures prophylactiques alimentaires à prendre. Mais la contagion existant, il est évident que le traitement doit viser à détruire ces microbes par les médicaments antiseptiques, ou à transformer les milieux organiques de l'individu contaminé de telle sorte qu'ils deviennent impropres à la culture des bacilles.

Le régime alimentaire cherche à obtenir ce dernier résultat et on peut dire qu'il y arrive, trop rarement encore, mais enfin quelquefois. L'observation clinique aussi bien que les recherches bactériologiques ont démontré en effet que les bacilles se développent difficilement dans un milieu chargé de graisses, ou tout au moins qu'ils sont profondément modifiés, comme l'a indiqué Bienstock, dans leurs propriétés colorantes, tandis qu'ils semblent se propager avec facilité chez les glycosuriques qui deviennent ainsi d'excellents milieux de culture. Cela explique pourquoi, en dehors de la question d'hérédité, il est si rare de rencontrer des obèses gras tuberculeux, pendant que la phtisie est au contraire extrêmement fréquente chez les diabétiques avancés.

C'est donc au régime alimentaire reconstituant et *engraissant* que les phtisiques devront tout d'abord s'adresser. Nous avons déjà indiqué plusieurs fois (cf. p. 200 et p. 229) quel bénéfice ils tirent le plus souvent de ce régime gras et de la suralimentation, et nous avons rappelé les résultats obtenus par Peiper, au moyen de la suralimentation par les poudres de viandes, résultats qui se caractérisent par la disparition des bacilles des crachats et la diminution accusée des lésions locales. Nous avons enfin fait valoir les avantages des huiles de foie de morue et la nécessité de leur administration à doses aussi élevées que possible (3 à 4 cuillerées à soupe par jour), quand le phtisique n'est pas en même temps fiévreux. On peut remplacer momentanément cette huile, si le malade ne parvient pas à la supporter convenablement, par le *morrhuol*, extrait d'huile dont 1 gramme représente 10 grammes d'huile ordinaire de foie de morue, et qui est en général mieux toléré. A ces huiles on peut encore substituer ou ajouter le traitement à la glycérine, — alcool triatomique produit de dédoublement des graisses sous l'influence des alcalis. Cette glycérine s'absorbe facilement, augmente le poids du corps et diminue les échanges moléculaires (Semmola, Jaccoud). Mais on ne doit pas en donner plus de 20 à 25 grammes par jour; au delà de cette dose elle détermine la diarrhée. Quant au lait, il constitue également un régime gras, car le lait contient proportionnellement plus de beurre que d'hydrates de carbone. Ce beurre, à cause de son état d'extrême division, est, de même que les albuminoïdes, facilement digéré, mais comme il contient moins d'acides gras que l'huile de foie de morue, il est plus lentement émulsionné et assimilé. On emploie, pour le traitement lacté des phtisiques, du lait de vache ou du lait d'ânesse. Ce dernier jouit même à cet égard d'une certaine réputation curative, quoiqu'il contienne moins de caséine et de graisse que l'autre. En revanche, il renferme plus de sucre et est mieux digéré. Mais, de l'un ou de l'autre lait, on devra donner, si on en use exclusivement, au moins 3 litres par jour, fractionnés en 10 à 12 doses, chaud, tiède ou froid, au gré du malade.

Mais ce régime lacté lasse les malades et, usité seulement dans des cas extrêmes ou comme adjuvant ainsi que l'huile de foie de morue ou la glycérine, ne peut être indéfiniment prolongé. On lui associe donc un régime plus substantiel, remarquable par la prédominance des graisses et des hydrates de carbone, lesquels sont destinés non seulement à empêcher l'usure des albuminoïdes, mais encore, en absorbant une grande part de l'oxygène inspiré, à réduire la quotité disponible pour les bacilles, lesquels trouvent alors plus difficilement à multiplier et à vivre. D'après G. Sée [1], la ration alimentaire du phtisique doit être de 120 grammes d'albuminoïdes, 80 à 120 grammes de graisses et 500 à 600 grammes d'hydrates de carbone. Ces hydrates de carbone doivent être surtout constitués par des féculents, des légumes secs et frais, des pâtes et du pain. Toutes les viandes sont permises, même la charcuterie et le poisson, assaisonnées ou non de sauces grasses. Quant aux boissons, elles seront celles du régime reconstituant ordinaire. Toutefois, M. Dujardin-Beaumetz repousse les alcools, sauf le koumys, le kéfyr et le lait de champagne. Il recommande en outre le thon à l'huile, la sardine à l'huile, le hareng saur à l'huile, le lard, la graisse d'oie, les rillettes, le foie gras, le caviar [2].

La phtisie est souvent accompagnée de gastro-dyspepsie, caractérisée par des régurgitations acides, des renvois de gaz, des douleurs épigastriques, du tympanisme, de la constipation, plus rarement de la diarrhée.

L'inappétence ou anorexie se manifeste en même temps. Contre ces manifestations, le professeur G. Sée préconise le régime suivant : 1° une demi-heure avant le repas, un verre ou un demi-verre d'eau de Vichy, pour favoriser la sécrétion du suc gastrique ; au commencement du repas, un paquet de craie ou de magnésie calcinée, pour absorber les gaz ; 2° aliments épicés, viandes froides, poissons, charcuterie, sauces relevées, purées de légumes secs décortiqués, des salades (à cause du vinaigre), des fruits; 3° comme boissons, des infusions abondantes et chaudes de

---

(1) *Op. cit.*, p. 395-396.
(2) *Nouv. médical.*, 2e série, p. 139.

thé, qui précipitent la masse alimentaire dans l'intestin qui n'est pas malade comme l'estomac, de l'eau chaude alcoolisée avec des liqueurs ; pas de vin, de bière, de boissons gazeuses ou glacées [1]. Si l'anorexie est irréductible, recourir, comme le veut M. Debove, à la suralimentation forcée.

Si le phtisique est atteint de dyspepsie intestinale et de diarrhée, remplacer le régime précédent par le suivant, auquel il faut strictement se borner : lait et surtout lait de chèvre (G. Sée), panade au pain grillé, viande crue râpée ou pilée, œufs bien cuits ; la poudre de viande et les peptones peuvent être employés, mais ne réussissent pas toujours. Enfin lorsque le phtisique présente de la fièvre, si surtout il y a des cavités pulmonaires où se développent des ptomaïnes qui peuvent être absorbées et produire ainsi des phénomènes d'intoxication accompagnés d'hyperthermie, il faut prescrire le régime lacté exclusif, remplacer au besoin le lait de vache par le lait d'ânesse qui est plus digestif, puis ordonner ensuite des potages, des gelées, des jus de viande, des bouillons américains et quelques boissons alcooliques, qui soutiennent au moins les forces du malade, quand il y a inappétence complète.

Les exercices physiques jouent aussi un rôle important dans le traitement de la phtisie et de toutes les affections de l'appareil respiratoire. En effet, si l'insuffisance de la respiration, la vie trop sédentaire et recluse amènent l'affaiblissement de l'appareil pulmonaire et par conséquent augmentent sa réceptivité pour tous les genres de maladies et notamment pour les germes de la tuberculose, c'est que les vésicules du poumon n'entrent pas toutes en action, et que

____

(1) G. Sée. *Op. cit.*, p. 405-406.

celles qui restent ainsi inactives, dans la respiration ralentie, perdent peu à peu leur aptitude à fonctionner. L'influence de cette diminution du pouvoir respiratoire se montre bien dans la localisation des germes tuberculeux. Ces germes en effet font leur siège de prédilection du sommet des poumons, régions qui demeurent précisément inertes dans la respiration ralentie [1].

L'exercice, en donnant à toutes les vésicules pulmonaires une tonicité et une activité vitale plus grandes, devient ainsi un excellent moyen préventif contre l'invasion des bacilles. Les autres affections des voies respiratoires sont également tributaires de ce traitement, puisqu'il importe de rendre au plus tôt, dans la pneumonie par exemple, aux vésicules l'activité indispensable à leur nutrition. Il en est de même dans la pleurésie, où les mouvements respiratoires profonds et énergiques constituent le seul moyen de lutter contre les adhérences qui menacent de brider le poumon ; dans l'amphysème où l'on combat l'ankylose des articulations costales par des pressions et des massages musculaires et la mobilisation des articulations vertébro-costales par le *mouvement de la vis* (scrufvridning) [2]. La respiration volontaire, avec élévation et circumduction des bras et combinaison de certaines attitudes respiratoires (fente en arrière, etc.) donne les meilleurs effets dans le traitement des maladies qui nous occupent ; mais elle est contre-indiquée dans l'état inflammatoire aigu, les hémoptysies et les affections du cœur et particulièrement du myocarde.

(1) Lagrange. *La Médication par l'exercice*, p. 453-454.
(2) Lagrange. *Op. cit.*, p. 464.

IX. — Régime alimentaire des chlorotiques et des anémiques.

A. DES CHLOROTIQUES. — La chlorose, ou *pâles couleurs*, est essentiellement caractérisée par la diminution du nombre des globules rouges du sang, et surtout par leur changement de forme et de composition chimique. En outre, les globules blancs du sang ou *leucocytes* deviennent deux fois plus nombreux proportionnellement que dans l'état normal. La modification la plus importante est celle qui touche à l'*hémoglobine*, matière colorante du sang qui fixe l'oxygène parvenu dans les poumons et le distribue aux tissus où les combustions s'opèrent. Dans certaines chloroses graves, cette hémoglobine, qui contient une proportion élevée de fer, peut tomber au tiers de ce qu'elle est normalement. Le pouvoir respiratoire du sang, autrement dit l'aptitude à fixer une quantité donnée d'oxygène est donc diminuée d'autant. Ces caractères de la chlorose expliquent ses deux symptômes dominants : la décoloration de la peau, la pâleur du visage et de toutes les muqueuses, d'une part ; d'autre part, l'essoufflement, les troubles respiratoires, provenant du déficit des échanges gazeux. Les femmes, les jeunes filles surtout, sont plus frappées que les hommes par la chlorose ; cela tient à leur fonction ovarique et principalement aux phénomènes qui s'accomplissent au moment de l'établissement des règles. Aussi, dans ces cas de pâles couleurs, les règles ont-elles beaucoup de peine à s'établir, ou bien elles diminuent et disparaissent. Si la chlorose coexiste à des pertes abondantes, elle se complique alors d'anémie (cf. ci-après p. 293). En dehors des influences héréditaires, la chlorose, chez l'homme, est due principalement à la croissance et à la misère physiologique, quelles qu'en soient les causes diverses.

Il y a plusieurs sortes de chloroses, ainsi que l'a établi le professeur G. Sée[1], les chloroses cardiaques, nerveuses et gastro-intestinales. Nous ne nous occuperons que de cette dernière, les autres exigeant le traitement des cardiaques ou des névropathes (cf. ci-après p. 295 et p. 305).

La chlorose gastro-intestinale se manifeste, — en outre des symptômes généraux indiqués ci-dessus, — par la perversion de l'appétit, le goût des aliments vinaigrés ou épicés, la distension de l'estomac, des éructations gazeuses, quelquefois des crampes d'estomac et des spasmes intestinaux, souvent de la constipation ; mais il y a rarement dénutrition vraie et par conséquent amaigrissement, et plus rarement encore de fièvre, à moins que cette chlorose ne soit qu'une pseudochlorose dénotant les débuts de la phtisie.

Voici l'un des régimes institués contre cette chlorose gastro-intestinale, et en général contre les chloroses à formes non nettement définies ; il est dû à M. G. Sée[2].

1° Avant tout, procurer au malade de l'oxygène, soit naturellement, c'est-à-dire à la campagne, au bord de la mer ou dans les montagnes, — ce qui est à peu près impossible aux jeunes filles pauvres, étiolées par l'air malsain des grandes villes et des ateliers, — soit artificiellement par des inhalations d'oxygène, à doses soigneusement réglementées.

(1) Cf. *Op. cit.*, p. 415.
(2) *Op. cit*, p. 419.

2° Donner un régime alimentaire fortifiant et varié, tel qu'il est précédemment exposé (cf. p. 200 et sq). Insister particulièrement sur la viande crue à dose de 400 grammes par jour. On peut aussi employer les poudres de viande mêlées au grog, au chocolat, au bouillon et au lait. Toutefois, s'il y a constipation, ne pas trop faire prédominer l'alimentation animale, donner quelques légumes verts bien cuits. Quant aux boissons, tous les toniques prescrits dans les régimes fortifiants ; on peut aussi couper le vin avec des eaux minérales ferrugineuses, Spa, Forges, Orezza, etc.

3° De l'hydrothérapie, hormis pour les chlorotiques cardiaques, et des exercices physiques graduellement accrus. Ces exercices sont identiques à ceux que nous avons indiqués en parlant du traitement de la maigreur et de la misère physiologique (cf. p. 227). Leur application doit avoir lieu également avec lenteur, méthode et discernement.

4° Enfin des préparations ferrugineuses diverses que le médecin devra choisir avec soin, car le fer s'assimile difficilement et aggrave souvent la constipation.

B. DES ANÉMIQUES. — L'anémie se distingue de la chlorose, en ce qu'elle représente une diminution du nombre absolu des globules rouges, phénomène également constaté dans la chlorose, mais accompagné alors d'un changement dans la forme de ces globules et dans leur composition chimique. L'anémie est donc surtout provoquée par les pertes sanguines (hémorragies menstruelles, pertes utérines, hémoptysie, hémorroïdes, saignements de nez répétés, saignées abondantes, etc.) : mais d'autres causes peuvent encore la produire, comme l'insuffisance alimentaire, les digestions imparfaites (dyspepsies), et les intoxications virulentes ou non (malaria, anémie saturnine, impaludisme).

Pour toutes ces anémies, le traitement comporte avant tout la suppression de la cause, malgré le préjugé qui croit que les règles abondantes et les hémorroïdes constituent des flux salutaires, préservatifs des congestions. Ce résultat obtenu, et obtenu avant tout, on donnera au malade le régime fortifiant dont nous avons déjà parlé, et qu'il est inutile, pour ne pas tomber dans de fastidieuses redites, de retracer à nouveau. On y ajoutera, dans la mesure du possible, l'air pur et les exercices physiques en *plein air*. C'est là une recommandation sur laquelle insiste et avec raison le Dr F. Lagrange, dans son *Hygiène de l'exercice chez les enfants* [1]. Les anémies infantiles, du reste, ne se traitent pas autrement que celles des adultes, mais si elles surviennent, comme c'est le cas de beaucoup le plus fréquent, à la période de croissance, on se gardera des exercices violents, à cause des tendances à l'inflammation que présentent les extrémités des os qui s'allongent, et on se bornera à laisser l'enfant *jouer* librement, sans le forcer à des exercices athlétiques, alors dangereux. Quant au régime alimentaire, il devra consister surtout en viandes, en graisses plutôt qu'en féculents et quelquefois en préparations ferrugineuses.

X. — Régime alimentaire des cardiaques.

Les cardiaques sont fort nombreux, tant par la forme qu'affecte la maladie que par la cause qui la détermine. Il est impossible d'établir, dans ce livre,

(1) P. 78 et suiv.

la pathogénie de ces multiples affections. Il nous suffira de les classer brièvement. Les principaux types des maladies cardiaques sont les suivants : 1° le type *valvulaire* ou classique, qui répond à des lésions des orifices et des valvules ; 2° le type *myocardique*, qui répond aux lésions, à la dégénérescence graisseuse ou fibro-graisseuse du myocarde ; 3° l'hypertrophie ou la dilatation du cœur ; 4° le *cœur forcé* ou fatigue et épuisement des muscles cardiaques ; 5° l'anémie du cœur, angine de poitrine ou *anémie cardiaque douloureuse* de G. Sée ; 6° les névroses du cœur, arythmies et palpitations, provoquées par des troubles de l'innervation ; 7° enfin les lésions artérielles et les anévrysmes.

Quelque *globale* et incomplète que soit cette classification, elle permet de comprendre la multiplicité des causes qui provoquent les affections cardiaques. Quant aux détails de la pathogénie, aux prodromes et aux symptômes de ces diverses maladies, nous renvoyons aux traités spéciaux, n'ayant ici à nous occuper que du régime alimentaire dans ses rapports avec la cure des maladies. Venons-en donc de suite à l'étude du régime alimentaire des cardiaques.

Œrtel a institué, d'après son expérience personnelle, un régime général des cardiaques, fondé sur cette idée que toutes les maladies de cœur résultent du trouble de l'équilibre hydrostatique entre les diverses parties du système vasculaire, d'où les divers symptômes, dyspnée, diminution des urines avec albuminurie, sueurs, palpitation, œdème, etc. Œrtel prescrit en conséquence la diminution des liquides introduits ou contenus dans l'organisme ; pour diminuer les liquides déjà contenus, il ordonne la marche ascentionnelle, les excursions en montagne, les bains de vapeur ou d'air chaud et sec ; pour diminuer l'introduction des liquides, il prescrit le régime d'amaigrissement (cf. p. 218) des obèses à cœur gras, et par suite la diète sèche. M. G. Sée[1] admet partiellement ce traitement, au moins en ce qui concerne le régime alimentaire, qu'il formule ainsi : 120 grammes d'albuminoïdes, 80 grammes de graisse, des légumes verts ; mais il faut exclure les légumes féculents, le pain, le pâtes. Mais à l'inverse d'Œrtel, il prescrit des boissons abondantes, surtout de l'eau, des infusions légères de thé ; toutefois ni alcools, ni bières ; de l'iode à doses minimes pour favoriser l'amaigrissement et quelques eaux purgatives chlorurées et sulfatées-sodiques. Quant aux exercices, ils doivent être interdits toutes les fois qu'il y a transformation graisseuse du cœur. Il en est de même dans les hypertrophies ; dans les cas de débilitation du cœur, les exercices modérés seront au contraire, comme le recommande Bash, très utiles.

Dans son remarquable ouvrage, la *Médication par l'exercice*, le Dr Lagrange s'étonne à juste titre de l'ignorance où nous sommes encore, en France, du traitement gymnastique des affections cardiaques et circulatoires, méthode depuis longtemps connue en Suède et appliquée avec succès non seulement à Stockholm, mais en Allemagne et en Autriche. Cette méthode est basée sur les principes que nous avons déjà maintes fois énoncés à propos des exercices physiques, lesquels, en ce qui touche les maladies de l'appareil circulatoire, ont une action bienfaisante et sur le cœur, en augmentant la force et la tonicité du myocarde, et sur les vaisseaux périphériques en activant la circulation du sang dans les capillaires. Nous ne

(1) Cf. *Op. cit.*, 654-56.

pouvons ici entrer dans tous les détails que comporte le traitement par l'exercice des affections cardiaques et nous renvoyons à cet égard à l'ouvrage du Dr Lagrange [1]. Notons seulement, et ce point a de l'importance, que la méthode suédoise et la méthode ou traitement d'Œrtel semblent s'appliquer à des troubles ayant une origine différente. La première, la méthode suédoise, qui se compose essentiellement d'une gymnastique active ou passive, mécanique (Zander) ou manuelle (Ling), vise surtout le traitement des maladies d'origine périphérique ou vasculaire, tandis que le traitement d'Œrtel, la *cure de terrain*, s'applique surtout aux troubles d'origine centrale ou cardiaque. Dans tous les cas, l'application sera des plus rigoureuses, et on devra se contenter, si besoin en est, de doses presque infiniment petites de travail musculaire, afin d'éviter l'essoufflement et la dyspnée. Aussi ce que nous avons dit ci-dessus de l'interdiction des exercices dans les dégénérescences graisseuses et les hyperthrophies du cœur, doit-il s'entendre de la gymnastique violente ou simplement active, mais non des mouvements passifs et communiqués, du massage doux et très lent, des *exercices de circulation* qui, sans augmenter le travail du cœur, facilitent la circulation artérielle en diminuant la tension des vaisseaux. Il n'y a donc pas, d'une manière générale, de contre-indication formelle de l'exercice ; cette contre-indication, quand elle est formulée, se ramène à une question de dosage et se limite surtout à telle ou telle forme de l'exercice musculaire [2].

Chez les cardiaques valvulaires, le régime alimentaire sera le suivant :

(1) P. 466 et sq.
(2) Lagrange. *Op. cit.*, p. 537-538.

1° Toutes les fois qu'il y a de l'œdème, la cure de lait s'impose, car le lait étant un puissant diurétique suffit à faire disparaître les hydropisies. La dose normale ou légèrement inférieure (2.500 grammes) est suffisante, car le repos doit être imposé au malade. Dans les cas d'intolérance, on peut le combiner avec un régime mixte léger et diurétique tel que celui que nous avons précédemment indiqué (cf. p. 196).

2° Si l'hydropisie n'existe pas accusée, il faut que le régime alimentaire se contente de fournir aux besoins stricts du cardiaque, et ne donne pas, en se comburant, trop ou trop peu de chaleur destinée à se transformer en travail mécanique et à réagir sur le cœur. Voici la ration que propose à cet égard, et pour remplir ces conditions, M. G. Sée [1] :

	ALBUMINE	GRAISSE	SUCRE	FÉCULE
250 gr. viande	43,5	9,3	»	»
135 — œufs (3).	10,8	11,7	»	»
20 — fromage	6,6	4,8	»	»
500 — lait.	19,5	13,5	22	»
100 — pommes de terre.	1,3	»	»	23,7
100 — beurre et graisses.	6,5	20,9	»	50,3
TOTAL . . .	88,2	60,2	22	74,0

On pourrait remplacer les 250 grammes de viande par 570 grammes de lentilles, par exemple, ou bien constituer un autre régime tel que celui-ci : 100 grammes de lentilles, 50 grammes de pain, 540 grammes d'œuf (12 œufs), 500 grammes de lait, ce qui donnerait, 87 grammes 8 d'albumine, 61, 5 de graisse et 104, 6

(1) *Op. cit.*, p. 673.

d'hydrates de carbone, mais ce dernier chiffre serait insuffisant, bien qu'il faille prescrire une diète modérée.

Pour les cardiaques *par insuffisance aortique*, le régime alimentaire ne sera pas sensiblement modifié : on pourra user de la nourriture habituelle; on permettra également les boissons usuelles, vins, bières, même le café et le thé, mais il faut supprimer les bains chauds et l'hydrothérapie froide et surtout les exercices actifs, même chez les enfants et les adolescents qui affirment leur aptitude normale à la course et aux exercices violents. Quant aux eaux thermales, elles ne doivent être conseillées qu'aux malades dont les altérations valvulaires sont d'origine rhumatismale. Ce sont alors les sources thermales salines et sulfureuses qu'on doit indiquer.

Enfin dans les maladies cardiaques de croissance, à la suite du surmenage physique et intellectuel des enfants de dix à quinze ans, des fillettes surtout, il faut prescrire, comme l'indiquent G. Sée et N. Pitt, un régime tonique et reconstituant (cf. p. 201) et le repos au lit, au moins pendant quelques jours. La guérison arrive alors toujours [1].

Pour terminer ce qui a trait aux maladies du cœur, il importe d'indiquer les dangers du mariage, — dangers si bien étudiés et définis par le Dr Péter, — pour les jeunes filles cardiaques. La grossesse et l'accouchement ont en effet une influence considérable sur la marche et les progrès des lésions. La grossesse détermine d'ailleurs souvent, et par elle-même, une hypertrophie ; s'il y a déjà des lésions valvulaires, il se produit des avortements, des accouchements avant terme, le fœtus meurt immédiatement ou l'enfant

[1] Cf. *Op. cit.*, p. 667.

périt jeune (Durozier). L'accouchenent lui-même est alors marqué par les accidents les plus graves, puisque Porak, sur 97 cas, en a compté 37 mortels. Par conséquent, comme le dit très bien M. G. Sée, les jeunes filles atteintes d'insuffisance mitrale ne doivent pas se marier ; celles qui ont une hypertrophie compensatrice ne seront pas au contraire compromises par les conséquences du mariage ; enfin, s'il y a des lésions valvulaires d'origine héréditaire ou accidentelle (rhumatisme, chorée, scarlatine), tout dépendra du muscle cardiaque. Dans ces différents cas, le régime alimentaire sera celui que nous avons indiqué ci-dessus pour les adultes.

XI. — Régime alimentaire des neurasthéniques.

S'il y a une différence réelle entre les gens simplement nerveux et ceux qui sont positivement atteints d'une affection définie de l'innervation, il est douteux, d'autre part, que la *neurasthénie* puisse se distinguer de la *névropathie*. Ces deux termes expriment simplement des états quelquefois un peu différents, souvent purement individuels, d'une affection plus générale, l'épuisement nerveux, ou, comme dit M. Bouveret [1], « l'affaiblissement durable de la force nerveuse ». Aussi avons-nous réuni, sous l'expression générique de neurasthéniques, tous les malades qui souffrent des nerfs, par *dépression* ou *excitation*, la cause étant du reste la même dans tous les cas.

Grand est le nombre de ces malades, grande est aussi l'influence que certains auteurs ont attribuée au système nerveux dans l'étiologie des maladies,

(1) *La neurasthénie*, p. 11.

puisque Leven, dans sa *Névrose*, va jusqu'à dire que les maladies de peau, les bronchites, les gastrites, les cancers de l'estomac, etc., sont dus à une irritation des centres nerveux. Sans aller jusque-là, et tout en reconnaissant que les affections des organes et des appareils retentissent naturellement sur le système nerveux, il faut bien avouer que les formes de la neurasthénie sont multiples et infiniment variées et qu'un très grand nombre de personnes, aujourd'hui surtout par suite des conditions même de la vie contemporaine, en sont plus ou moins frappées. Il n'est pas inutile d'en parler brièvement ici et d'indiquer le régime, et surtout le régime alimentaire, qui convient à ces malades.

La neurasthénie ou épuisement nerveux ne présente pas de lésions organiques et semble due à un trouble intime dans la nutrition des cellules et des éléments nerveux ; et ce trouble est tel que ces éléments ne réparent plus que très lentement l'énergie épuisée (influx nerveux), et ne l'accumulent plus que difficilement lorsqu'elle est régénérée. Comme conséquence, la fonction d'inhibition du cerveau sur la moelle est entravée, les réflexes d'arrêt sur les mouvements automatiques ne peuvent plus se produire et le pouvoir réflexe de la moelle est considérablement augmenté. Aussi a-t-on raison de dire des neurasthéniques *qu'ils ne sont plus maîtres de leurs impressions*, et s'ils sont *déprimés* ou *excités* pour la moindre chose, c'est que, chez eux, le cerveau, modérateur des réflexes, n'étant plus capable de modérer les impressions reçues, les cellules se laissent émouvoir par ces impressions qui s'exagèrent, se répercutent et produisent des sursauts, des tressaillements, des palpitations, des contractions de l'estomac et de l'intestin. Comme on dit vulgairement, les neurasthéniques sont donc bien des *détraqués.*

Le mal de Beard, du nom du médecin américain qui a baptisé la neurasthénie, confine à l'hystérie, qui est aussi une névrose sans lésion, mais il s'en distingue communément par l'absence d'anesthésie ou d'hémianesthésie des organes des sens et de la peau, des points d'hyperesthésie hystérogènes et des crises classiques. Il apparaît soit spontanément, soit à la suite d'un traumatisme.

La neurasthénie ne paraît pas souvent due à l'hérédité, mais dans ce cas elle est précoce et rebelle aux traitements. Comme le dit bien M. Bouveret[1], elle semble se contenter de constituer le terrain sur lequel vont se développer, dans les générations suivantes, des affections nerveuses de gravité croissante. En général, elle est plus fréquente chez les femmes, à cause de leur éducation, de leur genre de vie, des soucis et des fatigues que leur procurent la grossesse, l'enfantement et l'élevage ; elle se montre aussi très fréquente, d'après Ziemssen, chez les slaves et surtout les juifs, sans doute à cause des occupations et des préoccupations habituelles et déprimantes de ces derniers. La cause essentielle de la neurasthénie — et des troubles primitifs de la nutrition nerveuse, — réside en effet dans l'épuisement provoqué par le surmenage intellectuel et moral, travail cérébral exagéré, ennuis, revers, peines, abus des plaisirs, et cet épuisement provient évidemment de l'excès de la fonction nerveuse. Aussi voyons-nous les professions, où ce surmenage est presque obligatoire, donner une proportion élevée de neurasthéniques ; les commerçants, industriels, financiers, spéculateurs, joueurs, ceux qui passent leurs nuits dans l'inquiétude, la débauche ou le travail, comme disait Charcot, les élèves des grandes

____

(1) *Op. cit.*, p. 17.

écoles au moment des concours, en sont les premières victimes. Les intoxications prédisposent également à cette maladie, notamment l'alcoolisme, l'abus des alcaloïdes (morphine, cocaïne, nicotine, caféine), les métiers insalubres des ouvriers qui manient le plomb, le mercure, le sulfure de carbone, etc.

Et ce ne sont peut-être pas encore là les seules causes du mal de Beard ! Charcot et surtout Huchard se sont efforcés de faire ressortir la parenté de l'arthritisme et de la neurasthénie, et Huchard déclare même que la neurasthénie n'est qu'une névrose arthritique [1]. Glénard [2] l'attribue à l'*entéroptose*, descente ou prolapsus de la masse intestinale, descente qui s'accompagne presque toujours de celle du foie, de la rate et du rein. Quant aux affections gastriques ou gastro-intestinales neurasthéniques, elles semblent plutôt la conséquence que la cause de la maladie qui nous occupe. Pour M. Bouveret, la dyspepsie des neurasthéniques est en effet déterminée par les troubles des innervations motrices et glandulaires de l'estomac.

Enfin la neurasthénie peut être provoquée par un traumatisme, chute, coup, accident de voiture et de chemin de fer (railway-brain, et railway-spine des Américains).

La maladie qui nous occupe ici est essentiellement caractérisée par le mal de tête, la fatigue ou l'impuissance cérébrale et les désordres gastriques ou dyspepsie nerveuse. Le mal de tête, qui affecte souvent la sensation d'un serrement douloureux, d'un casque emprisonnant et comprimant la tête, la difficulté du travail cérébral, de la lecture, du calcul surtout, ne sont pas

---

(1) Axenfeld et Huchard. *Traité des névroses.* p. 902, F. Alcan.

(2) Cf. *Neurasthénie gastrique*, 1887. — *Traitement de l'entéroptose*. (Lyon médical, 1887.)

les symptômes qui frappent le plus le malade, ce sont les troubles gastriques, auxquels du reste le patient attribue généralement la cause des autres désordres. Ces troubles se manifestent par du gonflement de l'estomac, des poussées de rougeur et de chaleur au visage, des sensations d'étouffement, des bâillements, des aigreurs, bientôt suivis d'un affaiblissement général de la force musculaire, de lassitude et de courbature, de douleurs de la nuque et des reins, et enfin de vertiges qui peuvent donner une titubation ébrieuse [1]. Consécutivement se produisent de l'insomnie, des palpitations, de la tachycardie permanente, de l'impuissance génitale faisant quelquefois suite à l'éréthisme, de la mélancolie et de l'amnésie, des troubles de la vision, de l'ouïe, de l'odorat et du goût. A tout cela il faut encore joindre des troubles singuliers que Bouveret a si bien étudiés sous le nom d'*états d'anxiété neurasthéniques* [2]. Ce sont des états déprimants de peur et d'angoisse que nous ne pouvons ici qu'énumérer : l'*astrophobie* ou peur du tonnerre et des éclairs, quelquefois du ciel menaçant ou clair de la nuit, peur quelquefois accompagnée de vomissements, de diarrhée et de crampes : l'*agoraphobie*, ou peur des rues tumultueuses, des places, des espaces vides des villes ; la *topophobie* ou peur de certains lieux, églises temples, maisons, et la *claustrophobie* ou peur des endroits étroits, clos et resserrés, sont des dérivés de l'agoraphobie ; l'*anthropophobie* ou peur des foules, des réunions d'hommes ; la *monophobie* ou peur de la solitude ; la *pathophobie* ou peur de la maladie, très fréquente et très tenace, présentant des allures protéiformes et parfois inquiétantes ; la *phobophobie* ou

____

(1) Levillain. *Hygiène des gens nerveux*, p. 76-77.
(2) *Op. cit.*, p. 85-94.

la peur d'avoir peur; la *sidérodromophobie* qui n'existe guère que chez les employés de chemin de fer et est la peur des accidents ; la *stasophobie* ou peur de la station verticale, etc., etc.

Tous ces caractères indiquent bien l'état de déséquilibre du système nerveux par suite des troubles nutritifs, d'ordre intime, dont il est le siège. Aussi n'est-il pas rare de voir l'appauvrissement quantitatif et qualitatif du sang, l'anémie et la chlorose, accompagner ou être le point de départ de la neurasthénie. Aussi, comme le dit très bien le Dr Levillain [1], la *neuranémie* peut-elle constituer une forme névrotique spéciale dans laquelle l'anémie et les désordres nerveux se lient et s'aggravent réciproquement. Il est par conséquent facile de comprendre que toutes les altérations de la nutrition générale, que ce soit par ralentissement ou hyperexcitation de ces fonctions, peuvent prédisposer aux désordres du système nerveux, tout de même que ce dernier peut à son tour réagir, par l'innervation locale, sur le fonctionnement des organes.

Ces indications suffisent amplement à faire comprendre l'utilité du régime alimentaire dans la neurasthénie.

Ce régime a été bien exposé par le Dr Levillain auquel nous empruntons, d'une manière générale, les prescriptions qui suivent [2] :

Trois repas par jour doivent suffire au neurasthénique. Le petit déjeuner, très léger, à sept heures du matin ; le déjeuner, confortable, à midi ; quant au dîner, à sept heures du soir, il doit être, bien que confortable, moins abondant que celui de midi. On

(1) *Op. cit.*, p. 151.
(2) *Op. cit.*, p. 231-253.

doit éviter les petits goûters, les *five o'clock*, les apéritifs et les dîners d'apparat, trop surchargés et fas-
tueux. Ces prescriptions sont surtout à observer par
tous les malades frappés de troubles gastriques et
d'atonie gastro-intestinale.

L'alimentation devra être variée bien que simple,
mais se tenir dans les limites de la ration normale, à
moins que l'affection nerveuse ne revête une forme
trop dépressive, auquel cas, surtout s'il y a inappétence et anorexie, on peut recourir à la suralimentation et même au gavage.

Quant aux aliments, ils sont tous permis, sauf
contre-indication des complications, par exemple, diabète, albuminurie, goutte, etc. Les viandes de bœuf et
de mouton, dépourvues de tendons et de graisse, sont
préférables dans les cas d'affaiblissement et de neuranémie; celles de veau, d'agneau, le porc dégraissé,
les volailles, les rognons, la cervelle de mouton, la
cervelle et le riz de veau, chez les neurasthéniques
hyperexcitables. Les œufs frais peu cuits sont excellents et on peut en user sans inconvénient. Les gibiers, surtout les gibiers faisandés, les poissons gras
(anguille, maquereau, hareng, etc.), les crustacés et
les moules seront évités ; on peut faire une exception
pour le perdreau jeune et frais et les huîtres. Mais
toutes les viandes doivent être grillées, rôties ou
bouillies et on doit proscrire les sauces trop épicées
et relevées ou trop grasses. Le lait est très recomman-
dable, surtout immédiatement après la traite, mais en
quantité modérée ; on peut le couper d'eau de Vichy.

Toutefois le régime lacté exclusif sera nécessaire
dans certaines formes de la dyspepsie neurasthénique.
Quant aux fromages, ils sont tous d'un bon usage, à la
condition de ne pas être trop faits et de ne pas les
additionner de condiments (cumin). Dans les cas de

neuranémie extrême et d'anorexie, de pica ou de malacie nerveuses, on peut recourir aux poudres de viande et de sang et aux peptones que l'on fait ingérer comme nous l'avons vu précédemment (cf. p. 231), mais il faut agir progressivement. Beard et M. Weir-Mitchell recommandent l'usage des graisses, du beurre et même de l'huile de foie de morue, parce que les corps gras aident à la réparation de la force nerveuse. Malheureusement il est rare que les neurasthéniques tolèrent cette alimentation, en raison de leurs troubles gastriques. Aussi, comme le dit M. Bouveret[1], ne peut-on que l'essayer, mais elle réussit rarement quand il y a de l'atonie gastro-intestinale.

Les aliments végétaux conviennent principalement aux neurasthéniques hyperexcitables, mais les autres ne devront pas en être privés. Toutefois les féculents, pois, lentilles, haricots, pommes de terre, riz, seront réduits en purée. Les névropathes dyspeptiques ne mangeront ni légumes crus ni salades ; tous les légumes devront être très cuits et seront seulement préparés à l'eau ou avec des sauces au beurre et à la crème. Quant aux pâtes alimentaires, elles sont autorisées en potage ; le pain sera préférable bien cuit, léger et même grillé.

On s'abstiendra de champignons, de truffes, d'épices et de condiments, sauf le poivre, la moutarde et le sel. Les fruits frais sont permis ; toutefois, il est préférable de faire cuire les pommes et les poires. Quant aux amandes, noix, noisettes, melons, pastèques, ils doivent être généralement proscrits.

Le chapitre des boissons n'est pas le moins important dans le régime alimentaire des neurasthéniques. Le vin rouge, naturel autant que possible, et autant

_____

(1) Cf. *Op. cit.*, p. 422 et 445.

que possible peu alcoolisé (Bordelais) sera toujours coupé d'eau ; il faut éviter le vin pur et ne pas dépasser, pour les neurasthéniques hyperexcitables et dyspeptiques au moins, 70 à 75 centilitres par jour. Chez les déprimés, on pourra permettre les vins blancs légers, coupés d'eau, et même quelquefois un peu de Champagne. Jamais d'alcool, ni de liqueurs, ni de vins secs (Madère, Xérès, Marsala), ni de vins sucrés (Malaga, Lunel, Chypre, Malvoisie), ni même de vins de Bourgogne trop généreux. Cependant, on peut permettre, dans certains cas, digestion difficile, atonie de l'estomac, un petit verre de bon cognac, de rhum ou de kirsch, après le repas. La bière légère est autorisée, mais non le cidre, surtout chez les neurasthéniques dyspeptiques ; enfin le café, le thé et le chocolat, surtout le café au lait, sont permis à doses très modérées, mais jamais à jeun (café) ni dans l'intervalle des repas (thé). Ils ne sont interdits qu'aux malades qui présentent en même temps des palpitations et des troubles vaso-moteurs accusés.

Pour terminer ce qui a trait au régime des neurasthéniques, il faut dire quelques mots de leur hygiène extérieure et morale et de leurs exercices physiques.

M. Weir-Mitchell, qui a longuement étudié les neurasthéniques, prescrit en premier lieu l'*isolement* du malade, non la solitude, mais l'éloignement de la maison, des gens habituels et de la famille. Dans les grandes villes, la maison de santé est tout indiquée pour ce résultat. Cet isolement est préférable en hiver qu'en été. Le *repos* absolu est également indispensable, repos dans le lit, avec inactivité complète, calme et silence relatif. Si le cas n'est pas très grave, on peut permettre au malade de s'asseoir pour manger et de se lever pour ses besoins naturels. Au bout d'un mois, on peut autoriser la station verticale et les

tentatives de marche, précédées d'exercices musculaires. Le *massage* est destiné à parer aux inconvénients
du repos ; il doit se pratiquer tous les jours pendant
un temps qui varie de vingt minutes, au début, à une
heure. Ce sont les muscles des jambes et des bras, du
tronc et surtout de l'abdomen qui doivent être régulièrement et vigoureusement massés. Le massage de
l'abdomen, en particulier, combat très bien la constipation. Enfin M. Weir-Mitchell recommande l'électricité, en courants interrompus, et à intermittences
lentes, appliqués à toute la masse musculaire; les
séances de faradisation d'une demi-heure à une heure
ont lieu l'après-midi; celles de massage, le matin.

Le traitement, qui comporte en outre l'alimentation
et même la suralimentation grasse et quelques médicaments (aloès, extrait de malt, sous-carbonate de fer),
donne en général de très bons résultats, mais ne
semble s'appliquer qu'aux cas graves et invétérés, surtout chez les femmes (Burkart). Pour les autres, certaines restrictions et certaines modifications sont
nécessairement à apporter à l'ensemble de ce traitement. Tout d'abord, le repos ne peut être absolu chez
les neurasthéniques cérébraux, à moins qu'ils n'aient
des vertiges. Le médecin prescrira alors au patient, et
d'une façon précise et détaillée, le temps qu'il doit con-
sacrer à l'activité et les exercices qui lui sont permis.
Le docteur Lagrange[1] expose que l'exercice musculaire est un remède souverain chez les *déprimés*, parce
que l'effort des muscles ne peut se traduire sans un
effort de la volonté. Il recommande, chez les cérébraux
particulièrement, les jeux en plein air, qui reposent le
cerveau, augmentent la capacité respiratoire et activent
la nutrition générale, la marche à pied qui est cepen-

_____

(1) *De l'exercice chez les adultes*, p. 265 et suiv.

dant mauvaise pour le mélancolique, la natation, l'escrime, en plein air si faire se peut, le canotage, les excursions faciles en montagnes, etc. Mais il faut toujours avoir soin d'empêcher le malade d'aller jusqu'à la limite de ses forces, si l'on ne veut pas compromettre, dès le début, le résultat du traitement. L'effort ne sera demandé que lorsque le système musculaire aura repris suffisamment d'énergie; comme cet effort est toujours accompagné d'un effort de volonté, il exercera une action stimulante chez le neurasthénique déprimé [1]. D'autre part, si le repos du cerveau est nécessaire dans les formes neurasthéniques intenses, il n'en est pas toujours de même, et l'oisiveté peut devenir mauvaise, comme le dit Beard, pour les cerveaux habitués au travail intellectuel. On ne devra donc pas, dans ce cas, supprimer d'un coup toute activité intellectuelle, mais il appartient au médecin d'indiquer ce qui peut être permis, suivant la culture et l'état de son malade.

Les neurasthéniques doivent suivre un traitement hydrothérapique très doux. M. Ziemssen recommande le drap mouillé, appliqué sur le patient nu, pendant une ou deux minutes. Les bains à + 30° C. sont recommandables pour les cas de prostration ; ceux à + 34° C. (une demi-heure de durée) pour les cas d'excitation. On peut et même on doit quelquefois les faire précéder, dans le traitement, de douches en pluie, sur le dos et l'abdomen, ou en jet brisé, pour les affections locales; la température ne doit pas être inférieure à + 16° C. (Bouveret) et la durée ne doit pas, au début, dépasser dix à vingt secondes. Enfin toutes les fois qu'il y a épuisement nerveux accusé, on ne doit user de l'hydrothérapie que d'une façon modérée.

(1) Lagrange. *La Médication par l'exercice*, p. 434, 436.

Les voyages sont très recommandables, mais à la condition qu'ils soient courts et peu fatigants. Pour nous autres Français, on doit simplement conseiller, en été, l'Auvergne, le Dauphiné, les Pyrénées, ou tout simplement la campagne, en hiver, les bords de la Méditerranée ou quelques stations pyrénéennes. Les climats tempérés et égaux sont en effet ceux qui conviennent le mieux aux neurasthéniques et les grandes chaleurs et les grands froids leur sont également nuisibles. Les bords de la mer, surtout ceux de l'océan, ne sont cependant pas favorables aux neurasthéniques hyperexcitables, tandis qu'ils donnent d'assez bons résultats chez les déprimés. Mais la cure de montagne semble encore la meilleure; une altitude de 1.000 à 1.500 mètres suffit, pourvu que ce ne soit pas trop au nord, à cause de la sensibilité des neurasthéniques au froid. Il faut éviter les villes d'eaux bruyantes et mondaines, les excursions trop longues et trop difficiles; cette cure doit être faite en été (juillet et août) ou bien, comme le veut M. Ziemssen, au milieu du printemps d'abord, à la fin de l'été ensuite [1].

Nous terminerons ces indications générales, en recommandant aux neurasthéniques d'éviter les appartements tendus et sombres, ou bien trop luxueux et criards de tons, l'éclairage à la lumière électrique, la proximité des rues très passagères, des lignes de chemins de fer, des gares et des usines, à cause des bruits intenses, fréquents et subits qui s'y produisent. Ils doivent d'autre part donner, comme vêtements, la préférence à la laine et à la flanelle, en raison de leur sensibilité aux variations de la température, employer les lotions froides et le *tub*, mais éviter absolument les

(1) Cf. Bouveret. *Op. cit.*, p. 401-431.

parfums violents, le musc, etc.[1]. Enfin toutes les excitations morales seront, dans la mesure du possible, supprimées, théâtres, bals, soirées, discussions, travail nocturne, etc. Ce n'est qu'à ces conditions que le neurasthénique, exactement fidèle aux prescriptions de son médecin, verra son état s'améliorer sensiblement. Quelques médicaments s'ajoutent du reste encore à ce traitement, mais seulement dans des cas spéciaux, les *bromures alcalins* pour les palpitations, l'insomnie, les excitations génitales; le *fer*, dans la neuranémie (protochlorure de M. Bouveret), l'*ergotine*, que Beard conseille dans la céphalie neurasthénique; l'*arsenic* (liqueur de Fowler) dans le cas d'épuisement, de même que la caféine et la cocaïne, enfin l'*opium* dans l'hypocondrie et la mélancolie. Mais pour l'application de tous ces agents thérapeutiques, il faut distinguer, comme le dit M. Bouveret[2], entre les phénomènes d'excitation et les phénomènes de dépression, et en proportionner la dose aux phénomènes qu'il s'agit de combattre. C'est donc au praticien qu'il appartient avant tout d'appliquer et de combiner ces divers agents et le traitement hygiénique-général qui les accompagne.

(1) Cf. Levillain. *Op. cit.*, p. 224-230.
(2) Cf. *Op. cit.*, p. 432-439.

TABLE ALPHABÉTIQUE DES MATIÈRES

TABLE DES MATIÈRES

DEUXIÈME PARTIE

Importance physiologique de la préparation des aliments.

TROISIÈME PARTIE

Les rations alimentaires dans l'état de santé.

QUATRIÈME PARTIE

Les régimes alimentaires des malades.

ÉVREUX, IMPRIMERIE DE CHARLES HÉRISSEY